Dr. Martin Weiß

Muskelkraft – eine starke Medizin

Dr. Martin Weiß

Mit einem Gastbeitrag von Dr. sc. ETH David Aguayo

MUSKELKRAFT
EINE STARKE MEDIZIN

Gesund und fit durch
medizinische Kräftigungstherapie

Lüchow

Hinweis: Die Informationen in diesem Buch sind sorgfältig und nach bestem Wissen recherchiert. Eine Garantie kann von Autor und Verlag dennoch nicht übernommen werden; eine Haftung für Personen-, Sach- und Vermögensschäden ist ausgeschlossen. In medizinischen Fragen ist der Rat Ihres Arztes oder Heilpraktikers maßgebend

Dr. Martin Weiß:
Muskelkraft – eine starke Medizin

Illustrationen: Geoffrey Cox
Weitere Illustrationen: Holger Vanselow
Fotos im Innenteil: Kieser Training AG
Umschlagbilder: shutterstock.com/ Khakimullin Aleksandr;
shutterstock.com/ Gyorgy Barna
Foto an Trainingsmaschine: Verena Maier
Umschlaggestaltung: Sabine Schiche
Satz: Carine Wiebe
Druck & Verarbeitung: druckhaus köthen

2. Auflage 2022

ISBN print 978-3-95883-398-2
ISBN eBook 978-3-95883-399-9

Bibliografische Information der Deutschen Nationalbibliothek:
Die deutsche Nationalbibliothek verzeichnet diese Publikation in der Deutschen Nationalbibliografie; detaillierte bibliografische Daten sind im Internet über **https://dnb.de** abrufbar.

Dieses Buch wurde auf 100 % Altpapier gedruckt und ist alterungsbeständig. Weitere Informationen hierzu finden Sie unter www.kamphausen.media

Wie hat Ihnen das Buch gefallen?
Teilen Sie gerne Ihre Meinung mit uns:
https://www.kamphausen.media/muskelkraft-eine-starke-medizin/t-9783958833982

INHALT

DANKSAGUNG

Bedanken möchte ich mich vor allem bei meiner Frau. Sie hat noch mehr als sonst auf mich verzichtet und mir jede Freiheit eingeräumt, mein Muskelbuch gründlich zu überarbeiten. Danken möchte ich zudem Dr. sc. ETH David Aguayo, dem Forschungsleiter der Kieser Training AG. Mit seinem kritischen Blick hat er mich unterstützt, den aktuellen Stand der Muskelforschung zu berücksichtigen. Mein besonderer Dank gilt meinen medizinischen Lehrern, die hier in der Reihenfolge genannt sind, in der sie Einfluss genommen haben auf meinen beruflichen Werdegang: Alfons Macke, Gerhard Marx, Richard Gmelin, Hans-Rainer Hannemann und Anton Hack. Bei Anton Hack habe ich erfahren, dass man an einem Tag mehr lernen kann als in Jahren zuvor. Auch dem Verlag danke ich für die geduldige und verständnisvolle Begleitung des Projekts.

Martin Weiß

VORWORT

Jeder Berufstätige hat ein Bild von seinem Beruf – sein »Berufsbild« eben –, so auch der Arzt. Als meine Gattin und ich befreundeten Arztkollegen meiner Frau vor dreißig Jahren die Rückentherapie mit Kräftigungsübungen vorstellten, wurden die damit erzielten spektakulären Erfolge von der fachlichen Seite her kaum diskutiert. Vielmehr interessierte offenbar die Frage, ob es sich hier um Medizin oder um etwas anderes handle. Es gab Argumente wie: »Das ist doch keine Medizin, eine Rumpfmedizin vielleicht oder eine Art technische Gymnastik.« Dass mit dem Verfahren medizinische Probleme größten Ausmaßes gelöst werden könnten, wurde allerdings nicht angezweifelt.

Es braucht Ärzte, die den Mut haben, die Grenzen ihres Berufsbildes zu überschreiten und sich auf den eigentlichen Zweck ihrer Tätigkeit zu besinnen: dass es eigentlich darum geht, die Menschen von körperlichen Übeln zu befreien, ihre Leiden zu lindern, ungeachtet dessen, ob die dazu verwendeten Verfahren nun »anerkannt«, »standesgerecht« oder wie auch immer legitimiert sind oder eben (noch) nicht. Dem Grundsatz »Wer heilt, hat Recht« muss Priorität eingeräumt und Aufmerksamkeit geschenkt werden, ohne Rücksicht auf etablierte Lehrmeinungen oder »Autoritäten«.

Neues entsteht aus der Verbindung von bereits Bestehendem. »Medizin« und »Körperkultur« sind zwei Welten mit unterschiedlichem Menschenbild, einer unterschiedlichen Berufsauffassung und einer ebensolchen Bedeutung. Diese beiden Welten zu verbinden ist nicht einfach – eine Verbindung wird aber etwas Neues hervorbringen, das sich gewinnbringend auf beide Fachgebiete auswirkt. Diese neue Disziplin sieht ihren Auftrag nicht allein darin, den Menschen wieder arbeitsfähig zu machen, sondern ihm darüber hinaus auch mehr Lebensqualität zu ermöglichen. Sie will den gesunden Menschen nicht nur für spezifische Leistungen ausbilden – wie die Disziplinen der Körperkultur, also Sport- und Trainingswissenschaft –, das körperliche Training soll vielmehr als vorbeugende und therapeutische, als heilende Maßnahme dienen.

Dr. Martin Weiß hat als erfahrener Arzt schon früh das therapeutische Potenzial des Krafttrainings erkannt und in die Praxis umgesetzt. Seine Beobachtungen an Patienten und seine umfangreiche Erfahrung als Therapeut liegen nun in Form dieses Buches vor. Ich wünsche dem mutigen Werk eine große Verbreitung.

Werner Kieser

ANMERKUNGEN DES AUTORS

Wissenschaftler und Autoren sind gut beraten, ihre Leserinnen und Leser auf mögliche Interessenkonflikte hinzuweisen. Das will ich tun, nur geht es dabei nicht um einen Konflikt: Einen großen Teil meiner Erfahrung und meines Wissens verdanke ich der langjährigen intensiven Zusammenarbeit mit Kieser Training®. Dieses von Werner Kieser vor über 50 Jahren gegründete System für gesundheitsorientiertes Krafttraining ist seit 1997, also seit über 20 Jahren, mein Experimentierfeld für das Zusammenspiel von Manueller Medizin und Krafttraining. Ich verberge nicht, dass ich Sie »verführen« will, mit diesem Training zu beginnen. Am besten gleich morgen. Doch auch in guten Fitnessstudios können Sie die Informationen nutzen, die Sie in diesem Buch bekommen. Selbst in einem mittelmäßigen Fitnessstudio werden Sie profitieren, wenn Sie die dort verfügbaren Übungen korrekt durchführen. Wie das geht, erfahren Sie in Teil II, Kapitel 4. Nicht zu trainieren ist das größte Risiko. Überzeugung treibt mich dabei stets an. Ganz ohne Konflikte.

EINFÜHRUNG

Stellen Sie sich Folgendes vor: An Ihrem 40. Geburtstag wachen Sie mit 11 kg mehr auf den Rippen auf als jetzt. Seit Sie 18 waren, haben Sie kaum Muskelmasse verloren, aber bis zu Ihrem 40. Lebensjahr 5,2 kg Fett zugenommen. Das ist ein Plus von 43 % und Sie sind erst 40. Ab 40 verlieren Sie dann auch noch mit zunehmendem Tempo Ihre Muskelmasse und lagern weiter Fett ein. Laut dem 13. Bericht der Deutschen Gesellschaft für Ernährung vom Februar 2017 ist das die Realität für den durchschnittlichen deutschen Mann. Nur passiert es eben nicht auf einen Schlag, sondern ist ein schleichender Prozess.

Es liegt vor allem an Ihnen, ob Sie gesund und leistungsfähig sind, denn Ihr persönlicher Lebensstil entscheidet über Ihr Wohlbefinden. Zu viele Menschen aller Altersgruppen leiden an schmerzhaften Störungen des Bewegungsapparats und geringer körperlicher Belastbarkeit. In *Muskelkraft – eine starke Medizin* erfahren Sie, was Sie selbst für die Gesundheit Ihres Rückens, Ihrer Knochen und Gelenke, für Ihren Stoffwechsel … und auch für Ihr seelisches Wohlergehen tun können.

Sollten Sie allerdings krank sein, nutzt Ihnen der Ruf nach wirksamer Vorbeugung nichts. Dann brauchen Sie Ärzte und Therapeuten, die zur rechten Zeit das Nötige tun und Überflüssiges oder Schädliches unterlassen. Hier gibt es kein »richtig und falsch«. Jeder Arzt schaut durch seine Brille, ist geformt durch die »medizinische Schule«, aus der er kommt, und geprägt durch seine persönlichen Erfahrungen. Und so werde ich Sie in diesem Buch einmal durch meine Brille schauen lassen, wenn es darum geht, Rücken- und Gelenkleiden zu verstehen und daraus Schlüsse zu ziehen, wie Sie diesen quälenden und oft unnötigen Leiden vorbeugen und sie behandeln können.

In *Muskelkraft – eine starke Medizin* geht es darum, wie Sie gesund bleiben und gesund werden können. Dabei richte ich meinen Blick auf Rücken, Knochen und Gelenke und auf die Muskulatur als Stoffwechselorgan. Rückenkranke sind oft unzufrieden mit dem Erfolg der ärztlichen Behandlung; diese Unzufriedenheit der Betroffenen teilen viele Ärzte, Arbeitgeber und Krankenkassen. Wir alle investieren viel Geld – rund 25 Milliarden Euro jährlich – für chronische Rücken- und Gelenkleiden. Durch wirtschaftliche und sozialpolitische Entwicklung, fehlende Vorbeugung und ineffektive medizinische Maßnahmen werden die Kosten in Zukunft noch weiter ansteigen.

Wir wissen aber, dass ein wichtiger Schlüssel für erfolgreiche Vorbeugung und Therapie die Wertschätzung der Muskulatur ist: Sie ist weit mehr als Stell- und Bewegungsmotor des Skeletts, nämlich das größte Stoffwechselorgan des menschlichen Körpers. Funktionierende Muskeln sind durch nichts zu ersetzen. Ich werde ihren Aufbau und ihre Funktionsweise hier anschaulich darstellen und Sie auf diese Weise, das hoffe ich, zum Handeln bringen.

Muskelkraft – eine starke Medizin sucht den Dialog. Meine dreißig Jahre Erfahrung in der Behandlung von Rücken- und Gelenkleiden lässt mich an der Wirksamkeit häufig durchgeführter Maßnahmen in Allgemeinmedizin, Orthopädie und Rehabilitation zweifeln. Nicht zuletzt kritisiere ich den voreiligen Einsatz aufwändiger Untersuchungsverfahren, Operationsindikationen und die oft schlechte Vorbereitung auf die Operationen an Rücken und Gelenken. Was am Halte- und Bewegungsapparat als »gesund« und was als »krank« zu bezeichnen ist, darüber klaffen die Ansichten weit auseinander. Doch für den Erfolg einer Behandlung ist es entscheidend, ob die »richtige« Diagnose gestellt und ein vernünftiger therapeutischer Weg gewählt wird.

Unsere Medizin ist wissenschaftlich ausgerichtet – und das ist gut so. Medizin ist aber immer auch »Erfahrungsheilkunde«. Und hier liegt der Knackpunkt: In den orthopädischen Kliniken werden schwere Störungen des Halte- und Bewegungsapparats behandelt. Operative Verfahren stehen dabei im Vordergrund. Doch in der Praxis des niedergelassenen Orthopäden spielen andere Leiden die Hauptrolle, wobei sich bei einem Großteil der Patienten keine wesentlichen Veränderungen an Knochen und Gelenken nachweisen lässt. Wo aber kommen die Beschwerden her, wenn »die (technischen) Befunde« zeigen, dass alles in Ordnung ist? Hier zeigt die Erfahrung in der Praxis, dass die Schmerzen oft durch verklemmte Wirbelgelenke, gereizte Sehnenansätze und verspannte Muskeln verursacht werden. Und viele dieser Befunde werden übersehen, da man sie in der klinischen Medizin nicht ausreichend beachtet. Das gilt vor allem für verklemmte Wirbelgelenke, die nur mit geübten Fingern und wenn der Arzt sich genügend Zeit für die körperliche Untersuchung nimmt aufgespürt werden.

Ob eine Arthrose des Kniegelenks vorliegt, ein *Meniskus* verletzt, die Wirbelsäule krumm ist oder die Bandscheiben degeneriert sind, das interessiert Ihren Arzt. Viel weniger Aufmerksamkeit schenkt er der Funktion von Muskeln und Gelenken. Und hierin liegt eine Ursache für schlechte Behandlungserfolge. In der Architektur ist die Form der Funktion untergeordnet. *Form follows function,* sagt man. In der Medizin hingegen lässt der Streit über gestörte oder intakte Funktion, und welche Bedeutung die Funktion überhaupt hat, die verschiedenen Denkrichtungen aufeinanderprallen. Es ist ein ungleicher Kampf. Und die Vertreter jener Medizin, die sich hauptsächlich an der gestörten Form, der *Pathomorphologie,* orientieren (und operieren), sitzen in den Universitäten und in den Kliniken, in denen Fachärzte ihre Weiterbildung erhalten.

Die Gründe für die Polarisierung der Meinungen liegen im Wesen der Wissenschaft. Sie verlangt nach objektiven Daten. Was wir messen, wiegen, berechnen und in Bildern darstellen zählt. Es ist wiederholbar und überprüfbar. Die Bewertung, ob Muskeln und Gelenke »regelrecht« oder »gestört« sind in ihrer Funktion, ist technisch (noch) nicht möglich. Ob sich ein Rippen- oder Wirbelgelenk normal bewegt oder ob es »blockiert« ist, das kann kein Apparat feststellen. Und so bleibt es ärztliche und therapeutische Aufgabe, einer gestörten Funktion auf die Spur zu kommen. Für das »Röntgenauge« ist Muskulatur ebenso unsichtbar wie die verminderte oder aufgehobene Beweglichkeit der Beckengelenke. Unglücklicherweise ersetzt das »technische Auge« des Arztes zunehmend das klassische ärztliche Handeln, das auch heute noch in gründlicher Anamnese, exakter körperlicher Untersuchung, sinnvoll ausgewählten technischen Untersuchungen und einer abschließenden Analyse besteht, in der alle Befunde in ihrer Bedeutung gewürdigt und in sinnvolles ärztliches Handeln umgesetzt werden.

Diese Zusammenhänge erklären, dass etwa 90% aller Rückenschmerzen als »unspezifisch« eingestuft werden, also ohne präzise Diagnose. Würden aber Funktion und Form, wie oben beschrieben, gleichwertig analysiert, gelänge eine exakte Diagnose bei wenigstens acht von zehn Rückenpatienten. In der Medizin ist das Zusammenspiel von Forschung und Praxis unentbehrlich. Medizinische Wissenschaft ohne Praxisbezug geht an den Problemen der Menschen vorbei. Praxismedizin ohne Begründung und Überprüfung durch die Forschung verliert den sicheren Boden. Sie wird zu einer medizinischen Ideologie, von der es unzählige gibt. Praktische Erfahrung *und* wissenschaftliche Forschung sind unersetzliche Quellen ärztlichen Handelns.

Deshalb folge ich der »Einladung« von Professor Grönemeyer, der das lesenswerte Werk *Mein Rückenbuch* geschrieben hat. Er fordert auf, an festgemauerten Dogmen der Schulmedizin *und* der Naturheilkunde zu rütteln. Er wirbt für die Anerkennung der Erfolge der jeweils »anderen« Seite. Zuhören, lernen und Neues ausprobieren – das sind die Meilensteine auf dem Weg zu einer besseren Medizin. Und wenn wir Ärzte und Therapeuten uns darauf besinnen, dass nicht Wissenschaftler, Ärzte und Therapeuten im Mittelpunkt stehen, sondern die Patientinnen und Patienten, sollte es leicht fallen, dieser Aufforderung nachzukommen. In diesem Sinn suche ich den Dialog.

Meine tägliche Erfahrung mit einer funktionell ausgerichteten Medizin am Halte- und Bewegungsapparat zeigt mir, dass es Alternativen zum üblichen Vorgehen in Praxis, Klinik und Reha gibt. Und das hat sich für mich durch die Begegnung mit Kieser Training verdichtet. Im Streben, die mit ärztlichen Mitteln wohl meist erzielbaren, aber oft bedauerlicherweise nur kurzfristigen Erfolge auf Dauer zu festigen, habe ich präventives und therapeutisches Krafttraining in meine Praxisarbeit aufgenommen. »Kräftigungsmedizin« ist so nicht nur bei chronischen Schmerzen zu meinem wichtigsten Werkzeug geworden. Bei vielen (Zivilisations-) Krankheiten und Funktionseinbußen ist Kräftigungstherapie ein überzeugendes Heilmittel. Im Zusammenwirken von engagierter, funktionell ausgerichteter ärztlicher Arbeit und Kräftigungsmedizin entsteht etwas ganz Neues: Wir erleben die Entwicklung einer differenzierten Trainingsmedizin, die bei häufig auftretenden und sonst schlecht therapierbaren Leiden zuverlässig wirkt. In der Prävention vieler Krankheiten des Halte- und Bewegungsapparats und wichtiger Stoffwechselleiden ist die Wirksamkeit von Kieser Training allen mir bekannten Vorbeugemaßnahmen weit überlegen.

Es gibt jedoch heute noch keinen wissenschaftlichen Konsens über den Stellenwert von gesundheitsorientiertem und therapeutischem Krafttraining. Aber es gibt gewichtige Stimmen für eine Neuorientierung in Prävention (vorbeugende Maßnahmen) und Therapie: Prof. Dr. med. Dr. h. c. Wildor Hollmann, der Ehrenpräsident des Weltverbandes für Sportmedizin (FIMS) und der Deutschen Gesellschaft für Sportmedizin und Prävention (DGSP), stellte in einem Vortrag über die »Perspektiven einer zukunftsorientierten Medizin«[1] die Bahn brechenden Arbeiten von Maria Fiatarone[2] heraus. Sie hatte als erste Forscherin in den 1980er-Jahren die unerwartet positiven Wirkungen von Krafttraining an Hochbetagten belegt. Muskelschwund im Alter kann durch effektives Training also nicht nur vermieden werden. Mit Krafttraining können sich Menschen jeden Alters ihre Kraft zurückerobern. Von allen Forschern, die sich ernsthaft mit Krafttraining befassen, wird neben

1 Vortrag in der Klinik St. Irmingard in Prien im Jahr 2000

2 Fiatarone, M. A., und Evans, W. J.: »Exercise in the oldest old«, in: *Topics in Geriatric Rehabilitation* 5. 1990, Seite 63–77

der Effektivität die sehr gute Verträglichkeit in allen Altersgruppen bestätigt. Prof. Dr. med. Dieter Jeschke vom Lehrstuhl für Präventive und Rehabilitative Sportmedizin der TU München schreibt im Deutschen Ärzteblatt[3]:

Für Erwachsene im mittleren Lebensalter und rüstige Ältere haben [...] auf eine Verbesserung der Ausdauer abzielende Ratschläge durchaus ihre Berechtigung. Sie übersehen aber, dass bei jahrzehntelanger körperlicher Inaktivität die eingeschränkte neuromuskuläre Funktion zur vordergründigen Problematik der motorischen Leistungsfähigkeit wird. Sie bedarf primär der Verbesserung durch fachkompetent angeleitete Trainingsprogramme mit den Schwerpunkten Ganzkörpergymnastik und Kraftaufbau der gesamten Skelettmuskulatur. Den besonderen Stellenwert des Krafttrainings selbst für chronisch Herzkranke hat unlängst die Sektion »Rehabilitation und Behindertensport« der Deutschen Gesellschaft für Sportmedizin und Prävention hervorgehoben. Erst bei suffizienter neuromuskulärer Funktion sind ausdauernde Belastungen moderater Art und über längere Dauer und ohne Risiko durchführbar.

Damit stellt Professor Jeschke fest, dass Muskelkraft die notwendige Basis für Sport und andere Ausdauerbelastungen ist, und diese nur einem ausreichend kräftigen Körper zumutbar sind. Kraft ist eine Grundfunktion. Sie bildet das Fundament für jede Art körperlicher Aktivität. Kraft ermöglicht Bewegung und reduziert die mit Bewegung verknüpften Risiken – nicht nur im Sport. Das gilt in der Jugend, im Erwachsenenalter und im Alter, wobei alte Menschen besonders hart davon betroffen sind: Sie haben durch körperliche Schonung den größten Teil ihrer Muskeln eingebüßt, die sie aber wegen anderer Handicaps jetzt noch dringender brauchen als in jungen Jahren.

Auch Sie können die Last des Alltags (er)tragen. Wie es Ihnen geht, haben Sie dabei weitgehend selbst in der Hand, denn unabhängig von Ihrem Alter steht und fällt Ihre Leistungsfähigkeit, Ihre Beweglichkeit, die Festigkeit Ihrer Knochen, Ihre Haltung, Ihre Figur und Ihr Aussehen mit der Qualität Ihrer Muskeln. Ob Ihr Rücken

3 *Deutsches Ärzteblatt* Nr. 12, 19. März 2004, Seite 789–798

schmerzt oder sich gut anfühlt, hängt stark von seiner Stabilität ab. Und diese Stabilität schenken ihm funktionstüchtige Muskeln.

Knochen, Gelenke, Sehnen und Muskeln tragen Sie durchs Leben. Funktionsfähigkeit und Belastbarkeit sind keine Geschenke der Natur. Sie entstehen durch ausgelebten Bewegungsdrang in Kindheit und Jugend und bleiben nur in einem körperlich aktiven Leben erhalten. Ein belastbarer Stütz- und Bewegungsapparat war früher beinahe selbstverständlich. Er entwickelte sich in Kindheit und Jugend durch tägliche Beanspruchung und blieb ein Leben lang kräftig genug. Das hat sich geändert. Die Entwicklung belastbarer Strukturen in Kindheit und Jugend ist durch passive Lebensgewohnheiten in dieser Lebensphase gefährdet und noch mehr der Erhalt über eine länger werdende Lebensspanne. Ich werde Ihnen die überraschend einfache Lösung für viele Probleme aufzeigen, die aus einem Mangel an stabilisierender und bewegender Kraft resultieren.

Bei der *Kraftmedizin* geht es aber auch um die Zukunft: Der körperliche Verfall eines großen Teils unserer Jugend schreitet voran. Nicht nur der messbare Leistungsverlust bei körperlichen Anforderungen und die zunehmende Haltungsschwäche beunruhigen. Die Muskulatur ist, wie bereits erwähnt, das größte Stoffwechselorgan des Menschen. Wird sie schon in der Kindheit wenig genutzt, bleibt das nicht ohne Folgen. »Alterszucker« trat früher nur selten vor dem vierzigsten Lebensjahr auf. Heute wird diese Erkrankung in der zivilisierten Welt immer öfter auch schon bei Kindern erkannt. Mit seltener Einigkeit warnen Wissenschaftler, Ärzte und Pädagogen seit Jahren vor den Folgen für eine Generation, die ihren Körper zu vergessen droht. An Appellen fehlt es nicht, doch wirksame Maßnahmen – etwa die tägliche Stunde Schulsport – fehlen, weil sie zu teuer erscheinen. Es stellt sich allerdings die Frage, ob unsere Gesellschaft sich eine schwache Jugend überhaupt leisten kann. Mit Sicherheit aber kann sie sich die Osteoporose-Kranken nicht leisten, wenn die Prognosen der Experten auch nur halbwegs zutreffen: Knochenbrüche bei Osteoporose werden sich in den nächsten dreißig Jahren verdoppeln. Das ist tragisch für die

Betroffenen und teuer für die Gemeinschaft der Versicherten. Und tragisch ist es vor allem deshalb, weil Osteoporose heute vermeidbar und bei rechtzeitiger Diagnose auch heilbar ist.

Ihnen, liebe Leserinnen und Leser, wünsche ich Freude, Gesundheit und Leistungskraft von der Jugend bis ins Alter. Gestalten Sie Ihre persönliche Gesundheitsreform!

Dr. Martin Weiß

TEIL I

DIE GRUNDLAGEN VERSTEHEN

1. FORM UND FUNKTION

DIE FACHBEGRIFFE VERSTEHEN

Um das Zusammenwirken von »Form« und »Funktion« verstehen zu können, brauchen wir Klarheit über wichtige Begriffe. Medizinische Fachausdrücke werden im Text allenfalls neben den deutschen Bezeichnungen verwendet. An dieser Stelle möchte ich Ihnen deutlich machen, was ich unter einer Störung der »Form« und der »Funktion« bei Rücken- und Gelenkleiden verstehe.

Ein Beispiel

Wenn an Ihrem Fahrrad die Kette von jahrelangem Gebrauch und mangelnder Pflege abgenutzt und rostig ist, kann das Rad trotzdem noch problemlos funktionieren. Der sichtbare und mit Spezialwerkzeug messbare Verschleiß gibt wenig Auskunft darüber, wie das Fahrrad läuft. Umgekehrt wird trotz bester Ausstattung jede Tour zur Qual, wenn die Schaltung verstellt ist. Rost und Verschleiß stehen für Arthrose und andere mit technischen Mitteln darstellbare krankhafte Befunde. Die falsch eingestellte Schaltung entspricht der gestörten Funktion, zum Beispiel einer Gelenkblockade.

Unübersichtlicher wird es, wenn Form *und* Funktion »Beschwerden« verursachen. Aber auch dann findet der Arzt – oder Fahrradmechaniker – Mittel und Wege, wie das Problem zu lösen ist, sofern er über genügend Kenntnisse, Erfahrung und Fingerspitzengefühl verfügt. Vom Mechaniker erwarten

Sie, dass er Ihr Rad nicht nur anschaut, dass er Ihr Gefährt »untersucht« und herausfindet, welches Teil defekt ist (Arthrose) oder nicht funktioniert (Blockade).

In der Medizin hat ein anderes Vorgehen Einzug gehalten: Hier wird mit immer aufwändiger werdenden Mitteln »geschaut«. Computertomografie und Kernspintomografie liefern ein immer genaueres Abbild der Form mit ihren krankhaften Abweichungen *(Pathomorphologie)*. Die körperliche Untersuchung, mit der allein das »regelrechte« Funktionieren vor allem der kleinen Gelenke zu ergründen ist, wird zu oft für entbehrlich gehalten. Doch solange uns Apparate nur über die Form unterrichten, nicht aber über die Funktion, ist die körperliche Untersuchung durch den Arzt ebenso unersetzbar wie die Untersuchung des Fahrrads durch den Mechaniker.

Ein weiteres für das Verständnis wichtiges Begriffspaar sind »Bewegung« und »Belastung«. »Sie sollten sich mehr bewegen!«, reicht als Empfehlung nicht, wenn vorbeugende oder therapeutische Ziele verfolgt werden. Bewegung hat erst durch die mit ihr verknüpfte Belastung eine Wirkung auf Muskeln, Sehnen, Knochen, Knorpel und auf das Herz-Kreislauf-System. Die Art der Belastung und ihr Ausmaß – die »Dosierung« – bestimmen über die Effektivität der Bewegung.

Auch hier hilft ein Beispiel, diese Unterscheidung zu verstehen: Gehen Sie flotten Schrittes bergab und bergauf, so unterscheidet sich die Bewegung nur geringfügig. Die Unterschiede in der Gelenkbelastung und in der Trainingswirksamkeit sind dagegen enorm: Bergauf werden einzelne Muskeln, Herz und Kreislauf stark beansprucht und effektiv trainiert. Die Gelenkbelastung ist gering. Bergab leisten die Muskeln bei geringem Trainingseffekt überwiegend Bremsarbeit, die Gelenke werden stark belastet, Herz und Kreislauf profitieren kaum. Um Bewegung nutzbar zu machen, braucht sie eine definierte Qualität. Diese abzustimmen auf individuelle Ziele in Vorbeugung und Therapie ist Aufgabe von Therapeuten und Ärzten.

EINE KLEINE ENTWICKLUNGSGESCHICHTE

Wie bei Herz, Leber und Nieren werden die Bauteile des Stütz- und Bewegungsapparats nach dem genetischen Plan angelegt. Während der Entwicklung im Mutterleib wird jedes Gewebe großzügig mit Blut versorgt, es sind also reichlich Nährstoffe vorhanden, und für den Abtransport von Schadstoffen ist gesorgt. Das gilt auch für Bandscheiben und Gelenkknorpel. Vor der Geburt sind diese Gewebe also noch nicht auf den ständigen Wechsel von Be- und Entlastung angewiesen, der später für ihre Ernährung sorgt. Der himmlische Zustand der Schwerelosigkeit im Fruchtwasser stört den Aufbau später tragender Struktur aber nicht. Muskeln folgen dem gleichen Baumuster und werden sogar vor der Geburt schon trainiert. Wie beim Schwimmen setzt das Fruchtwasser der Bewegung Widerstand entgegen, das heißt, die Muskulatur ist einem Trainingsreiz ausgesetzt.

Nach der Geburt beginnt für das Neugeborene harte Arbeit: Es muss bei seinen Bewegungen Reibung und Schwerkraft überwinden und es wird nicht mehr einfach über die Nabelschnur mit Sauerstoff und Nährstoffen versorgt. Das Kind muss selbst atmen, kauen, schlucken und, was es zu sich nimmt, auch verdauen. Besonders heikel wird die Ernährung der Gewebe, die nach der Geburt ihre Blutversorgung verlieren: Im Kindergartenalter verkümmern die Blutgefäße der Bandscheiben. Ihre Ver- und Entsorgung geschieht dann nur noch über den unentwegten Wechsel von Be- und Entlastung – viel Bewegung und ausreichende Ruhephasen sind also wichtig. Das Knorpelgewebe saugt in Ruhe Wasser und Nährstoffe wie ein Schwamm auf und scheidet unter Belastung Wasser und die Abfallstoffe des Stoffwechsels aus.

DIE FORM FOLGT DER FUNKTION

Die frühe Form der Knochen, Knorpel, Gelenke und Muskulatur ist wenig ausgeprägt. Sie sind ein zartes Gerüst, das über Jahre geformt wird. Die Erbanlagen stellen das Potenzial für diese Entwicklung bereit, äußere Reize gestalten die Form, wobei der gleiche äußere Reiz – je nach Geschlecht und Veranlagung – eine andere Wirkung zeitigt und der »geborene Athlet« ohne äußere Reize genauso verkümmert wie der schlanke Schwächling.

Muskeln setzen an den Knochenhöckern an. Intensive und häufige Zugbelastung sind die Reize zum Aufbau belastbarer Substanz. Der Muskelzug wirkt nicht nur lokal am Ansatz der Sehne, sondern über die Biegebelastung auf den ganzen Knochen. Architekten und Statiker müssen alle denkbaren Belastungen, die auf ein Bauwerk einwirken, voraussehen und in die Konstruktion einfließen lassen. Die Natur ist dabei oft ihr Lehrmeister, denn im lebendigen Knochen passen sich die tragenden Strukturen ein Leben lang immer wieder neu an die auf sie einwirkenden Kräfte an. Die Statik des Knochens – sein Tragwerk – befindet sich in ununterbrochenem Wandel: Wenig beanspruchte Knochenbälkchen[4] werden von Fresszellen *(Osteoklasten)* abgebaut, belastete Bälkchen werden durch Aufbauzellen *(Osteoblasten)* verstärkt.

Eine veränderte Belastung, etwa das Tragen von Schuhen mit hohen Absätzen, führt schon innerhalb weniger Wochen zu einer Neuausrichtung der Knochenbälkchen; die innere Form passt sich an die aktuelle Beanspruchung an. Architekten und Statiker können nur davon träumen, Form und Funktion auf eine so vollkommene Weise in Einklang zu bringen. Die ununterbrochene Anpassung tragender, haltender und bewegender Substanz findet bei unseren Lebensbedingungen allerdings auch in umgekehrter Richtung statt: Reduzierte körperliche Beanspruchung führt zu einer immer geringeren Belastbarkeit in Beruf, Freizeit und beim Sport.

4 Schwammartiges Gerüst im Inneren des Knochens, innere Substanz

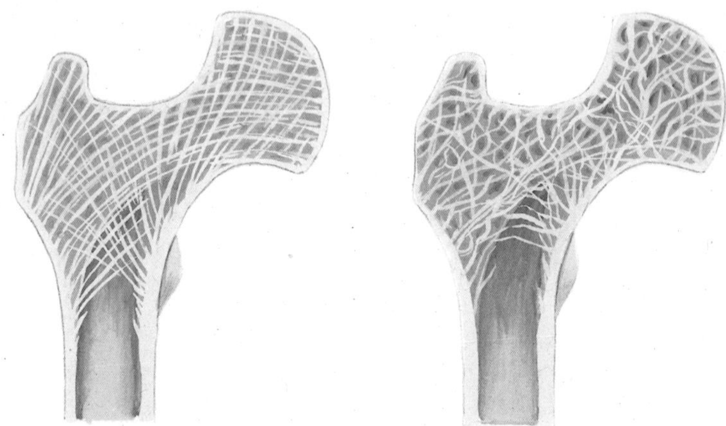

Verlauf der Traglinien im belasteten Knochen – links bei einem jungen, rechts bei einem älteren Menschen

Mit jahrelangem Training vergrößern sich die Tragflächen der Wirbelkörper, die Knochenschale wird dicker, das Gerüst der Knochenbälkchen im Inneren kräftiger. Die Geometrie belasteter Gelenke verändert sich positiv. Das dem Einzelnen innewohnende Potenzial wird im Zeitalter automatisierter Fortbewegung und der Bevorzugung bewegungs- und belastungsarmer Hobbys jedoch leider sträflich vernachlässigt.

DIE ARCHITEKTUR VON GELENKEN UND WIRBELSÄULE

An Gelenken treffen mindestens zwei Knochen in einer beweglichen Verbindung aufeinander. Die Knochenenden sind mit Knorpel überzogen, damit die Gelenke reibungslos funktionieren können. Knorpel ist glatt, elastisch und feucht und vermindert so die Reibung und dämpft Stöße. Gesichert wird das Gelenk durch eine Gelenkkapsel. Bänder dienen ihrer Verstärkung. Die innerste Schicht der Gelenkkapsel ist eine Schleimhaut, die die Gelenkschmiere bildet. Ohne Gelenkschmiere wird der Knorpel in kurzer Frist zerstört.

Die Wirbelsäule ist eine flexible Verbindung von insgesamt 24 freien Wirbeln, fünf fest zum Kreuzbein verwachsenen Wirbeln und dem Steißbein. Zwischen den freien Wirbelkörpern sitzen 23 Bandscheiben. Zwei benachbarte Wirbel bilden mit der zugehörigen Bandscheibe und den beiden Wirbelgelenken ein Bewegungssegment der Wirbelsäule.

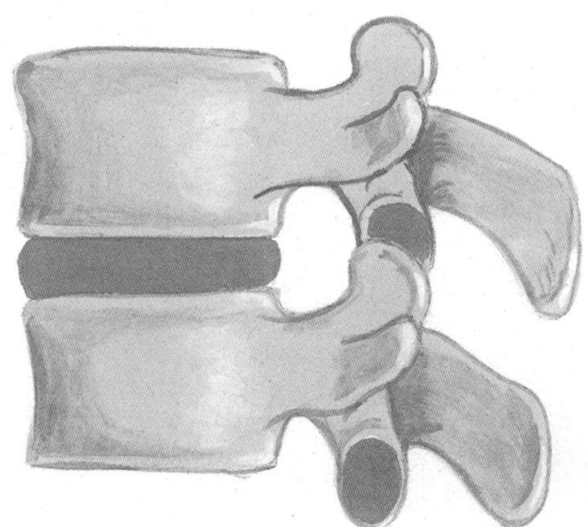

Ein Bewegungssegment der Wirbelsäule

Bandscheiben und Wirbelgelenke arbeiten eng zusammen. Die gesunde Bandscheibe regelt den Abstand der Wirbelkörper, sodass die Gelenkflächen benachbarter Wirbel gut zusammenpassen. So werden die Gelenke nicht überlastet und funktionieren in der Regel gut.

Die Bandscheiben bestehen aus einem äußeren, straffen Faserring und einem elastischen Gallertkern und wirken wie Stoßdämpfer. Solange der Gallertkern intakt ist, zeichnet ihn eine sehr große Wasserbindungsfähigkeit aus: Im Liegen saugt der Kern Wasser auf. Die Bandscheibe quillt und drückt die angrenzenden Wirbelkörper auseinander. Der Bandapparat strafft sich.

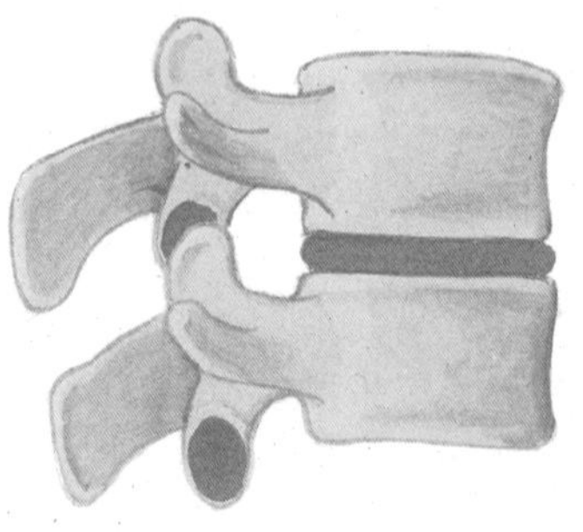
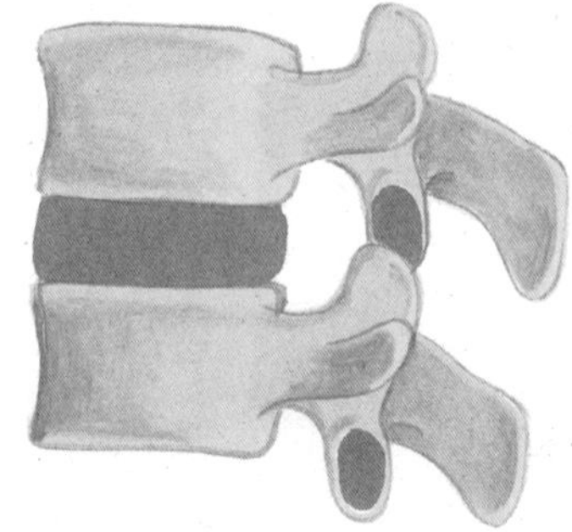

Hydraulische Streckung der Wirbelsäule

Durch diese Reaktionskette entsteht zwischen Bandscheibe und angrenzenden Wirbelkörpern eine hohe Stabilität. Die »hydraulische« Streckung durch Einlagerung von Wasser entlastet die kleinen Wirbelgelenke. Die Bandscheiben fungieren in diesem Gefüge als Distanz- und Pufferscheiben, sie erhöhen die Gelenkigkeit. Sie ernähren sich von der sie umgebenden »Gelenkflüssigkeit«; der ununterbrochene Wechsel von Be- und Entlastung ist der Motor für ihre Versorgung mit Nährstoffen und die Entsorgung der Abfallstoffe des Stoffwechsels. Bandscheiben brauchen Bewegung, Belastung und Phasen der Ruhe. In unserer Zeit leiden sie nur selten an Überlastung. Einseitige Belastungen und eine schlechte Versorgung mit Nährstoffen durch einen Mangel an Bewegung *und* Belastung gefährden die Bandscheiben.

In unserer Jugend sind Bandscheiben sogar belastbarer als die knöchernen Wirbelkörper. Ihr Gallertkern gehört zu den stoffwechselaktivsten Geweben unseres Körpers, doch mit zunehmendem Alter nehmen Elastizität und Festigkeit ab, der Faserring kann einreißen und den gallertigen Kern austreten lassen. Entscheidend für Art und Umfang der Degeneration der Bandscheiben ist nicht das tatsächliche Alter. Das biologische Alter ist zwar Ausdruck einer inneren Uhr, die den Verlauf degenerativer Prozesse bestimmen kann, doch die Degeneration wird beschleunigt durch starke Fehlbelastung und ständige Unterforderung. Mit technischen Untersuchungen lassen sich degenerative Veränderungen der Bandscheiben eindrucksvoll nachweisen. Die Störungen der Funktion der Wirbelgelenke, die dem Verlust innerer Stabilität folgen, können allerdings nur durch eine exakte körperliche Untersuchung nachgewiesen werden.

MUSKELN, FASZIEN UND SEHNEN

Rund 650 Muskeln sind für die Stabilisierung und Bewegung unseres Körpers zuständig. Sie machen bis zu 44 % unserer Körpermasse aus. Bei 70 Kilogramm sind das ganze 30 Kilogramm. Wir leben heute auf eine Weise, bei der man davon ausgehen kann, dass bis zum 80. Geburtstag 40 % unserer Muskelmasse verloren gegangen sein werden – das sind bis zu 12 Kilogramm.

Jeder Skelettmuskel besteht aus zahlreichen Muskelfaserbündeln. Die Muskelfasern selbst enthalten die eigentlichen Motoren der Muskulatur, die *Sarkomere*. Unter hohem Energieverbrauch gleiten die *Aktin*- und *Myosinfilamente*[5] ineinander. Sie können sich die Kontraktion der kleinsten Einheit einer Muskelfaser folgendermaßen vorstellen: Halten Sie Ihre Zeigefinger mit den Kuppen aneinander. Wenn Sie dann die beiden Fingerendglieder beugen, greifen diese ineinander, und es kommt zu einer »Verkürzung«. Die Finger bzw. Hände nähern sich – das entspricht einer Muskelkontraktion. Die Kontaktaufnahme der Aktion- und Myosinfilamente wird als Querbrückenbildung bezeichnet. Dabei wird reichlich Energie verbraucht und, als Abfallprodukt der Muskelarbeit, Wärme gebildet. Hört der Nerv auf zu »feuern«, lassen elastische Kräfte das System in die Ausgangsstellung zurückgleiten (Entspannung).

Die im Muskel erzeugte Spannung wird über Faszien und Sehnen auf die Knochen übertragen. Sehnen sind zugfeste Bindegewebsstränge von unterschiedlicher Form und Festigkeit. Sie sind im Knochen verankert und haben ihre Schwachstellen meist am Übergang zum Knochen. Wenn die Sehnenansätze gereizt werden,

5 *Aktin* und *Myosin* sind Proteine, aus denen die langen, fadenförmigen Muskelfasern (Filamente) bestehen.

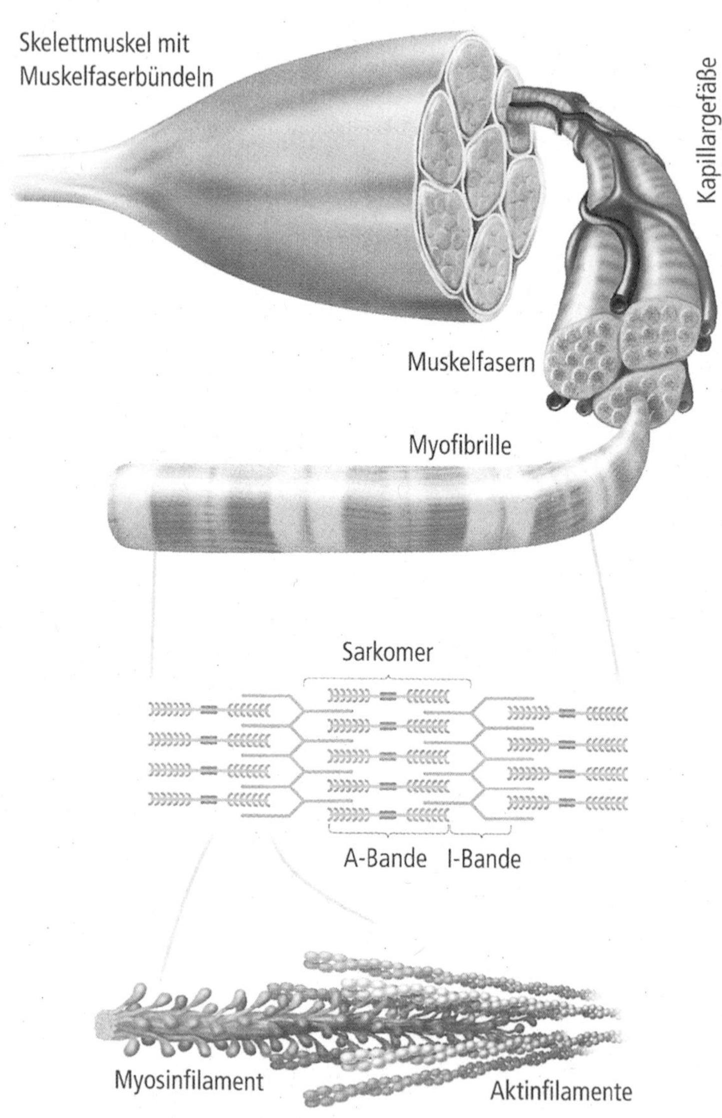

Muskelfaser, Aktin- und Myosinfilamente

kann das mehr Beschwerden verursachen, als wenn der zugehörige Muskel gereizt wird. Besonders belastet ist die Achillessehne. Bei Sportlern kann sie tatsächlich zur sprichwörtlichen »Achillesferse« werden. Im oberen Anteil ist diese stark beanspruchte Sehne schlecht durchblutet, sie neigt bei Überlastung zu chronischer Entzündung und kann ohne Vorwarnung bei einer plötzlichen Belastungsspitze reißen. Die Gesundheit der Sehnen ist ebenfalls von einem ausgewogenen Verhältnis zwischen Schonung und Belastung abhängig. In Zeiten chronischer körperlicher Unterforderung brauchen sie, nicht anders als Muskeln, regelmäßiges Training.

Unterschätzt wurde bisher die Bedeutung der Muskel-Faszien. Das sind bindegewebige Hüllen, die jede Muskelfaser, jedes Muskelfaser-Bündel und den gesamten Muskel umfüllen. Aus ihrem Gewebe entsteht am Übergang zum Knochen die Sehne und die Verankerung der Sehne an den Knochen. Während Faszien früher überwiegend als Hüllen angesehen wurden, die jedem Muskel seine Form verleihen, zeigen uns aktuelle Forschungsergebnisse, dass Faszien sehr viel mehr können: Sie speichern und übertragen Kraft, sie dienen der Ver- und Entsorgung im Stoffwechsel, sie beinhalten eine große Zahl an Nervenendigungen und sind somit Teil unseres Nervensystems. Faszien bestimmen über unsere Beweglichkeit, sie sind trainierbar und sollten vor allem dann gezielt ins Training einbezogen werden, wenn der Ausgleich von Muskel-Dysbalancen im Vordergrund steht. Mehr zu diesem Thema erfahren Sie in den Büchern von Robert Schleip, die im Literaturverzeichnis am Ende des Buches aufgeführt sind.

Die ganze Vielfalt der Muskelfunktionen darzustellen, sprengt den Umfang dieses Buchs – sie sollen an dieser Stelle in ihrer Vielfalt zusammengefasst werden:

Muskeln …

- erzeugen Kraft für Mobilität und Stabilität,
- formen in der Entwicklung das menschliche Skelett,
- haben Einfluss auf Haltung, Figur und Ausdruck des Menschen,
- bilden das größte Stoffwechselorgan des Körpers,

- produzieren Myokine (mehr dazu ab Seite 52), welche viele Organfunktionen regulieren und Einfluss auf das Immunsystem haben,
- tragen entscheidend zum Energiehaushalt bei und helfen Übergewicht zu vermeiden,
- sind ein fast unerschöpfliches Reservoir an Aminosäuren, die bei Krankeiten oder in Zeiten des Hungers für das Überleben der wichtigen Organe sorgen,
- werden auch von Ärztinnen und Ärzten sträflich in ihrer Bedeutung für die Gesundheit unterschätzt.

2. DIE GESTÖRTE FORM

MIT ARTHROSE LEBEN

Arthrose der Gelenke wird oft mit »Abnutzung« oder »Verschleiß« übersetzt, um dem medizinischen Laien die Krankheit plastisch vor Augen zu führen. Dieses Erklärungsmodell stellt die Wirklichkeit auf den Kopf. Selbst intensiver Gebrauch nutzt ein Gelenk nicht ab. Im Gegenteil, Bewegung und Belastung sind die Voraussetzung für gut geschmierten und belastbaren Knorpel.

Primäre Arthrosen entstehen bei scheinbar vor Gesundheit strotzenden Menschen und kommen familiär gehäuft vor. Nach oberflächlicher Knorpelschädigung entsteht eine Entzündung, die die Knorpelsubstanz weiter schädigt. Ununterbrochene Versuche des Körpers, den Schaden zu reparieren, sind dafür verantwortlich, dass der Knorpelabbau in sehr unterschiedlichem Tempo geschieht. Die Krankheit beginnt also im Knorpel, bezieht dann das Gelenk mit ein und schließlich auch die ganze Umgebung mit Muskeln, Sehnen, Sehnenansätzen und Schleimbeuteln. Die Ursache für den entscheidenden ersten Schritt, die erste Störung im Aufbau der Knorpelsubstanz, ist bis heute nicht bekannt. Intensive Beanspruchung und Übergewicht konnten als alleinige Ursache ausgeschlossen werden. Fehlbildungen der Hüftgelenke (Hüftgelenks-Dysplasien) erhöhen das Arthrose-Risiko, da die mechanische Hauptbelastungzone gegenüber einem normalen Hüftgelenk deutlich verkleinert und die Druckbelastung folglich erheblich höher ist.

Grobe Fehlbelastung, Verletzungen und Mikroverletzungen (zum Beispiel bei lang dauernder Vibrationsbelastung durch Maschinen) schädigen aber auch ein sonst gesundes Gelenk. Eine Ruhigstellung über Wochen kann ebenfalls den Beginn einer Arthrose darstellen.

Sekundäre Arthrosen entwickeln sich in schon gestörten Gelenken oder als Begleiterscheinung anderer Krankheiten. Arthrosen der Wirbelgelenke nach Bandscheibendegeneration entstehen durch massive Überlastung. Mit der Degeneration ist eine Höhenminderung der Bandscheibe verbunden, wodurch sich benachbarte Wirbelkörper annähern, die Wirbelgelenke werden gestaucht. Das fein abgestimmte Spiel zwischen federnder Bandscheibe, bremsenden Bändern und den Gelenken ist gestört.

Auch eine grobe Fehlbelastung kann sich schädigend auf ein Gelenk mit guter Veranlagung auswirken. Fehlformen der Kniescheibe sind beispielsweise häufig verbunden mit einer schlechten Aufhängung des Bandapparats. Solche Kniescheiben passen nicht genau in das Gleitlager. Erste Verletzungen leiten dann oftmals die Entwicklung einer Kniescheibenarthrose ein. Ähnliches passiert nach einem Abriss des vorderen Kreuzbands, der nicht selten mit einem Innenbandschaden verknüpft ist. Die Führung der Gelenkpartner stimmt nicht mehr, Scherkräfte, das heißt verformende Kräfte, lasten auf dem Knorpel … und der Weg für eine Arthrose ist gebahnt.

Das Ausmaß der Beschwerden, die aus der Krankheit resultieren, lässt sich allerdings auf dem Röntgenbild nicht ablesen! Geringe Veränderungen auf dem Röntgenbild können mit starken Beschwerden einhergehen, wenn die Entzündung ausgeprägt ist, umgekehrt kann eine auf dem Röntgenbild sichtbare massive Arthrose fast beschwerdefrei sein, wenn die entzündliche Aktivierung fehlt. Bewegung und wohl dosierte Belastung sind auf lange Sicht unverzichtbar, und nur bei akuter Entzündung ist davon abzuraten. Zu wenig von beidem ist genauso schlecht wie zu viel.

DER MENSCH IST KEINE MASCHINE – EINIGE ANMERKUNGEN ZUM THEMA »VERSCHLEISS«

»Ihr Skelett sieht aus wie bei einem Achtzigjährigen!«, solche und ähnliche Botschaften müssen sich Patienten nach einer Röntgenuntersuchung häufig anhören. Von »Verschleiß« und »Abnutzung« ist schon bei Vierzig- und Fünfzigjährigen die Rede. So etwas zu sagen ist nicht nur kränkend, sondern auch falsch! Degenerative Veränderungen folgen keiner Norm, sie lassen sich in unterschiedlichem Ausmaß bei fast allen Menschen nachweisen. Damit, ob Sie sich gesund oder krank, fit oder schlapp fühlen, haben diese Veränderungen wenig zu tun.

Beispiele für eine solche Degeneration ohne direkten Krankheitswert sind *Osteochondrose* (Höhenminderung der Bandscheibe mit Einlagerung von Mineralsalzen, die im Röntgen als Zunahme der Dichte erscheint), *Spondylose* (knöcherne Anbauten an den Wirbelkörper, die die Tragfläche vergrößern und im Extremfall durch Übergreifen auf Nachbarwirbel zu Versteifung führen können) und *Spondylarthrose* (Verformung der Wirbelgelenke durch Arthrose). Diese Veränderung können Beschwerden verursachen. Meist tun sie es nicht, sie gehen aber dennoch oft Hand in Hand mit Funktionsstörungen der Wirbelgelenke. Und diese häufig unerkannten »Begleiterscheinungen« von Veränderungen, die auf dem Röntgenbild gut sichtbar sind, sind die häufigsten Ursachen für Schmerzen, Bewegungseinschränkung und geringe Belastbarkeit. Andere Röntgenbefunde sind jedoch kritischer zu werten: Die Verengung des Wirbelkanals *(Spinalkanalstenose)* oder der Austrittslöcher für die Rückenmarksnerven *(Foramenstenose)* sowie Wirbelgleiten *(Spondylolisthese)* können massive Beschwerden bis hin zu Lähmungen verursachen, viel häufiger aber sind sie »stumm« und verursachen keinerlei Beschwerden.

Beschränkt man sich bei der Betrachtung der Erkrankung auf die mechanischen Ursachen, steht das einer sachgerechten Bewertung der Befunde im Weg, denn biologisches Material verhält sich grundlegend anders als jeder technische Werkstoff. Nicht die sichtbare Veränderung zählt, sondern vor allem die Störungen, die sie begleiten. Und diese müssen nicht auf den Ort des Schadens begrenzt bleiben. Sie können weit entfernt spürbar werden, wie das oft bei Blockaden der Rippen-Wirbel-Gelenke zu beobachten ist.

Der Ort der Störung sitzt hier unmittelbar an der Wirbelsäule, die Beschwerden aber ziehen in die Herzgegend, häufig in die Schultern und sogar in die Arme. Das Röntgenbild offenbart die Ursache nicht, allein die feinfühlige Untersuchung der Wirbel- und Rippengelenke kann Aufschluss geben. Und so kommt es zu Fehldiagnosen, wenn die Diagnostik sich einseitig auf technische Befunde stützt.

BANDSCHEIBEN SIND NUR BEGRENZT HALTBAR

Was über Arthrose gesagt wurde, gilt noch mehr für die Bandscheiben: Sie sind sehr belastbar, besonders in der Jugend. Eher bräche der Wirbelkörper eines Jugendlichen ein, als dass die Bandscheibe Schaden leiden würde. Die Bandscheibe verträgt Belastung nicht nur, sie braucht sie geradezu, denn der ständige Wechsel von Be- und Entlastung ist für ihre Ernährung unentbehrlich. Erfahrungen aus dem Alltag bestätigen diese Theorie: Körperlich nicht aktive Handwerker und Büroangestellte füllen die Warteräume der Orthopäden – Menschen, die mehr am Schreibtisch als an der Werkbank arbeiten. Dass die Belastung am Arbeitsplatz in der Industrie in den vergangenen fünfzig Jahren nachgelassen hat, führte also nicht zu einem Rückgang an Rückenerkrankungen … im Gegenteil: Mancher Industriearbeitsplatz unterscheidet sich im Belastungsprofil heute kaum von einem Schreibtischarbeitsplatz.

Die gute Nachricht aber ist, dass intakte Pufferscheiben äußerst belastbar sind. Allerdings tickt auch für die Bandscheiben mit der ersten Schädigung die Uhr, die Degeneration nimmt ihren Lauf … und wir wissen nicht, wann sie beginnt und wodurch wir sie aufhalten können. Umso wichtiger ist es, die Muskulatur gut zu trainieren und Funktionsstörungen rechtzeitig zu behandeln. Die gefährdete Bandscheibe muss gepflegt, nicht geschont werden. Fehlbelastung, grobe Überlastung, ein Mangel an Bewegung, ein Mangel an Belastung und zu kurze Ruhepausen beschleunigen die Degeneration.

3. DIE GESTÖRTE FUNKTION

MUSKELSCHWÄCHE

Erst wenn eine Muskelschwäche sehr weit fortgeschritten ist, wenn Muskelschwund *(Atrophie)* offenkundig ist – wie bei vielen Hochbetagten –, wird der Mangel sichtbar. Jahrzehntelang behalten schwächer werdende Muskeln noch ihre äußere Form, denn Fett und Bindegewebe breiten sich in der Muskulatur aus und Muskelfasern verkümmern. Die messbare Schwäche, vor allem aber ihre Folgen, lassen den Schaden offensichtlich werden: Gehen, Laufen, Heben und Tragen fallen zunehmend schwer; Rücken und Gelenke verlieren im Alltag an Stabilität und Belastbarkeit, im Beruf und beim Sport; die Ausdauerleistung nimmt genauso ab wie die Fähigkeit, das Gleichgewicht zu halten. Und damit steigt das Sturz- und Verletzungsrisiko; der Energieverbrauch sinkt und damit die Produktion von Körperwärme als Nebenprodukt der Stoffwechselarbeit; Zucker und Fette werden schlechter verwertet; die Hormonproduktion lässt nach. Nachweisen lässt sich der Muskelschwund in der Kernspintomografie und besonders exakt mit DEXA, mit der auch Osteoporose festgestellt werden kann. Muskelschwäche, bis hin zum krankhaften Muskelschwund *(Sarkopenie)* wird in ihren Folgen für die Lebensqualität, für das Verletzungsrisiko und ganz allgemein für die Gesundheit dramatisch unterschätzt.

VERSPANNUNG UND VERKÜRZUNG DER MUSKULATUR

Anspannung und Entspannung in häufigem Wechsel und in unterschiedlicher Intensität, unterbrochen von Phasen der Erholung, schaffen eine gesunde Muskulatur. Eine normale Ruhespannung und eine gewisse Festigkeit ohne Verkürzungen und Verhärtungen sind tastbare Zeichen muskulären Wohlbefindens. Innere Anspannung oder Angst erhöhen den Muskeltonus. Das ist eine normale Reaktion, um den Körper auf Angriff oder Flucht vorzubereiten. Muskelverspannung entsteht durch ständige Überforderung. Die Muskulatur verspannt und findet schließlich auch in Ruhe keine Entspannung mehr. Schmerzhafte »Triggerpunkte« (*Myogelosen*, Muskelhärten) entstehen, die anzeigen, dass die Verspannungskrankheit inzwischen chronisch geworden ist. Spätestens wenn die Muskulatur unregelmäßig verhärtet und oft sehr druckempfindlich ist, ist eine konsequente Behandlung dringend erforderlich. Tatsache ist, dass schwache Muskeln eher zur Verspannung und zur Ausbildung schmerzhafter Triggerpunkte neigen als kräftige, die bei ihrer täglichen Arbeit aus dem Vollen schöpfen können. Aber auch starke Muskeln können verspannen: Bei ambitionierten Breitensportlern und im Leistungssport finden sich ebenfalls Zeichen falscher Nutzung dieses starken, aber durch Überforderung störanfälligen Organs.

Muskelverkürzung – zutreffender ist der Begriff der Verkürzung der Muskel-Sehnen-Einheit mit besonderer Berücksichtigung der Muskelfaszien – hingegen entsteht durch lang dauernde Fehlbeanspruchung: Hochgezogene Schultern bei ständiger Anspannung, eine Schonhaltung durch Schmerz oder die Beugestellung vieler Gelenke beim Sitzen lassen die Muskeln kürzer werden. Sie stellen sich auf die Vorzugshaltung der zugehörigen Gelenke ein. Besonders betroffen sind hier Schulterblattheber, Trapezmuskel, Rückenstrecker, Hüftbeuger, hintere Beinmuskeln *(Ischiokrurale Muskulatur)* und Kniestrecker. Muskelverkürzungen schränken die Beweglichkeit im Gelenk ein und sind mit für Blockierungen zum Beispiel der Halswirbelgelenke (Schulterblattheber) und der

Kreuzbeingelenke (*Ischiokrurale,* Hüftbeuger und birnenförmiger Muskel) verantwortlich. Bei einer Haltungsschwäche behindern die verkürzten Brustmuskeln die Aufrichtung des Schultergürtels. Ihre Dehnung ist in diesem Fall für die Haltungskorrektur so wichtig wie die Kräftigung der Muskeln, die die Schultern aufrichten. Und bei Kniescheibenarthrose verkleinert die Dehnung des verkürzten geraden Schenkelmuskels, der für die Streckung des Kniegelenks zuständig ist, den Anpressdruck im Gleitlager der Kniescheibe und lindert auf diese Weise den Schmerz. Heute weiß man, dass diese Erhöhung des Drucks ebenso häufig für das Entstehen der Kniescheibenarthrose verantwortlich ist wie die Fehlformen *(Dysplasien)* der Kniescheibe. Ein muskuläres Ungleichgewicht – eine Dysbalance – belastet Gelenke und Sehnenansätze unnötig. Sie sollte beseitigt werden, wenn Beschwerden bestehen oder zu befürchten sind, wenn die Haltung gestört ist, wenn die Beweglichkeit von Gelenken eingeschränkt ist oder eine Neigung zu Blockierungen besteht.

Besonders eindrucksvoll wirkt gezieltes Dehnen bei schmerzhafter Verspannung des Hüftbeugers *(M. iliopsoas)* und des birnenförmigen Muskels *(M. piriformis),* der vom großen Rollhügel unter dem großen Gesäßmuskel zum Kreuzbein zieht. Bei diesen beiden Muskeln lässt sich mit effektiver Dehnung der verkürzten Muskeln der Verspannungsschmerz oft schon in kurzer Zeit beseitigen. Genauso gut wirkt das gezielte und behutsame Dehnen von Schulterblattheber *(M. levator skapulae)* und Trapezmuskel *(M. trapezius)* bei Nackenschmerzen sowie das Dehnen des großen Brustmuskels *(M. pektoralis)* bei Haltungsschwäche. Jedes »Dehnen« sollte heutzutage die Ergebnisse der Faszien-Forschung berücksichtigen. Eine gute Anleitung zur Korrektur myofaszialer Dysbalancen finden Sie in »Faszien-Fitness« von Robert Schleip. Siehe Literaturverzeichnis am Ende dieses Buchs. Anzumerken bleibt, dass dieses Thema in der Literatur kontrovers diskutiert wird: Marco Toigo, dessen Buch »Muskelrevolution« ich meinen Leserinnen und Lesern besonders ans Herz lege, sieht in »Muskeldysbalancen« physiologische Anpassungen an sportartsspezifische Beansspruchungen. Für Leistungssportler mag diese Betrachtung zutreffen. Für Patientinnen und Patienten mit Dysbalancen, welche die Funtkion der Wirbelsäule oder der großen Gelenke beeinträchtigen, bestimmt nicht.

HALTUNG ALS AUSDRUCK VON KRAFT UND BALANCE

»Stell dich gerade hin!«, »Sitz ordentlich!« … das sind Aufforderungen, die bei den meisten Kindern keine Wirkung zeigen; sie bleiben oft ungehört. Eine gute Haltung über Stunden am Schultisch durchzuhalten ist tatsächlich harte Arbeit für die Muskulatur von Rumpf, Nacken und Schultergürtel. Und viele Kinder sind für eine gute Haltung zu schwach. Sie bewegen sich kaum, die Muskulatur verkümmert und passt sich durch Verkürzung der Brustmuskeln und der Hüft- und Kniebeuger dem Beugemuster im Sitzen an. Diese Kinder richten ihr Becken beim Sitzen nicht auf, was zu einer Abflachung des Hohlkreuzes führt… und schließlich können sie nur noch kurze Zeit eine normale Haltung einnehmen.

Die Ursachen liegen auf der Hand: Unsere Kinder sitzen täglich durchschnittlich zwei Stunden vor dem Fernseher. Sie sitzen in der Schule, bei drei oder mehr Mahlzeiten, bei den Hausaufgaben, vor dem Computer und im Auto … Dazwischen bewegen sie sich – im Durchschnitt heute allerdings nur insgesamt 45 Minuten am Tag und davon nur 15 Minuten intensiv. Viele Kinder kommen die ganze Woche nicht ein einziges Mal außer Atem. Zwei Seiten widmet ein achthundert Seiten langes Standardwerk der Orthopädie den Haltungsfehlern, die aus diesem Leben resultieren, über die Ursachen verliert es allerdings kein Wort. Als Therapie werden in solchen Fällen aktivierende Krankengymnastik und psychologische bzw. sozialmedizinische Hilfestellung empfohlen. Unsere Haltung und unsere Figur sind aber ein Spiegel von Gesundheit und seelischem Wohlbefinden in unserer Kindheit und Jugend! Doch unser Blick für das Normale wird abgestumpft, wenn mittlerweile 60 % der

Schulkinder haltungsschwach und je nach Alter 8-17 % fettsüchtig sind. Wir müssen aufpassen, dass wir nicht das Häufige mit dem Normalen verwechseln.

Jahrelang habe ich mich dafür starkgemacht, die Haltung meiner jungen Patienten durch Krankengymnastik und häusliche Übungsprogramme zu beeinflussen. Ich kann mich an keinen einzigen Erfolg erinnern. Bei haltungsschwachen Kindern muss der ganze Alltag umgestellt werden. »Flitzen statt sitzen!«, so lautet die Devise; den Bewegungsdrang, solange er noch vorhanden ist, nicht einschränken, sondern Freiraum geben; bewegte Aktivitäten am Wochenende mit der ganzen Familie und Sportarten, die nicht einseitig die Ausdauer fördern, sondern auch Kraft bildend wirken. Zu empfehlen sind Sportklettern, Tanzsport und intensives Schwimmen. Ab der Pubertät bietet sich ein Krafttraining an guten Maschinen an. Innerhalb von sechs Monaten kann bei gezieltem Training ein korrigierbarer Haltungsfehler behoben sein!

DER BECKENBODEN – WICHTIG FÜR KONTINENZ UND SEXUALITÄT

Die Aufgaben des Beckenbodens sind vielfältig. Die Beckenbodenmuskeln arbeiten mit Bauch- und Rückenmuskeln eng zusammen, unterstützen und entlasten sich gegenseitig. Sie tragen die Organe des Bauchraums, insbesondere stützen sie die Harnblase und bei der Frau zusätzlich die Gebärmutter. Muskelfasern des Beckenbodens tragen zusammen mit den Schließmuskeln von Harnblase und Enddarm erheblich zur Harn- und Stuhlkontinenz bei.

Wie bedeutend **Harninkontinenz** für Frauen bereits im mittleren Alter ist, zeigt die norwegische Epicont-Studie, in der von 1995 bis 1997 25.000 Frauen befragt wurden:

Vorkommen der Harninkontinenz nach Altersgruppe und Schweregrad

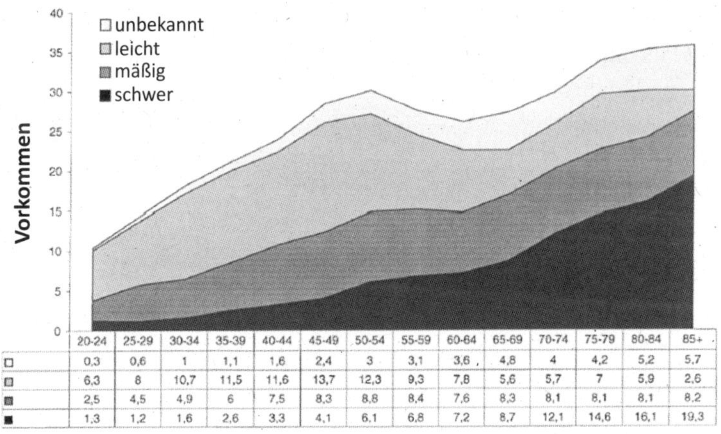

	20-24	25-29	30-34	35-39	40-44	45-49	50-54	55-59	60-64	65-69	70-74	75-79	80-84	85+
□	0,3	0,6	1	1,1	1,6	2,4	3	3,1	3,6	4,8	4	4,2	5,2	5,7
▒	6,3	8	10,7	11,5	11,6	13,7	12,3	9,3	7,8	5,6	5,7	7	5,9	2,6
▓	2,5	4,5	4,9	6	7,5	8,3	8,8	8,4	7,6	8,3	8,1	8,1	8,1	8,2
■	1,3	1,2	1,6	2,6	3,3	4,1	6,1	6,8	7,2	8,7	12,1	14,6	16,1	19,3

Alter

10 % aller jungen Frauen leiden bereits an leichter oder mittelschwerer Inkontinenz, bei Frauen um 50 sind insgesamt 25 % von dieser sozial belastenden Funktionsstörung betroffen und im höheren Alter steigen diese Zahlen dramatisch an.

Hier ist nur von Belastungs- oder Stress-Inkontinenz die Rede. Sie ist die häufigste Inkontinenzform und die einzige, bei der mit Krafttraining eine wesentliche Besserung oder Heilung zu erwarten ist. Bei ausgeprägter Belastungsinkontinenz liegt oft eine Senkung des Beckenbodens vor. Schwaches Bindegewebe, vaginale Geburten und Übergewicht gehörten zu den wichtigsten Ursachen von Beckenbodenschwäche mit nachfolgender Harninkontinenz. Diese wird in vier Schweregrade unterteilt:

- Grad 1: Unwillkürlicher Harnabhang zum Beispiel beim Lachen, Husten, Hüpfen
- Grad 2: Unwillkürlicher Harnabhang beim Treppensteigen, Gehen, Hinsetzen oder Aufstehen
- Grad 3: Unwillkürlicher Harnabhang im Stehen
- Grad 4: Unwillkürlicher Harnabhang bereits im Liegen

Bei Belastungsinkontinenz Grad 1 und Grad 2 kann effektives Training des Beckenbodens das Problem ganz aus der Welt schaffen, bei Grad 3 immerhin noch lindern. Bei Grad 4 dürfte sich das Training auf OP-Vorbereitung beschränken.

Harninkontinenz sprechen die Betroffenen selten von sich aus an. Meine Erfahrung zeigt aber, dass sie erleichtert sind, wenn sie darauf angesprochen und vor allem wenn Lösungen angeboten werden. Effektives Beckenbodentraining ist ein hervorragender Ansatz.

Was gibt es Schöneres, als für guten Sex zu trainieren?

Für eine gelingende und lustvolle Sexualität spielen die Beckenbodenmuskeln in doppelter Hinsicht eine tragende Rolle. Beim Mann unterstützt ein trainierter Beckenboden die Erektion, bei beiden Geschlechtern fördern trainierte Beckenmodenmuskeln das Lustgefühl und beides zusammen die sexuelle Erfüllung. Die Bedeutung von Krafttraining für guten Sex geht weit über den Beckenboden hinaus: gut trainierte Menschen erleben jede Art körperlicher Aktivität freudvoller, sind ausdauernder und zusätzlich kann intensives Krafttraining über eine kleine und nur kurz anhaltende Spitze in der Testosteronausschüttung in den Blutkreislauf (zwar nicht den Muskelaufbau), aber doch die Libido steigern.

Einmal hat mich in 20 Jahren jemand mit dem Wunsch angesprochen, dass er von Krafttraining besseren Sex erwarte. Ich kann nicht sagen, ob sein Projekt erfolgreich war. 60 Jahre nach der »Sexuellen Revolution« liegt Sex immer noch in einer Tabuzone – obwohl sich fast jeder und in fast jedem Alter dafür interessiert: Laut *www.netzsieger.de* geht es bei 25 % aller Suchanfragen im Internet um Pornos, werden damit pro Tag weltweit 12 Millionen Euro umgesetzt und die Deutschen sind mit einem Anteil von 12,4 % am weltweiten Traffic Weltmeister. Übrigens: während des Champion-League-Finales 2013 gingen die einschlägigen Suchanfragen um 40 % zurück.

Warum erzähle ich Ihnen das? Weil wir über Sex sprechen sollten – vor allem wenn das Gelingen gefährdet ist, wenn die Erfüllung ausbleibt. Die Moralkeule hat ausgedient. Eine vom Vatikan 2013 gestartete Umfrage über Ehe und Familie kam zu folgendem Ergebnis: »Die kirchlichen Aussagen zum vorehelichen Geschlechtsverkehr, zur Homosexualität, zur Wiederverheiratung Geschiedener und zur Geburtenregelung finden bei den Gläubigen (!) kaum Akzeptanz und werden überwiegend ausdrücklich abgelehnt.«

Wenn das so ist, sollte es nicht so schwer sein, über Störungen der Sexualfunktion und verminderte Lustbefriedigung ins Gespräch zu kommen. Hilfe ist möglich und das Beckenbodentraining, eingebettet in ein Ganzkörpertraining, kann eine Sexualberatung oder Sexualtherapie unterstützen. Und »pflegen« sollten Sie Ihren Beckenboden auch bei einem sorgenfreien Sexualleben.

Es ist erschütternd, dass das durchschnittliche Alter der Erstkonsumenten (angeblich) bei 11 Jahren liegt. Diese Kinder sind der Darstellung von Pornografie im Internet ausgesetzt, die im krassesten Gegensatz zu den Empfehlungen einer zeitgemäßen Sozialethik steht:

- Verantwortung übernehmen für die eigene Gesundheit und für die Gesundheit des Partners/der Partnerin/den Partnern/den Partnerinnen
- Gegenseitiger Respekt
- Freiwilligkeit und Einvernehmen bezüglich sexueller Handlungen
- Verantwortung für die gezeugten Kinder und die Familie übernehmen

Bereits in der allgemeinen Erklärung der Menschenrechte im Oktober 1949 wurde der Grundsatz der sexuellen Selbstbestimmung verankert. Wie weit wir davon entfernt sind, hat zuletzt die MeToo-Debatte gezeigt. Und zugleich wird deutlich, wie sehr Sexualität Frauen und Männer, von der Pubertät bis ins hohe Alter, beschäftigt. Wir werden den daraus erwachsenden Anforderungen als Gesellschaft und als Betroffene oft nicht gerecht. Das sollten wir ändern, indem wir anfangen offener über Sexualität, über sexuelle Probleme und über Lösungen zu sprechen. Einen kleinen Beitrag leistet Kieser Training, unter anderem mit der Beckenbodenmaschine.

DER »TENNIS-ELLBOGEN« – EIN ANSCHAULICHES BEISPIEL

Unsere Sehnen sind extrem belastbar. Sie übertragen die vom Muskel erzeugte Kraft auf den Knochen und lösen die Bewegung im Gelenk aus. Kritisch ist es, wenn häufig große Kräfte auf den Übergang von der Sehne zum Knochen wirken. Hält das Material der Kraft nicht stand, entstehen Mikroverletzungen … Reparaturversuche des Körpers werden von Entzündung begleitet. Gelingt die Reparatur gar nicht, kommt es zu einer Entzündung des Sehnenansatzes. Doch nicht nur ständige Überlastung durch das Einwirken hoher Kräfte kann zu Beschwerden führen, auch der anhaltend erhöhte Zug durch verspannte oder verkürzte Muskeln macht krank.

Hier ist eine Wechselwirkung zu beobachten: Die akute Überforderung kann durch eine ungewohnte Belastung bei voller Gesundheit zur Entzündung führen. Heilt diese dann nicht aus, entsteht eine Dysbalance mit Abschwächung, Verspannung oder funktioneller Verkürzung – je nachdem, welche Muskulatur betroffen ist. Umgekehrt begünstigt aber ein schon vorher bestehendes Gleichgewicht auch die Ansatzreizung bei Belastung.

Der Tennis-Ellbogen, eine zeitgemäßere Bezeichnung ist »Mausarm-Syndrom«, hat mit Tennis nicht viel zu tun. Andere Sportarten, vor allem aber Belastungen in Beruf und Freizeit führen zum gleichen Ergebnis. Der »Tennis-Ellbogen« kann also an vielen Stellen des Körpers auftreten. Häufig findet man Entzündungen der Sehnenansätze am Schultergelenk, am Schulterblatt, am Handgelenk, an den großen Rollhügeln in der Hüftregion, am Knie und sogar an den Füßen. Hierbei kann sich nicht nur der Ansatz entzünden, auch Sehnen, Sehnenscheiden und das umgebende Bindegewebe können betroffen sein.

Blockierung – Krankheit oder Notbremse bei Überlastung?

»Blockade« ist ein etwas schwammiger Begriff; er ist abgegriffen und wird oft ungenau verwendet. So versteht jeder unter »Blockierung« etwas anderes.

Definition
Ein Gelenk ist blockiert, wenn die Gelenkigkeit vorübergehend eingeschränkt oder ganz aufgehoben ist. Im Rahmen des natürlichen oder durch krankhafte Veränderungen am Gelenk eingeschränkten Bewegungsraums lässt sich die gestörte Funktion wiederherstellen.

Um das blockierte Gelenk herum spannt sich die Muskulatur an. Löst sich die Blockade nicht oder wird sie nicht sachgerecht behandelt, kann sich die Gelenkkapsel in der Folge schmerzhaft entzünden. Blockierungen entstehen oft bei Irritation durch Überlastung oder im Rahmen eines Infekts, bei Zwangshaltung bei Bewegungseinschränkung, Fehlbelastung bei Muskelverkürzungen, Bewegungsmangel und vielem anderen mehr. Was genau bei einer Blockierung vor sich geht, ist nicht bekannt. Blockierungen haben mit Verrenkung (Luxation und Subluxation) nichts zu tun, daher ist der Begriff des »Einrenkens« hier irreführend, denn ein nicht ausgerenktes Gelenk muss nicht eingerenkt werden.

Es können nicht nur Wirbelgelenke blockiert sein, sondern auch Kreuzbeingelenke, Rippengelenke, Hüft-, Knie- und Fußwurzelgelenke – letztlich kann jedes Gelenk eine solche »hypomobile Funktionsstörung«[6] aufweisen. Schmerzhafte Gelenkblockaden kommen außerordentlich häufig vor und werden oft nicht erkannt. Mehr zu diesem Thema können Sie in Teil III, Kapitel 4, »Häufige Krankheiten und ihre Behandlung« (Seite 171 ff.) lesen.

6 *Hypomobil* heißt »unterbeweglich«

4. DIE MUSKULATUR ALS KRAFTWERK UND STOFFWECHSELORGAN

MYOKINE – EINE JAHRHUNDERTENTDECKUNG

Bente K. Pedersen, die Direktorin des Muskelforschungszentrums an der Universität von Kopenhagen hat mit ihrem Forscherteam ein Rätsel gelöst: Jahrzehntelang konnten Wissenschaftler nicht erklären, warum richtig dosierte Bewegung die Gesundheit fördert. Die Frage, ob Bewegung, inklusive Krafttraining, gesund ist, wird heute nicht mehr gestellt. Vielmehr ist allen Beteiligten klar: Bewegung ist Leben und Leben ist Bewegung. Exercise-Factor nannten sie den unbekannten Stoff, aus dem Gesundheit unter dem Einfluss von Bewegung entstehen soll.

Die Forscher aus Kopenhagen haben den Schlüssel gefunden, der ins Schloss passt, vielmehr die vielen Schlüssel, welche die gesundheitsfördernden Effekte von Bewegung und Belastung vermitteln. Mehr als 400 dieser Eiweißverbindungen sind heute bekannt, die nur in aktiven Muskelzellen produziert und wie Hormone über den Blutkreislauf zu allen Organen, zu allen Zellen des Körpers transportiert werden und dort ihre Wirkungen entfalten. Und sie haben dieser Stoffgruppe auch gleich einen passenden Namen gegeben: Myokine, von Mys – Muskel und Kinesis – Bewegung.

Zahlreiche Myokine gehören zu den Zytokinen, das sind Proteine, die das Wachstum und die Differenzierung von Zellen regulieren und bei Entzündungsprozessen und immunologischen

Reaktionen eine Rolle spielen. Muskulatur gewinnt mit diesen bei intensiver körperlicher Aktivität erzeugten Stoffen eine neue Bedeutung: als »endokrine Drüsen« kommunizieren Muskelzellen durch Ausschüttung von Myokinen in den Blutkreislauf mit Zellen von Leber, Fettgewebe, Knochen und Gehirn.

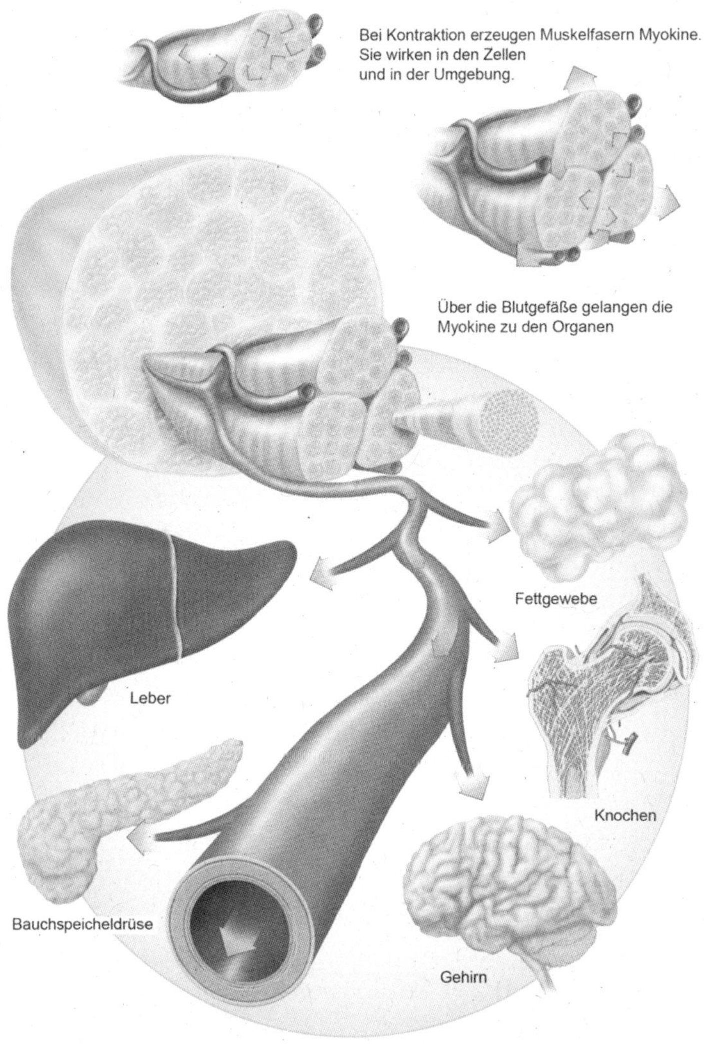

Die Pfeile in der Abbildung stehen für die verschiedenen Myokine. Sie werden in aktiven Muskelfasern gebildet, wirken bereits dort und in ihrer Umgebung. Spannend ist aber die Verteilung der Myokine über den Blutkreislauf hin zu allen Körperzellen, wo sie, den Hormonen ähnlich, ihre vielfältigen Wirkungen entfalten.

Ich stelle Ihnen einige Myokine mit ihren aktuell bekannten Wirkungen vor:

Interleukin 6 ist das am besten untersuchte Myokin. Es steigt bei intensiver körperlicher Aktivität bis zum 100-Fachen des Ausgangswerts an und hat zahlreiche biologische Effekte. Neben der Wirkung auf den Zucker- und Fettstoffwechsel hat es eine stark entzündungshemmende Wirkung.

BDNF (Brain Derived Neurotropic Faktor) ist seit 1962 bekannt. Das im Gehirn gebildete BDNF fördert die Neubildung von Nervenzellen und ihrer Synapsen, schützt diese vor Degeneration und fördert die Kommunikation von Nervenzellen untereinander. Heute wissen wir, dass BDNF auch in Muskelzellen gebildet wird und deren Funktion und Regeneration unterstützt.

Interleukin 15 besitzt eine anabole Wirkung. Es wird bei intensivem Krafttraining gebildet und gelangt in die Blutbahn. Neben dem positiven Effekt auf Muskelhypertrophie spielt es vermutlich eine Rolle beim Abbau von Bauchfett.

Irisin wurde erst vor wenigen Jahren entdeckt und findet in der Forschung besonderes Interesse, vor allem weil es weiße Fettzellen in Fettzellen verwandelt, die den braunen Fettzellen ähnlich sind. Braunes Fett fördert den Abbau von Bauchfett und wirkt positiv auf den Zuckerstoffwechsel. Nach zehnwöchiger regelmäßiger körperlicher Aktivität verdoppelt sich der Irisin-Blutspiegel anhaltend.

Von den über 400 bisher bekannten Myokinen ist noch wenig bekannt. Intensive Forschungsaktivitäten werden in den kommenden Jahren weitere Erkenntnisse über die Bedeutung der Muskulatur für die Gesundheit ans Licht bringen.

Die folgende Grafik zeigt, dass unsere Muskelfasern Myokine bei intensiven Alltagsaktivitäten, bei Ausdauer- und Krafttraining produzieren.

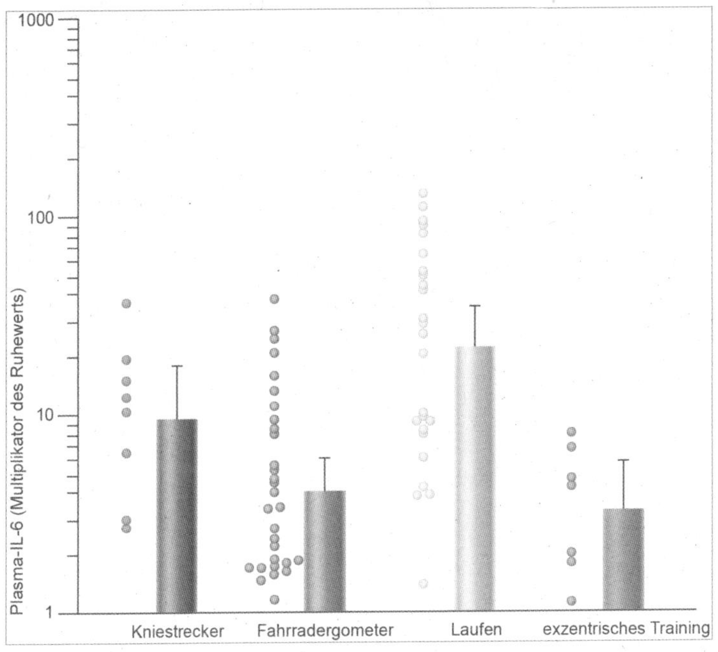

DER ENERGIESTOFFWECHSEL

Unser *Energiestoffwechsel* ist, wie alle Stoffwechselfunktionen, sehr individuell ausgerichtet: Der eine »verheizt« jeden Überschuss und bleibt auch bei einer reichlichen Zufuhr von Kalorien schlank, der andere legt jede Kalorie in Fettdepots an. Fettdepots haben durchaus einen Sinn, denn in Zeiten des Hungers sichert uns die Fähigkeit, Energie in Form von Fett zu speichern, das Überleben. Dass heute hochkalorische Nahrung ständig verfügbar ist, lässt die von der Evolution gut erdachte Strategie überflüssig und zur Ursache von Übergewicht und Krankheit werden.

Doch hier gilt: Ihren Stoffwechsel können Sie nicht umkrempeln, zum Teil aber Ihre Energiebilanz. Wenn Sie bisher körperlich wenig aktiv sind, gilt weiterhin die alte Weisheit: Je mehr Sie »ausgeben«, desto mehr können Sie auch wieder aufnehmen. Nur stößt dieses Konzept nach heutigem Kenntnisstand leider an Grenzen: Der totale Energieverbrauch des Körpers setzt sich aus zwei Komponenten zusammen, einerseits dem täglich stark wechselnden Energieverbrauch unserer Muskeln und andererseits dem relative konstanten Verbrauch durch die Gesamtheit aller sonstigen Stoffwechselleistungen. Mit zunehmendem Energieverbrauch durch Sport, Training und Alltagsaktivitäten kommen Sie an einen Punkt, ab dem der Energieverbrauch für nicht-muskuläre Stoffwechselprozesse heruntergeregelt wird. Sie bewegen sich also immer mehr – aber Ihr totaler Energieverbrauch stagniert, ebenso Ihr anfänglicher Erfolg beim Fettabbau. Was am Ende zunimmt, ist Ihre Frustration!

Lassen Sie sich nach diesen Informationen nicht gleich von Sport und Spiel abhalten. Die meisten Menschen liegen mit ihrem muskulär bedingten Energieverbrauch weit weg vom dem Punkt, ab dem »mehr« nicht »besser« bedeutet. Wenn Sie mit Ihrem Körpergewicht zufrieden sind, sollten Sie eine ausgeglichene Energiebilanz anstreben. Wollen Sie abnehmen, ist das vernünftige Ziel eine leicht negative Energiebilanz bei zugleich guten Voraussetzungen für den Aufbau von frischer Muskelmasse. Entscheidend dafür ist die Versorgung mit hochwertigem Eiweiß – vor allem nach jedem Training. Mehr dazu im Kapitel Trainingsphysiologie ab Seite 88.

Im Kapitel über Übergewicht und Adipositas ab Seite 232 erfahren Sie, ob sich der Stoffwechsel beim Abbau von überschüssigem Fett vielleicht doch überlisten lässt.

Dass alte Menschen leicht frieren, liegt nur selten an Durchblutungsstörungen, einem »schlechtem Kreislauf« oder anderen Erkrankungen. Es ist vielmehr eine Kombination aus zu wenig Muskelmasse und zu wenig Beanspruchung durch ausreichend intensive Bewegung. Fast 20 % der im Körper in Ruhe entstehenden Wärme wird in der Muskulatur frei; wenn wir uns bewegen, je nach Intensität, sogar bis zu 70 %. Muskeln sind also unsere Heizkörper. Kräftige Muskeln liefern schon in Ruhe Wärme; wenn Sie Ihre Heizkörper »aufdrehen«, wird, fein dosiert, zusätzliche Wärme geliefert. Sie können aber auch sitzen bleiben und sich in eine warme Decke einhüllen. Auf diese Weise werden Sie allerdings immer mehr frieren, denn wenn Sie unter der Decke bleiben, schwinden Ihre Muskeln. Das gilt übrigens auch für jüngere, muskulär unterentwickelte Menschen.

ÜBER HORMONE SPRICHT MAN ERST IN DEN WECHSELJAHREN

Hormone sind Botenstoffe, die in den Geschlechtsorganen, in den Nebennierenrinden und in andern »Drüsen« produziert werden. Sie übertragen »Nachrichten« an die Zellen, steuern also – genauso wie das Nervensystem – zahlreiche Funktionen des Körpers mit. Sie werden aber nicht immer in gleich bleibender Menge produziert und ausgeschüttet. Mit zunehmendem Alter und mangelnder körperlicher Aktivität nehmen Produktion und Ausschüttung ab.

Körperliche Bewegung reguliert also auf natürliche Weise den Hormonhaushalt mit. Krafttraining stimuliert bei regelmäßigem Training bei Frauen und Männern die Produktion von Wachstumshormonen. Wenn Sie über Jahre täglich trainieren, bleiben diese Hormone auch im Ruhezustand erhöht, im Gegenzug sinkt die Konzentration des Stresshormons *Cortisol.* Außerdem geraten gut trainierte Menschen bei (plötzlicher) Leistungsanforderung weniger schnell in »Stress« als untrainierte Zeitgenossen, denn die Ausschüttung von Stresshormonen ist geringer und belastet folglich auch den Organismus weniger.

Diese »biologische Hormonkur« wirkt sich, durch kurzfristig erhöhte Testosteronspiegel, nicht allein auf unsere Lust am Sex aus, sie beeinflusst unser gesamtes Wohlbefinden positiv: Wir schlafen besser, wir sind psychisch stabiler, Muskulatur und Knochen werden zum Aufbau angeregt, ein Überschuss an Stresshormonen wird vermieden. Als Medikamente sind Hormone allerdings kritisch zu betrachten; sie dürfen ausschließlich von Spezialisten und auch nur nach gründlicher Voruntersuchung verabreicht werden. Dass unsere Eigenproduktion der »Glückshormone« angekurbelt wird, ist ein wunderbarer Nebeneffekt der intensiven Bewegung und hat keine unerwünschten Nebenwirkungen! Übermäßiges Training, egal ob exzessives Kraft- oder Ausdauertraining, erzeugt aber einen Cortisol-Überschuss, der sich wiederum negativ auf Körper und Psyche auswirkt.

Weil wir nicht darüber reden, werden hormonelle Störungen leicht übersehen. Sprechen Sie mit Ihrem Arzt darüber, wenn das sexuelle Verlangen nachlässt oder wenn die Potenz gestört ist, wenn die Schleimhäute trocken sind, wenn unerklärbare Müdigkeit und Konzentrationsstörungen oder starke Stimmungsschwankungen auftreten oder wenn andere unerklärliche Veränderungen Ihre Lebensfreude einschränken.

ZUCKERKRANKHEIT – EINE VOLKSKRANKHEIT IM WANDEL

Mehr als 6 Millionen Diabetiker gibt es laut *DiabetesDE Deutsche Diabeteshilfe* derzeit in Deutschland. 90 % davon leiden an Diabetes Typ 2 und jeden Tag kommen fast 1.000 Neuerkrankungen dazu. Und es kommt noch schlimmer: Die früher als »Alterszucker« bezeichnete Krankheit betrifft heute mehr und mehr auch jüngere Menschen, sogar Kinder! Wie können Kinder diese Krankheit haben?

Die Antwort erfahren Sie in Teil II, Kapitel *Leben ist Bewegung*: Körperliche Inaktivität – vermehrtes Bauchfett – Entzündung – Insulinresistenz, das heißt, dass das aus der Bauchspeicheldrüse bei Aufnahme von Kohlenhydraten ausgeschüttete Insulin nicht mehr richtig wirkt. Blutzucker staut sich vor den Muskelzellen, es wird mehr und immer noch mehr Insulin produziert und in den Kreislauf gebracht, um den Zucker doch noch in die zunehmend unempfindlichen = insulinresistenten Muskelzellen zu schleusen. Ein fataler Teufelskreis entwickelt sich, der am Ende zu Durchblutungsstörungen, zu Organschäden bis zum Nierenversagen, zu Herzinfarkt und Schlaganfall und zum Versagen der Bauchspeicheldrüse führen kann.

Insulinresistenz erklärt aber nicht nur die Störung im Zuckerstoffwechsel. Ebenso schlimm äußern sich die Wirkungen von zu viel Insulin auf den Fettstoffwechsel: Der Fettabbau wird gehemmt – die Neubildung von Fett aus Kohlenhydraten (nicht aus

Fettsäuren!) wird gefördert und damit die Entwicklung einer Fettleber und die »fettige Degeneration der Muskulatur«.

Es gibt einen Weg, den Teufelskreis zu durchbrechen: kohlenhydratarme, proteinreiche Ernährung und ein im Wortsinn bewegtes Leben, ab besten eingeleitet und begleitet durch intensives und regelmäßiges Krafttraining. So lässt sich die Insulinresistenz durchbrechen und wird in vielen Fällen sogar ohne Medikamente ein weitgehend normaler Zuckerstoffwechsel ermöglicht.

KNOCHEN LEBT!

Unser Knochen wird in seinem eigenen, sehr lebhaften Stoffwechsel von der Aktivität der Muskeln nachhaltig beeinflusst. Knochensubstanz wird ständig und zur gleichen Zeit auf- und abgebaut. Fresszellen *(Osteoklasten)* tragen Knochensubstanz ab, Aufbauzellen *(Osteoblasten)* fügen neue Substanz hinzu, die dann durch Mineralien gefestigt wird. Dafür ist genügend *Calcium* unerlässlich, ebenso das in der Haut durch Sonnenlicht aktivierte Vitamin D. Ob mehr tragende Substanz ab- oder aufgebaut wird, hängt also entscheidend von unserer körperlichen Aktivität ab. Intensive Muskelarbeit unterstützt über die auf die Knochen wirkenden »Biegebelastungen« den Knochenaufbau. Knochen wächst von innen und außen, und so werden zunächst die Knochenbälkchen kräftiger, danach wird die äußere Schale dicker, Volumen und Oberfläche nehmen zu. Sie verteilen die einwirkenden Kräfte dann auf eine größere Fläche; auf diese Weise nimmt die Belastbarkeit zu.

Wenn Sie faul am Strand liegen, sind die Fresszellen aktiver, der Knochen wird schwächer und damit instabiler. Die enge Verbindung von Muskel- und Knochenstoffwechsel zeigt sich auch darin, dass Menschen mit starken Muskeln kräftige Knochen haben, umgekehrt geht Muskelschwund oft mit schwachen Knochen einher. Es ist nicht leicht, ein Bewusstsein dafür zu entwickeln, dass Knochen »lebt« und in ständigem Umbau begriffen ist – denn im Gegensatz zu unseren Muskeln merken wir nichts davon, wenn unsere Knochen schwächer werden … bis es zu spät ist.

5. SCHALTSTELLEN UND STÖRFELDER

BLOCKADEN DER BECKENGELENKE

Über das keilförmige Kreuzbein ist die Wirbelsäule in den Beckenring eingesattelt. Das ganze Gewicht von Oberkörper, Oberarmen und Kopf lastet auf den beiden Kreuz-Darmbein-Gelenken (*Iliosakral-Gelenken* – ISG), die die Wirbelsäule mit den beiden Beckenknochen verbinden. Starke Bänder sichern diese Gelenke. Je größer die Last, desto besser halten die Bänder das Kreuzbein. Kein Muskel ist für Bewegung oder Stabilisierung dieser Gelenke zuständig. Eine weitere Aufgabe der Kreuz-Darmbein-Gelenke liegt in der wirksamen Stoßdämpfung. Die Beweglichkeit ist gering, reicht aber aus, um die starken Bänder, die das Gelenk vorn und hinten halten, als Stoßdämpfer wirken zu lassen. Bei jedem Schritt nehmen die Kreuz-Darmbein-Gelenke Kräfte auf, federn sie ab und entlasten so die unteren Bandscheiben und die Wirbelgelenke. Ihre Bedeutung für den akuten und chronischen Rückenschmerz wird in der Medizin weitgehend ignoriert.

Nach meiner Erfahrung spielen sie hier eine herausragende Rolle, denn sie verkeilen sich oft und verursachen dann akute und chronische Kreuzschmerzen. Häufig strahlen die ein- oder beidseitigen Kreuzschmerzen auch in die Hüften, die Leisten und in die Beine aus. Und wenn die Schmerzen abklingen, bleibt die Blockade dennoch bestehen. Die Blockierung wird »stumm«, verursacht also keine Beschwerden, und bildet den Boden für immer wiederkehrende Schmerzen. Die Beschwerden reichen vom leichten Ziehen über eine fast schmerzlose Steifigkeit nach längerer Ruhe bis zum Hexenschuss. Wird die Blockade nicht beseitigt, kann das Kreuz keine Ruhe finden.

Die Bedeutung von ISG-Blockaden geht weit über eine lokale Störung hinaus: Fast ausnahmslos ist mit der Blockierung eine Verwringung, also Drehung, des Beckens verknüpft. Dabei dreht sich auf der blockierten Seite das Darmbein nach hinten (sehr selten nach vorn) und setzt sich in einer beliebigen Position fest. Betrachtet man die Hüftgelenkspfanne und den Abstand der Gelenkmittelpunkte von Hüftgelenk und ISG, wird eine weitere Auswirkung klar: Bei einer typischen Blockade steht die Hüftpfanne der blockierten Seite um bis zu zwei Zentimeter höher; das Bein folgt dieser Bewegung und steht auf der blockierten Seite ebenfalls höher. Es ist funktionell also zu kurz. Im Liegen lässt sich das leicht überprüfen, denn wenn der Patient gerade liegt (zur Sicherheit werden die Beine in Hüft- und Kniegelenke einmal vollständig gebeugt und dann lang nach unten gezogen), sieht man die Verkürzung deutlich. Verwirrung kommt aber auf, wenn sich der Patient aufsetzt. Das vorher verkürzte Bein wird jetzt länger als das der Gegenseite; wenn sich der Patient wieder hinlegt, verkürzt es sich von Neuem. Diese »variable Beinlängendifferenz« ist ein Beweis für eine ISG-Blockierung mit einer sogenannten Beckenverwringung. Dem geübten Arzt oder Therapeuten stehen noch weitere Untersuchungstechniken zur Verfügung, um seine Diagnose zu sichern. Die »variable Beinlängendifferenz« ist zu unterscheiden von der echten Beinlängendifferenz, bei der die Beine tatsächlich ungleich lang sind. Nach Unfällen mit Knochenbruch sieht man das häufiger.

ISG-Blockaden verursachen aber nicht nur Beschwerden rund um das Becken, sie wirken bis zu den Kopfgelenken und in die andere Richtung bis zu Knien und Füßen, da die Körperstatik gestört ist. So schildern Patienten gelegentlich, dass die Knie, nachdem sie von der Blockade befreit wurden, nicht mehr schmerzen. Durchschaut man die komplexe Mechanik, so ist das kein Wunder.

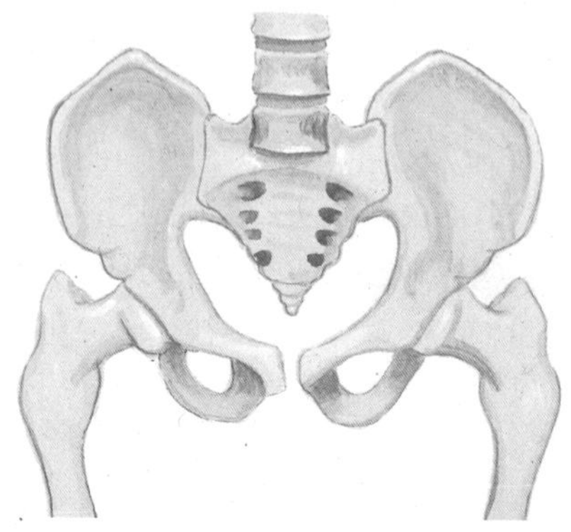

Reguläre Funktion der Kreuz-Darmbein-Gelenke (*Iliosakral*-Gelenke – ISG)

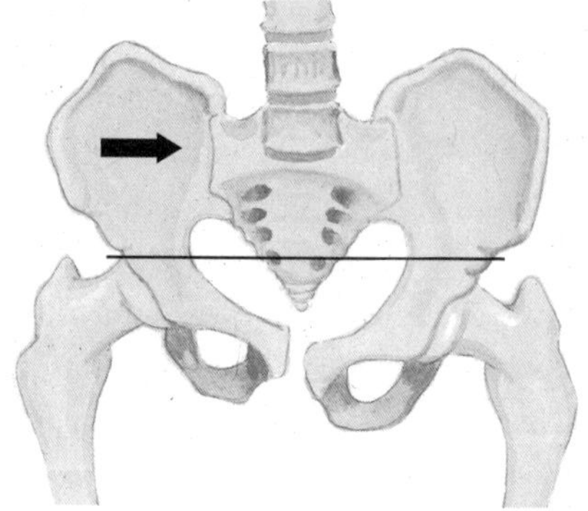

Beckenverwringung bei Blockade des rechten ISG mit Rotation der Becken- schaufel nach hinten. Die Folge ist, dass die rechte Hüftpfanne nach oben steigt und eine Verkürzung des rechten Beins vortäuscht. »Funktionell« ist das Bein tatsächlich kürzer, da es höher steht. Der Pfeil zeigt auf das rechte ISG; die Linie deutet auf die unterschiedliche Stellung der Hüftgelenke.

Im Jahr 2004 habe ich die Häufigkeit von ISG-Blockaden bei 437 Kunden des Kieser Trainings in der ärztlichen Trainingsberatung untersucht. Anzumerken ist, dass ich bei zweifelhaften Befunden bis zu drei Untersuchungstechniken einsetzen konnte, sodass eine hohe Genauigkeit gegeben war.

<table>
<tr><th colspan="6">Anteil von ISG-Blockierungen (ISGB) bei 437 Kunden des Kieser Trainings – mit und ohne Kreuzschmerzen</th></tr>
<tr><th colspan="4">Personen mit Kreuzschmerzen
[n = 326 (75 %)]</th><th colspan="2" rowspan="2">Personen ohne Kreuzschmerzen
[n = 111 (25 %)]</th></tr>
<tr><th colspan="2">davon nur lokale Kreuzschmerzen
225 (69 %)</th><th colspan="2">davon mit Ausstrahlung in Hüften, Leisten, Beine
101 (31 %)</th></tr>
<tr><th>mit ISG-B</th><th>ohne ISG-B</th><th>mit ISG-B</th><th>ohne ISG-B</th><th>mit ISG-B</th><th>ohne ISG-B</th></tr>
<tr><td>148
66 %</td><td>77
34 %</td><td>80
79 %</td><td>21
21 %</td><td>8
7 %</td><td>103
93 %</td></tr>
</table>

Im Ergebnis wurde in 437 auswertbaren Bögen bei 326 (das entspricht 75 %) von den Befragten angegeben, dass sie Rückenschmerzen hätten. Von ihnen hatten 225 (69 %) lokale Kreuzschmerzen ohne Ausstrahlung und 101 (31 %) Kreuzschmerzen mit Ausstrahlung ins Gesäß, in die Hüft- oder Leistengegend oder ins Bein. Von den 225 Personen mit lokalen Schmerzen hatten 66 % eine ISG-Blockierung, von den Kunden mit Ausstrahlung 79 %. Wichtig ist die Gegenprobe, denn die Schmerzen könnten ja trotz Blockade eine andere Ursache haben: Nur 7 % der Personen, die angegeben hatten, nicht unter Rückenschmerzen zu leiden, wiesen eine ISG-Blockade auf. Bei ihnen stünde noch an, nachzufragen, ob sie den leisen Schmerz einer weitgehend »stummen« Blockierung ignorieren oder einfach »vergessen« haben. Diese in der Erhebung gefundene Häufigkeit deckt sich mit der Erfahrung in meiner Praxis. Funktionsstörungen der Kreuz-Darmbein-Gelenke – oft im Zusammenspiel mit weiteren Blockaden, Muskelfunktionsstörungen und Arthrosen – sind die bei weitem häufigste Ursache akuter und chronischer Rückenschmerzen.

Unspezifische Rückenschmerzen gibt es nicht!

Gestützt durch diese Erfahrung, bestreite ich mit Nachdruck die immer wieder vorgetragene Zahl sogenannter unspezifischer Rückenschmerzen, denen 90 Prozent aller Rückenschmerzen zugerechnet werden. Nirgends zeigt sich deutlicher, dass es vielen Ärzten an Bereitschaft mangelt, den Körper des Patienten einer genauen Funktionsanalyse zu unterziehen. Die häufigsten Ursachen für chronische Rückenschmerzen sind durch technische Untersuchungen nicht zu ermitteln. Allein durch exakte körperliche Untersuchung in der täglichen Praxis können Funktionsstörungen erfasst werden; sie fallen sonst durch ein zu grobes Raster. Diese Kritik richtet sich an niedergelassene Ärzte ebenso wie an Kliniken und Universitätskliniken.

DIE HALSWIRBELSÄULE – EIN SINNESORGAN

Die enge Verbindung zwischen Halswirbelsäule und dem Gleichgewichtsorgan, dem Kleinhirn, vegetativen Regulationszentren und dem Großhirn erklärt, welch zentrale Bedeutung Kopf- und Kiefer- und Halswirbelsäulengelenke spielen. Hier kommen ebenfalls häufig Störungen vor, die oft chronisch verlaufen, und regelmäßig spielt dabei überlastete, verspannte Muskulatur eine Rolle. Behandelt man diese lokalen Störungen isoliert, so führt das nicht zum Erfolg. Eine umfassende Befunderhebung unter Einschluss von Blockierungen, Kiefergelenksstörungen, Bissstörungen, Muskelverkürzungen, Muskelansatzentzündungen an den Schulterblattwinkeln, am Hinterhaupt und an den Fortsätzen der Halswirbel sind wichtig. Funktionsstörungen, das ist meine Erfahrung, lösen sich nicht selten durch die Kräftigungstherapie alleine: zu schwache Muskeln werden kräftiger, verkürzte Muskeln gedehnt, verklemmte Gelenke mobilisiert. »Aktivierte« Blockaden, das sind blockierte und entzündlich gereizte Gelenke, müssen vor Trainingsbeginn oder begleitend gezielt behandelt werden. Für schmerzhafte Muskelansatzreizungen gilt das Gleiche. Weitere Störungen verschwinden dann durch

Kräftigungstherapie von allein oder werden so gut kompensiert, dass sie keine weiteren Beschwerden verursachen.

MIT STÖRFELDERN GUT LEBEN

So wie für die Halswirbelsäule beschrieben, kann Training auch in anderen Körperregionen Störungen beseitigen oder kompensieren. Je besser der Stoffwechsel in einer gestörten Körperregion aktiviert wird, je besser der Bereich durch stabilisierende Muskulatur gehalten wird, je ausgewogener die beugenden und streckenden Muskelkräfte aufeinander abgestimmt sind, umso besser gelingt es, verbleibende Störungen zu kompensieren. Eine *Skoliose* (Verkrümmung der Wirbelsäule zur Seite) etwa können wir nicht beseitigen, Schmerzen durch verklemmte Rippen- und Wirbelgelenke (eine häufige Auswirkung der *Skoliose*) können wir aber durch Manuelle Therapie und gezieltes Training mildern. Ein Arthrose-Gelenk hat, wenn der Betreffende Krafttraining macht, nicht weniger Arthrose, doch die Entlastung durch Stabilisierung, durch bessere Führung bei Bewegung und Belastung, durch gleichmäßigere Nutzung der gesamten Gelenkfläche nach dem Abbau von Muskeldysbalancen … das alles hilft, die Folgen des Leidens im wahren Wortsinn »tragbar« zu machen. Noch deutlicher wird das Prinzip der »Rekompensation«, der Wiederherstellung, bei Stoffwechselstörungen. Dem Zuckerkranken bleibt seine Veranlagung, das Zusammenwirken eines hochintensiven Krafttrainings mit reichlich ausdauernder Bewegung kann die Krankheit über Jahrzehnte hinweg jedoch gut kompensieren. Nicht die Veranlagung zur »Zuckerkrankheit« macht krank, ihre Auswirkungen bei dauerhaft erhöhtem Blutzuckerspiegel zerstören Nerven und Gefäße.

TEIL II

DIE GESUNDHEIT ERHALTEN

1. LEBEN IST BEWEGUNG

Bei einer langen Liste von Krankheiten ist körperliche Inaktivität (mit)ursächlich für den Krankheitsbeginn, den Verlauf und die Heilungschancen. Booth FW und Mitarbeiter halten bei 35 Krankheiten körperliche Inaktivität für die primäre Krankheitsursache. Die Myokine – Sie haben diese Gesundheitsboten im Teil 1 dieses Buchs kennengelernt – halten Sie gesund. Sie entstehen aber nur, wenn Ihre Muskeln tätig sind, Kraft produzieren.

EINE WISSENSCHAFTLICHE STUDIE AN GESUNDEN STUDENTEN

Eindrucksvoll wurden die negativen Effekte reduzierter körperlicher Aktivität in einer Studie der Arbeitsgruppe um Bente K. Pedersen gezeigt: Eine Gruppe junger, gesunder Männer reduzierte für zwei Wochen die Anzahl ihrer Schritte von vorher um 10.000 auf 1.500 pro Tag. In der Folge verschlechterten sich die Zucker- und Fettverwertung. Das Bauchfett nahm, gemessen in der Kernspintomografie, um 7% zu, die allgemeine Fitness ging um 7% zurück. Und das alles nach einer nur zweiwöchigen körperlichen Inaktivität. In eindrucksvoller Weise zeigt diese Studie den engen Zusammenhang von körperlicher Aktivität, dem Entstehen von schädlichem Bauchfett und dem Zucker- und Fettstoffwechsel. Nachfolgende Abbildung zeigt die Veränderungen des Bauchfetts bei einem der Studenten:

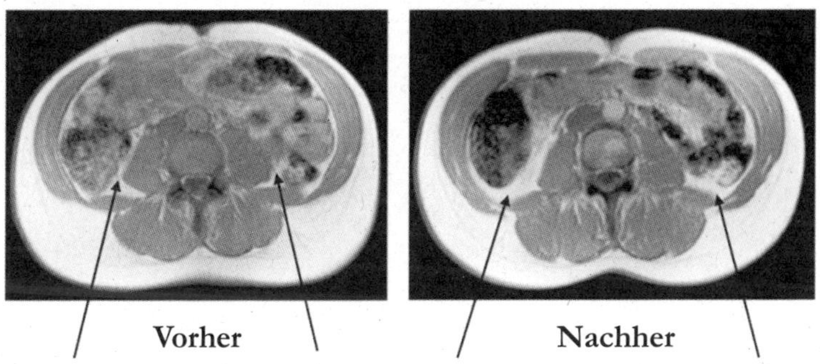

Pedersen B K J Exp Biol 2011;214:337-346;
Muscle Research Centre, University of Copenhagen, Faculty of Health Sciences

Die Pfeile zeigen in der Kernspintomografie auf die zu Beginn der Studie kleinen weißen Fetteinlagerungen. Nach nur zwei Wochen körperlicher Inaktivität haben diese Fettpolster um 7 % zugenommen. Wenn Sie dieses Ergebnis auf Jahre, Jahrzehnte übertragen, erklärt sich die grassierende Volkskrankheit »Bauchfettsucht«.

DYSTOPES FETT MACHT KRANK

Fett ist nicht gleich Fett. Unterhautfett, bei Frauen und Männern unterschiedlich verteilt, ist selbst in größeren Mengen nach heutiger Kenntnis unschädlich und übt zum Teil sogar positive Wirkungen aus. Das im Bauchraum übermäßig eingelagerte viszerale Fett und Fetteinlagerungen in der Leber, in der Bauchspeicheldrüse und in der Muskulatur sind Quellen chronischerer Entzündungen sowohl im Fettgewebe als auch im gesamten Körper. Zu den Folgen gehören Insulinresistenz, Arteriosklerose, die Degeneration von Nervenzellen und Tumorwachstum. Über direkte Effekte auf die betroffenen Organe und über die Verminderung von Bauchfett bei ausreichender körperlicher Aktivität wirken Myokine der chronischen Entzündung und deren Folgen entgegen.

Was ist schlimm an Bauchfettsucht und an der Fetteinlagerung in Muskeln und Organen? Die Antwort kommt aus dem Muskelforschungsinstitut der Universität von Kopenhagen:

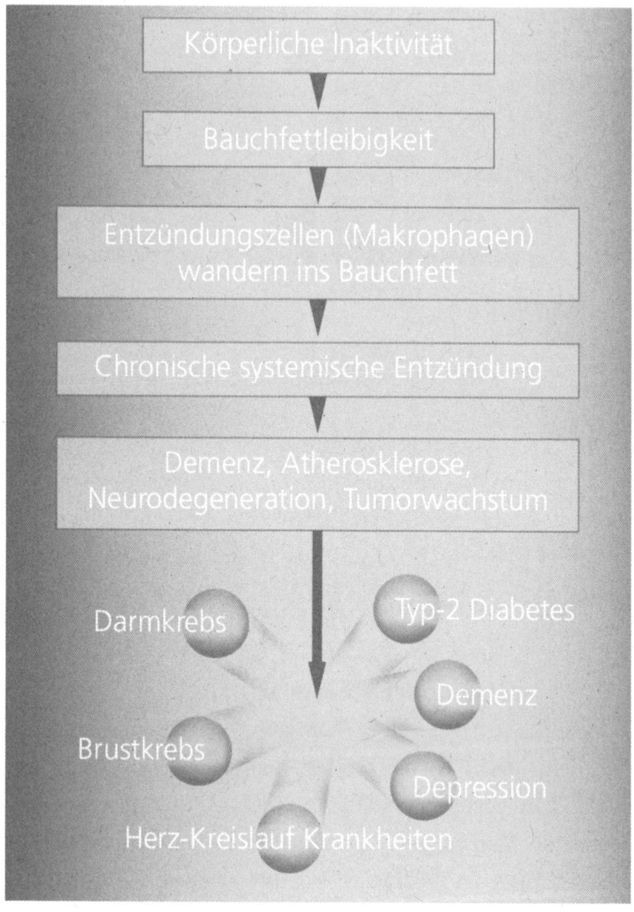

Inaktivität vermehrt das Fett im Bauchraum, in verschiedenen Organen und in der Muskulatur. Das falsch deponierte Fett entzündet sich und wird zur Quelle einer systemischen, das heißt den ganzen Körper betreffenden Entzündung und genau hier ist der Schlüssel zum Verständnis der Krankheitsentstehung: Die chronische Entzündung stört die Wirkung von Insulin und damit den Zucker- und Fettstoffwechsel, führt zur »Verkalkung« der hirn- und herzversorgenden Gefäße und damit zum Herzinfarkt und Schlaganfall und nicht zuletzt werden Tumorzellen nicht mehr entsorgt oder repariert, sodass Krebs die Gesundheit gefährden kann.

KREBSZELLEN AUßER KONTROLLE

Krebs hat viele Ursachen und eine davon ist eigentlich erfreulich: Viele von uns werden dank guter Ernährung, guter Hygiene und moderner medizinischer Versorgung so alt, dass sie ihren Krebs erleben. Umso mehr sollten wir uns darum kümmern, Krebszellen – die ständig vorhanden sind – möglichst gut in Schach zu halten. Es gehört zu den großen Entdeckungen unserer Zeit, dass auch hier richtig dosierte Bewegung und Krafttraining eine enorme Bedeutung haben. Folgende Zahlen kommen aus dem Nationalen Tumorzentrum der Universität Heidelberg, sind somit geprüft und vertrauenswürdig:

Bei **Brustkrebs** reduziert sich bei Patientinnen, die sich viel bewegen, die krebsbedingte Sterblichkeit um 34 %, das Rückfallrisiko um 21 %. Bei **Darmkrebs** liegen diese Zahlen bei 61 bzw. 29 % und bei **Prostatakrebs** ist die krebsspezifische Sterblichkeit um 61 % vermindert. Diese Prozentangaben täuschen eine Genauigkeit vor, die es nicht gibt. Die Anzahl der verwertbaren Studien ist klein, sie sind schlecht untereinander vergleichbar und dennoch können wir eine gesicherte Aussage machen: Intensive Bewegung, am besten kombiniert mit Krafttraining, reduziert das Krebsrisiko, verbessert die Heilungschancen, vermindert das Risiko für einen Rückfall und verbessert nicht zuletzt die Verträglichkeit der eingreifenden Behandlungen und damit die Lebensqualität.

2. PRÄVENTION: VORBEUGEN IST BESSER ALS HEILEN

LEBENSERWARTUNG UND LEBENSQUALITÄT

Die Lebenserwartung für 2015 geborene Frauen liegt in Deutschland bei 83 Jahren, für Männer bei 78 Jahren. Sie steigt seit 160 Jahren konstant um zirka 2 Jahre pro Jahrzehnt an. Die medizinischen Revolutionen im letzten Jahrhundert hatten darauf weniger Einfluss, vielmehr sind unsere Lebensbedingungen dafür ausschlaggebend. Medizinischer Fortschritt führte vor allem zum Rückgang tödlicher Krankheiten des Herz-Kreislauf-Systems und tödlicher Infektionskrankheiten. Durch die Verbreitung effektiver Sicherheitssysteme in den Kraftfahrzeugen gibt es immer weniger tödliche Verkehrsunfälle, das hat einen messbaren Einfluss auf die statistische Lebenserwartung. Wissenschaftler gehen davon aus, dass die Lebenserwartung weiter steigen wird. Wichtig ist aber nicht, wie alt wir werden; viel wichtiger ist, dass wir unser Alter selbstständig und mit einer hohen Lebensqualität verbringen können. Wissenschaftliche Studien zeigen, dass der Verlust der Selbstständigkeit als die größte Bedrohung im Alter angesehen wird. Mit zunehmenden Jahren werden Gesundheit, Lebenskraft und Lebensfreude immer wichtiger. Vorbeugende Maßnahmen müssen sich daran messen lassen, wie nahe sie diesen Zielen kommen – nicht allein daran, wie alt die Menschen laut Statistik werden.

WAS WIRKT IN DER GESUNDHEITSVORSORGE?

Welche Maßnahmen für eine bessere Lebensqualität sorgen, darüber wurde bislang kaum geforscht, aber wir wissen, was wir tun und was wir lassen sollten, wenn wir steinalt werden wollen. Lebensverlängernd wirken gute hygienische Verhältnisse, soziale Sicherheit, Schutzimpfungen, optimale medizinische Versorgung von Stoffwechsel- und Herz-Kreislauf-Erkrankungen, eine gesunde Ernährung, das Vermeiden von Übergewicht … und viel Bewegung. An erster Stelle steht aber: nicht Rauchen! Rauchen ist in Deutschland der wichtigste vermeidbare Risikofaktor und allein die Ursache von mehr als 120.000 Todesfällen pro Jahr. In den USA liegt die Kombination aus mangelnder Bewegung, Fehlernährung und Übergewicht bei den Todesursachen nur knapp hinter dem Rauchen und könnte bald die erste Stelle einnehmen. Es gibt eine große Zahl weiterer wichtiger Risikofaktoren, auf die ich hier nicht näher eingehen werde, weil das den Rahmen dieses Buches sprengen würde. Nach Anmerkungen zur gesunden Ernährung werde ich mich dem Thema »Bewegung« zuwenden.

EIN PAAR WORTE ZUM THEMA »GESUNDE ERNÄHRUNG«

Unsere Ernährung hat einen großen Einfluss auf unsere Gesundheit. Experten streiten seit Jahrzehnten über das Thema »gesunde Kost«; der Streit entzündet sich vor allem am richtigen Anteil von Fett, Kohlenhydraten und Eiweiß. Mich persönlich überzeugen die Argumente des ebenso unterhaltsamen wie streitbaren Ernährungswissenschaftlers Nicolai Worm. Er rät zu einer eiweißreichen und vielseitigen Mittelmeerkost:

Expertenrat für eine artgerechte Ernährung

- zum Frühstück: Obst und/oder Vollkornprodukte
- als Vorspeise: Gemüse- oder Fleisch- bzw. Fischsuppen, in Öl eingelegte Gemüse (Antipasti) oder Rohkost mit Raps- oder Olivenöl-Dressing
- als Hauptmahlzeit: fettarmes Fleisch/Fisch/Meeresfrüchte/Eier, am besten abwechselnd
- zu den Hauptmahlzeiten: große Portionen verschiedener Gemüse und/oder Salate
- einmal pro Tag als Vorspeise oder als Beilage zu einer Hauptmahlzeit: eine Portion Vollkornteigwaren, Vollkornreis oder auch einmal Kartoffeln
- als Nachspeise: Käse, andere Sauermilchprodukte oder Obst/Obstsalate
- täglich max. 1 bis 2 Gläser Wein – am besten zum Essen

Über wichtige Empfehlungen sind sich allerdings die Forscher einig: Bei Kohlenhydraten sollten Vollkornprodukte bevorzugt werden. Ihre Nährstoffe werden im Organismus langsamer aufgeschlossen und überfordern so seine Selbstregulierung nicht. Die Energie aus Weißmehlprodukten ist dagegen sehr rasch verfügbar, und das »Zuckerhormon« Insulin wird im Übermaß ausgeschüttet. Diese Überreaktion führt nach einem raschen Abfall des Blutzuckers erneut zum Hungergefühl, man stillt den Hunger durch Nahrung … und so weiter. Fette sollten hochwertig sein; besonders geeignet sind hier Olivenöl und andere Pflanzenfette. Fetthaltige Fische liefern tierische Fette. Alle Experten raten dazu, viel Obst und Gemüse zu sich zu nehmen. Was wir trinken, sollte kalorienarm sein. Wasser, Tee und stark verdünnte Saftschorle decken den Bedarf vortrefflich. Genuss ist erlaubt – das gilt natürlich auch für Süßes von Eis bis Schokolade. Doch hier gilt der Grundsatz: »Weniger ist mehr.« Wir sollten Süßes also nicht einfach essen, sondern genießen, sodass wir nicht viel davon brauchen. Knabbern aus Langeweile, zum Beispiel beim Fernsehen, ist eine »Todsünde« und kann durch eine sonst gesunde Ernährung kaum ausgeglichen werden. In Chips und Co. stecken zu viele Kalorien, als dass man sie ungestraft nebenbei »futtern« könnte. Zu einem guten Essen gehört Zeit … deshalb heißt es auch Mahl*zeit*. Essen zwischendurch, nebenbei oder gar auf der Straße ist eine »Unkultur« und mitverantwortlich dafür, dass Übergewicht zur Epidemie wird. Die folgenschwere Fehlernährung großer Teile der Bevölkerung ist allerdings nicht allein auf »falsche Ernährung« zurückzuführen. Unsere Ernährung passt meist nicht zu unserer bewegungs- und belastungsarmen Lebensweise und unseren Lebensbedingungen, und das hat zur Folge, dass

- durch kohlenhydratreiche und proteinarme Ernährung die Ressourcen für Aufbau und Erhalt von Muskelmasse fehlen;
- bei unzureichender Versorgung mit hochwertigen Proteinen Trainingsreize ins Leere laufen;
- der Grundumsatz durch Mangel an Muskelmasse sinkt;
- der Energieverbrauch durch zusätzlichen Bewegungsmangel sinkt;
- die Energiedichte vieler Nahrungs- oder Genussmittel durch die industrielle Verfeinerung steigt, wobei gleichzeitig die Konzentration an Ballaststoffen und Nährstoffen sinkt;
- der Lebensrhythmus mit geregelten Zeiten für Arbeit, Freizeit und Mahlzeit zunehmend verloren geht;
- Nahrung immer und überall verfügbar ist.

GEWICHTSKONTROLLE – NUR EINE FRAGE DER KALORIENBILANZ?

Mit der einfachen Gleichung, man müsse nur die Bilanz zwischen Kalorienaufnahme und Kalorienverbrauch in Ordnung bringen, dann könne jeder sein Wunschgewicht erreichen, haben wir Ärzte Jahrzehntelang viele Übergewichtige frustiert. Heute wissen wir es besser: Der Gesamtenergieverbrauch des Körpers speist sich aus zwei Töpfen: Einerseits der Verbrauch durch die Skelettmuskualtur (Ruheenergieumsatz und zusätzlicher Energieumsatz durch körperliche Aktivität) und durch den Energieumsatz aller übrigen Stoffwechselvorgänge. Aktuelle Forschungsergebnisse zeigen, dass mit zunehmendem Energieumsatz in der Muskulatur der Stoffwechsel der übrigen Organe heruntergefahren werden kann und damit der Gesamtenergieumsatz trotz zum Beispiel zunehmender sportlicher Aktivität ab einem bestimmten Punkt gleich bleibt. Wir werden also nicht automatisch im schlanker, wenn wir uns immer noch mehr bewegen. Ebenso wichtig ist die Erkenntnis, dass es einen großen Unterschied macht, ob wir natürliche oder stark verarbeitete Lebensmittel zu uns nehmen. Fertigprodukte mit hohem Verarbeitungsgrad lassen viel eher Übergewicht entstehen als natürlich verarbeitete Lebensmittel – bei gleichem Gehalt an Kalorien, Ballaststoffen, Zucker und Fett.

Eine weitere empfehlenswerte Informationsquellen für gesunde Kost ist *Der Ernährungskompass* von Bas Kast, einem Wissenschaftsjournalisten, der die gesamte Literatur geprüft und gut lesbar zusammengefast hat. Er gehört keinem der sich mit harten Bandagen bekämpfenden Lager an und gewinnt dadurch an Glaubwürdigkeit. Siehe Literaturverzeichnis am Ende des Buchs.

AUTOPHAGIE – EIN SELBSTREINIGUNGSPROGRAMM DES KÖRPERS

Ein neues Kapitel in der Langlebigkeitsforschung haben Forscher der Universität Graz aufgeschlagen: Sie forschen über die Bedeutung der *Autophagie*, einem natürlichen Recycling-Programm, mit dem unsere Körperzellen von Müll befreit werden. Das sind defekte Proteine, kaputte Mitochondrien, unsere Zellkraftwerke, und entartete Zellen, die zu Krebs führen können. Autophagie wird bei ständiger Nahrungszufuhr unterdrückt – und schon deshalb sind Empfehlungen für fünf Mahlzreiten pro Tag falsch. Längere Nahrungspausen – oder Hunger – gehörten über Jahrtausende zur Entwicklung des Menschen. Wir sind genetisch gut ausgerüstet, mit Hunger umzugehen. Den Grazer Forschern geht es aber nicht vorrangig um Langlebigkeit: Wichtiger ist die Verlängerung der Lebensphase, die wir ohne Krankheit und in guter Lebensqualität verbringen.

Wie können wir Autophagie, das Selbstreinigungs-Programm für unsere Billionen Zellen, im Alltag nutzen? Intervallfasten ist aus meiner Sicht der einfachste Schlüssel zum Erfolg: Die letzte Mahlzeit des Tages gegen 18 Uhr und das Frühstück am nächsten Tag nicht vor 10 Uhr. Das heißt acht Stunden Essen ohne Hungern von 10 bis 18 Uhr und Fasten vom frühen Abendessen bis zum späten Frühstück. Wenn Sie das versuchen, werden Sie sich wundern, wie leicht es geht. Mein Rat zu dieser Umstellung Ihrer Ernährungsgewohntheiten stützt sich auch auf meine Erfahrung, dass Übergewichtige damit mühlelos einige Kilo verlieren und diesen Erfolg auch halten können.

Nebenprodukt der Grazer Forschung ist die Entdeckung der Spermidin-Wirkung. Spermidin ist ein Protein, das in hoher Konzentration in der Samenflüssigkeit vorkommt. Spermidin aktiviert, so wie Fasten, die Autophagie. Sie können also auch über die Ernährung einen Beitrag zur Selbstreiningung Ihrer Zellen leisten. Quellen sind Nüsse, verschiedene Gemüse und vor allem Weizenkeime. Eine sehr teuere Alternative ist Spermidin als Nahrungsergänzungsmittel, wozu ich Ihnen nicht rate. Die Natur bietet auch diesbezüglich genügend Auswahl an gesunden Nahrungsmitteln. Weitere Informationen zu Autophagie und Spermidin bekommen Sie in den Büchern, auf die ich am Ende dieses Buchs verweise.

DIE FÜNF GRUNDFUNKTIONEN DER BEWEGUNG

Die Grundfunktionen der Bewegung sind Kraft, Ausdauer, Beweglichkeit, Koordination und Schnelligkeit. Einseitig auf ausdauernde Bewegung angelegte Programme verfehlen diese Ziele, weil sie überwiegend die Herz-Kreislauf-Funktionen fördern und die Muskulatur dabei kaum trainingswirksam beanspruchen. Dagegen sorgt Krafttraining nicht nur für Muskelmasse und für Kraft bis ins hohe Alter, es schult zudem die Beweglichkeit und indirekt auch die Bewegungssicherheit. Sogar die Herz-Kreislauf-Funktion – eigentlich eine Domäne des Ausdauersports – nimmt mit Krafttraining zu. Somit hat Krafttraining einen hervorragenden Einfluss auf die Grundfunktionen körperlicher Aktivität.

KOORDINATION

Unter »Koordination« verstehen wir die fein abgestufte Steuerung sämtlicher an einer Bewegung beteiligter Muskeln. Nimmt man die Feinabstimmung der Körperhaltung unter Bewegung dazu, so muss unser Nervensystem bei einer Bewegungsaufgabe mehrere Hundert Muskeln gleichzeitig koordinieren. Ein ausgewogenes Trainingsprogramm sollte in jedem Fall alle Grundfunktionen der Bewegung berücksichtigen. Und der Koordination kommt dabei eine ganz besondere Bedeutung zu. Sie entsteht, wenn wir gleiche oder ähnliche Bewegungsabläufe häufig üben, und sie ist spezifisch, das heißt, die im Gehirn verfügbaren Koordinationsprogramme können nicht einfach von einer Bewegungsform auf die andere übertragen werden. Wenn Sie beispielsweise Fahrradfahren gelernt haben, können Sie deshalb nicht besser Schwimmen. Selbst bei verwandten Sportarten, wie Snowboarden und Skifahren, klappt die Übertragung nicht.

Komplexe Bewegungsabläufe werden immer wieder neu gelernt. Das zu wissen ist wichtig, wenn man den Einsatz von Koordinationstraining im Rahmen der Prävention richtig verstehen will. Sie vergeuden Ihre Zeit, wenn Sie in der Skigymnastik wedeln üben. Unsinnig sind aus diesem Grund auch die Argumente für die Hantel in der Diskussion, welche Trainingsmittel den Vorzug haben sollten, denn die Koordination, die Sie im Hanteltraining erwerben, dient einzig und allein der sicheren Ausführung des Hanteltrainings. Sie funktioniert nicht einmal ohne die bewegte Last. Eine unter hoher Belastung erworbene Fähigkeit lässt sich nicht übertragen auf die gleiche Bewegung mit weniger Last. Die gute Koordination beim Hanteltraining ist allein für den Schutz vor Verletzung beim Hanteltraining wichtig, für sonst nichts.

Ihre Koordination ist von Ihrem aktuellen Kraftniveau abhängig und hat große Bedeutung, wenn es darum geht, Stürzen vorzubeugen. Das möchte ich Ihnen an einem Beispiel aus dem Krankenhausalltag veranschaulichen: Nach einem langen Krankenhausaufenthalt haben vor allem ältere Menschen oft Gangstörungen, die mit einem hohen Sturz- und Knochenbruchrisiko verbunden sind. Üblicherweise werden dann »Gehübungen« mit den Patienten gemacht, wobei allerdings spektakuläre Erfolge ausbleiben – das weiß ich aus eigener Erfahrung, denn ich habe selbst lange genug im Krankenhaus gearbeitet. Es geht einfach langsam voran. Woran das liegt, zeigt eine Studie, bei der die geschwächten Patienten statt Gangschulung ein intensives Krafttraining erhielten; sie eroberten in kurzer Zeit ihren sicheren Gang zurück. Der Zusammenhang erschließt sich dem gesunden Menschenverstand schnell: Vier Wochen Krankenhaus ändern an den im Gehirn einprogrammierten Bewegungsmustern nichts. Diese sind abgestimmt auf das gewohnte Kraftniveau. Das Gehirn und das Nervensystem können diese Leistung aber nur dann umsetzen, wenn die ausführenden Werkzeuge »in Ordnung« sind, und wenn die Patienten wochenlang das Bett hüten, sind sie es nicht.

Dieses Studienergebnis lässt sich auch auf das Schwinden motorischer Fähigkeiten mit zunehmendem Alter übertragen. Hier geschieht dasselbe wie bei mehrwöchiger Bettlägerigkeit, nur langsamer. Und die Folgen sind dieselben: Kraft geht verloren und die koordinativen Leistungen sinken, das heißt, die Bewegungssteuerung wird schlechter – Unsicherheit, sozialer Rückzug, erhöhte Sturz- und Verletzungsgefahr sind die bekannten und oft fatalen Folgen. Eine gute Muskelkraft ist also in jeder Lebensphase keine Luxusausstattung, sondern die notwendige (oder: die Not wendende) Grundausstattung für ein selbstständiges Leben.[7]

Ein in der Zivilisationsgeschichte bislang einmaliges Phänomen spielt sich derzeit vor unser aller Augen ab: Viele Kinder und Ju-

7 Im Alter gibt es viele Krankheiten, die über eine Schädigung der Nerven und über die Beeinträchtigung der Sinnesorgane die Gleichgewichtsfähigkeit und das Sturzrisiko beeinflussen. Daraus resultierende Defizite können durch Krafttraining natürlich nicht beseitigt werden. Besonders sind solche Defizite bei den Spätfolgen der Zuckerkrankheit zu beobachten.

gendliche leben so bewegungsarm, dass sie die Chance verpassen, eigentlich »alltägliche« Koordinationsabläufe zu erlernen. Sie können schlecht Fahrradfahren, nicht Rückwärtslaufen; sie lernen nicht, hinzufallen (was über Generationen unvermeidlich war), und ihnen fehlt es an Bewegungssicherheit durch eine Vielzahl von Spielsportarten. So »programmiert« und zudem mit wenig Bewegungslust ausgestattet, treten diese Menschen in spätere Lebensphasen. Diese jungen Menschen werden – wenn Sie ihren Lebensstil nicht verändern – mit Sicherheit in späteren Jahren Gebrechlichkeit früher und in anderer Form erleben als ihre Vorfahren.

Diese Entwicklung ist durch noch so gute Prävention nicht mehr aufzuhalten. Hier sind sich die Fachleute einig: Dieses enorme gesellschaftliche Problem ist nur durch einen Schulsport zu lösen, der diesen Namen auch verdient. »Täglich Sport für unsere Kinder!«, das ist eine nur scheinbar unrealistische Forderung. Der Sportunterricht sollte dringend grundlegend reformiert werden, auch um die Gesundheitskosten im Griff zu behalten. Und ein Blick über die Landesgrenzen zeigt, dass das durchaus umgesetzt werden kann: Sport wird in vielen irischen Schulen täglich unterrichtet.

Ein wirksames Koordinationstraining beginnt in der Kindheit und dauert ein Leben lang. Wir brauchen dazu keine Spezialisten und kein besonders Training … ein artgerechtes Bewegungsverhalten von Kindesbeinen an reicht völlig aus.

AUSDAUERNDE BEWEGUNG

Ärzte, Sportwissenschaftler, Krankenkassen und sogar Politiker fordern – und fördern – seit Jahrzehnten: »Mensch, beweg dich!«, denn ausdauernde Bewegung fördert unsere Gesundheit. Doch erreichen die immer dringlicheren Appelle wieder meist nur diejenigen, die sich ohnehin schon bewegen. Die große Masse bleibt einfach sitzen. An dieser Stelle soll es um den Nutzen einer ausdauernden Bewegung gehen und darum, wie dieser zu erreichen ist. Über Ausdauersport gibt es viele gute Bücher, deshalb beschränke ich mich auf die wichtigen Fakten. Diese Art Sport steigert nicht nur unsere Ausdauer, er

- lässt außerdem die aerobe[8] Leistung ansteigen;
- steigert die Hirnleistung (das gilt entgegen früherer Meinungen von der Kindheit bis ins hohe Alter);
- aktiviert den Muskelstoffwechsel und die Produktion von Muskelhormonen (Myokine);
- verbessert das Zusammenspiel von Nerven und Muskulatur;
- hat eine positive Wirkung auf das vegetative Nervensystem[9];
- wirkt sich positiv auf das körperliche und seelische Wohlbefinden aus;
- erhöht die allgemeine Leistungsfähigkeit;
- senkt den Blutdruck, reduziert die Risikofaktoren für Herz-Kreislauf-Erkrankungen und damit das Herzinfarkt- und Schlaganfallrisiko;
- steigert den Energieverbrauch und korrigiert damit die Energiebilanz;
- aktiviert den Zuckerstoffwechsel und reduziert das Risiko, an Diabetes Typ 2 zu erkranken;
- aktiviert den Fettstoffwechsel und hilft, das Gewicht zu halten oder abzunehmen;
- reduziert das Risiko, an Krebs zu erkranken, vermindert die Krebssterblichkeit und das Rückfallrisiko nach erfolgreicher Chemo- oder Strahlentherapie und
- vermutlich noch viel mehr, als bisher erforscht wurde.

8 Unter »aerober Leistung« versteht man eine Leistung, die über einen längeren Zeitabschnitt erbracht werden kann, ohne dass der Körper in eine »Sauerstoffschuld« gelangt, also mehr Sauerstoff verbraucht, als in der gleichen Zeit über die Atmung zugeführt werden kann. Wie viel Sauerstoff aufgenommen werden kann, ist trainierbar. Und je mehr das ist, desto besser ist unsere Ausdauerleistungsfähigkeit.

9 Das vegetative Nervensystem ist für alle unbewusst ablaufenden Körperfunktionen verantwortlich wie Atmung, Herz- und Kreislaufregulation, Wärmeregulation, und es steuert Funktionen, die nur zum Teil willkürlich beeinflusst werden, wie die Darm- und Blasenentleerung und unsere sexuelle Aktivität.

Die meisten Menschen speichern überschüssige Kalorien in Fettdepots. Diese genetische Veranlagung ist aber kein Irrtum der Natur, wie man vielleicht denken mag: Unsere Urahnen, die Steinzeitmenschen, profitierten davon. Sie konnten in Zeiten guter Versorgung quasi »auf Vorrat« essen und in schlechten Zeiten von den Fettreserven zehren. In unseren Zeiten ist hochkalorische Nahrung jedoch ununterbrochen verfügbar, eine ausgeglichene Bilanz zwischen Energiezufuhr und Verbrauch schwer zu halten. Nur mit umfangreicher, ausdauernder Bewegung und gesunder Ernährung können wir Übergewicht langfristig korrigieren.

Wichtige Grundregeln für gesunde Erwachsene, in Anlehnung an die Empfehlungen des American College of Sports Medicine – ACSM vom Dezember 2018, die den Erfolg beim Ausdauertraining sichern

- Wenig ist besser als nichts – das heißt: Sitzen vermeiden oder häufig unterbrechen;
- Trainingshäufigkeit: 3- bis 5-mal pro Woche;
- Trainingsdauer bei moderater Intensität: mindestens 2 Stunden und 30 Minuten, besser 5 Stunden pro Woche, wobei die Dauer der Trainineinheiten frei wählbar ist;
- Trainingdauer bei hoher Intensität: 1 Stunde und 15 Minuten bis 2 Stunden und 30 Minuten.
- Die relative Intensität orientiert sich an einer Skala von 0 bis 10-0 entspricht der subjektiven Intensität von Sitzen, 10 der maximal möglichen Intensität; für moderate Intensität gilt der Bereich 5-6, für hohe Intensiät 7-8.

Steuerung der Intensität über die maximale Herzfrequenz

Ihr Arzt ermittelt Ihre maximale Herzfrequenz bei einer sportärztlichen Untersuchung.. Ist die »Belastungsherzfrequenz« bekannt, können Sie Ihre Trainingsintensität exact steuern:

- 60 bis 70 % der maximalen Herzfrequenz entspricht moderater Intensität,
- 75 bis 85 % der maximalen Herzfrequenz hoher Intensität,

- 85 bis 95 % der maximalen Herzfrequenz sehr hoher Intensität, wie sie bei gesunden Jugendlichen und Erwachsenen für kurze Trainingsphasen im HIIT (Hight Intensity Intervalltraining) angestrebt wird.

HIIT beinhaltet bei gesunden Jugendlichen und jungen Erwachsenen kein erhöhtes Risiko. Frauen und Männer ab 40 und Personen mit gesundheitlichen Einschränkungen sollten diese Trainingsform nur nach sportärztlicher Untersuchung und Beratung in Erwägung ziehen!

Bewährt hat sich auch die Trainingssteuerung nach dem subjektiven Anstrengungsempfinden nach Borg: Das Anstrengungsempfinden wir auf einer Skala von 0 (keine Anstrengung) bis 10 (maximale Anstrengung) bewertet. Leichte Anstrengung entspricht 2, mäßige 3, etwas schwere 4. In diesem Leistungsrahmen soll sich gesundheitsorienterter Ausdauersport abspielen. Trainieren Sie unter 4 auf dieser Skala, so ist Sprechen zwar nicht besonders sinnvoll, aber noch gut möglich. Die Borg-Skala entspricht der verbreiteten Regel: »Laufen ohne Schnaufen« – wer allerdings zu wenig schnauft, vertut seine Zeit, weil das Training wenig effektiv ist.

KÖRPERLICHE AKTIVITÄTEN IM ALLTAG

Eine gute Nachricht für unsportliche Menschen brachte die Forschung der vergangenen zwanzig Jahre ans Licht: Nicht nur Ausdauersport ist gesund, mit jeder flotten Bewegung im Alltag erobern Sie ein kleines Stück Gesundheit. Dabei addieren sich laut aktuellem Forschungsstand auch Bewegungsphasen von wenigen Minuten und wirken sich positiv auf Ihr körperliches Wohlgefühl und auf Ihre Gesundheit aus. Zusammengefasst werden solche Aktivitäten in den »körperlichen Aktivitäten des täglichen Lebens«; wegen der Prägnanz und der Bekanntheit des englischen Terminus *Activities of Daily Living (ADL)* wird er hier meist verwendet. Wollen Sie Ihren Halte- und Bewegungsapparat aber bis ins Alter belastbar halten, reichen die ADL nicht aus. Andererseits sind sie die notwendige Basis für jedes Bewegungsprogramm, denn man kann nicht alles durch Sport oder Training ersetzten. Alltagsaktivität sorgt durch einen häufigen Wechsel der Haltung und reichlich Bewegung dafür, dass Knochen, Knorpel, Bandscheiben, Sehnen und Bänder ernährt werden. Und so kann stundenlanges Sitzen mit rundem Rücken durch Training oder Sport nicht ausgeglichen werden. Die vielen kleinen Gelenke der Wirbelsäule und Rippen sind auf ein gutes Bewegungsangebot, auch im Alltag, angewiesen.

Je nachdem, welchen Beruf Sie ausüben und welchen Hobbys Sie nachgehen, leisten die ADL auch einiges für die Ausdauer: Treppe statt Aufzug, der Gang ins Nachbarbüro statt einer E-Mail, »Botengänge« selbst erledigen und – noch besser – mit dem Rad zur Arbeit fahren oder zu Fuß gehen. Solche kleinen und großen Änderungen des Lebensstils bieten eine Chance, dem unbewegten Alltag zu entkommen. Wie viel die ADL zur Erhaltung der Gesundheit beisteuern, wird unterschätzt. Dem Organismus ist es egal, wodurch Sie Ihre Kalorien verbrennen. Der Gesundheitswert flotter Alltagsbewegung ist nicht viel geringer als der von Sport. Entscheidend ist, dass Sie ausreichend Kalorien durch körperliche Bewegung verbrauchen. Und der Gesamtkalorienverbrauch sollte laut der Empfehlungen des *American College of Sports Medicine* bei 2000 Kilokalorien pro Woche liegen. Den größten Sprung im alltäglichen Kalorienverbrauch machen Sie, indem Sie jede Gelegenheit nutzen, auf »fahrende Automaten« zu verzichten, und was für eine ausgeglichene Energiebilanz fehlt, sollten Sie durch Ausdauersport ergänzen. Beim Sport geht es hingegen nicht nur um die Kalorienbilanz; Sport hat viele Dimensionen, die zu nutzen sich lohnen. Im Teil II, Kapitel 10, erfahren Sie mehr dazu mit konkreten Empfehlungen für ein bewegtes Leben.

DIE KRAFT HAT VORFAHRT – EIN PARADIGMENWECHSEL

Als Leiter von »Qualitop«, der Interessengemeinschaft der schweizerischen Krankenversicherer zur Qualitätssicherung in Fitnesscentern, fordert Paul Eigenmann den Paradigmenwechsel[10]:

Bisher stand das Herz-Kreislauf-System absolut im Vordergrund. Aber jetzt gilt es, einen Paradigmenwechsel vorzunehmen: Das Herz-Kreislauf-System erhält den Status, der ihm angemessen ist. Es wird das Dienstleistersystem für die Muskulatur, den Körper und uns selbst. Der Paradigmenwechsel, der sich hier vollzieht, wird nicht überall auf Beifall stoßen, aber die Fakten sprechen für sich: Das Training der Muskulatur wird an Terrain gewinnen, weil die Trainierenden

- *einen doppelten Gewinn haben, indem Krafttraining die Muskeln und das Herz-Kreislauf-System gleichzeitig stärkt;*
- *durch eine »größere« Muskulatur einen höheren Grundumsatz im Stoffwechsel erreichen;*
- *mehr Energie verbrauchen und damit zu einer ausgeglichenen Kalorienbilanz beitragen;*
- *dadurch eine günstigere Zusammensetzung des Körpergewichts (Verhältnis Fett/Magermasse) erreichen und*
- *dem mit dem Alter fortschreitenden Abbau der Muskelmasse vorbeugen.*

Was machen Muskeln eigentlich?

Die präventive Wirkung von Krafttraining erklärt sich aus den Funktionen der Muskulatur auf den Körper:

- Die Muskulatur ist verantwortlich für jede Bewegung.
- Sie gibt Rücken und Gelenken Stabilität und ermöglicht den aufrechten Stand.
- Muskulatur ist das größte Stoffwechselorgan des Menschen.
- Der Energieumsatz in Ruhe und Bewegung hängt von der Muskelmasse und der Aktivität ab.

10 Qualitop, Langhaldenstr. 4, CH-8280 Kreuzlingen, flash Nr. 02, 05/99

- Als Nebenprodukt des Stoffwechsels versorgt die Muskulatur den Körper mit Wärme.
- Bei Störungen des Knochenstoffwechsels, des Zuckerstoffwechsels und des Fettstoffwechsels und bei Fettleibigkeit spielen Zustand und Aktivierung der Muskulatur eine zentrale Rolle.
- Die Muskelaktivität begünstigt die Produktion von Hormonen und Myokinen, die zu körperlichem Wohlbefinden, Knochen- und Muskelaufbau, gutem Schlaf und einem aktiven Sexualleben beitragen.
- Intensive Muskelarbeit wirkt ausgleichend auf das vegetative Nervensystem und fördert auf diesem Weg Wohlbefinden, Erholungsfähigkeit und Leistungsvermögen.
- Muskulatur ist ein fast unerschöpfliches Reservoir von Aminosäuren, den Grundbausteinen von Eiweiß, die in Zeiten der Not (Hunger, Fasten, Krankheit, Verletzungen) für den Strukturstoffwechsel sämtlicher Organe zur Verfügung gestellt werden.

Welche Auswirkungen Krafttraining auf den Organismus hat, ist bis heute erst zum Teil erforscht, doch der aktuelle Forschungsstand reicht aus, um regelmäßiges Krafttraining in einem ausgewogenen Trainingsprogramm in jedem Lebensalter – vor allem aber jenseits der vierzig – dringend zu empfehlen.

KRAFT UND BALANCE ERHALTEN

Nach meiner Erfahrung bleibt bei einer Reihe häufiger und sehr schmerzhafter Krankheiten ohne effektive Dehnübungen der Erfolg einer Behandlung aus. Dehnen ist anspruchsvoll und muss sich mehr nach den Bedürfnissen der Muskelfaszien ausrichten als nach den kontraktilen Elementen der Muskeln. Nach aktuellem Forschungsstand verkürzen sich letztere nicht, sondern passen sich sinnvoll den typischen Beanspruchungnen an. Nur so sind zum Beispiel sportliche Hochleistungen möglich. Anders die Faszien, sie können ihre Gleitfähigkeit verlieren und lassen die Muskeln erstarren. Es ist nicht einfach, diese Starre zu lösen. Es gelingt über Faszientraining, wie es der Pionier der modernen Faszienforschung, Robert Schleip, entwickelt hat. Siehe hierzu die Buchempfehlungen am Ende dieses Buchs.

Voraussetzungen für die Wirksamkeit von Krafttraining bei Dysbalancen sind:

- Maschinen, die gegen einen variablen, also veränderlichen Widerstand eine Bewegung von Beugern und Streckern über den vollen Bewegungsumfang ermöglichen;
- eine langsame Ausführung der Bewegung;
- die Betonung der Dehnphase in voller Streckung und/oder Beugung und
- die langsame Steigerung der Trainingsgewichte.
- Alternativ oder ergänzend wirkt nach aktuellem Stand der Forschung die Kraftproduktion (verkürzter) Muskeln bei großer Länge. Siehe hierzu die 2015 aktualierten Trainingsregeln von Kieser Training®.

3. EINE KURZE EINFÜHRUNG IN DIE TRAININGSPHYSIOLOGIE (DR. SC. ETH DAVID AGUAYO) GASTBEITRAG

Die Muskulatur erfährt durch Krafttraining physiologische Reize. Reize stören den Gleichgewichtszustand der Muskelzelle. Diese Abweichung wird in molekulare und zelluläre Antworten in und zwischen den Muskelfasern und Muskelstammzellen überführt. Diese Informationsübertragung endet schließlich in strukturellen und metabolischen Anpassungen des Skelettmuskels, zum Beispiel in einer Muskelhypertrophie.

Nachfolgend sollen Mechanismen und Gegebenheiten kurz beleuchtet werden, um ein besseres Verständnis für ein Muskeltraining zu entwickeln.

DIE REKRUTIERUNG MOTORISCHER EINHEITEN

Wenn Sie den Querschnitt eines untrainierten Muskels betrachten, können Sie erkennen, dass dieser geringer ist als der eines trainierten Muskels. Beim trainierten Muskel hat sich der Querschnitt der Fasern durch den muskulären Anpassungsprozess vergrößert. Ziel des Krafttrainings ist es, willentlich sämtliche Muskelfasern für eine bestimmte Bewegungsaufgabe zu aktivieren und ihnen eine bestimmte Information zukommen zu lassen, die sie in Richtung Aufbau lenkt.

Bei willentlichen Bewegungsabsichten (die Absicht muss nicht unbedingt in äußere Bewegungen resultieren) erfolgt dies durch einen Befehl Ihres zentralen Nervensystems, der über elektrische Impulse an motorische Einheiten übertragen wird. Eine solche Einheit setzt sich zusammen aus einer motorischen Nervenzelle, dem sogenannten Motoneuron, sowie allen von diesem Motoneuron innervierten Muskelfasern. Zellkörper und Axon (Nervenfaser) bilden das Motoneuron und transportieren den elektrischen Impuls über die neuromuskuläre Endplatte zu den Muskelfasern. Die motorischen Einheiten lassen sich grob in drei Gruppen einteilen: Kleine motorische Einheiten (S-Typ/slow): Die Zellkörper der Motoneurone sind klein und die Axone dünn. Sie innervieren Muskelfasern des Typs 1. Für Typ 1 Muskelfasern ist charakteristisch, dass sie langsam Kraft erzeugen, dafür aber nahezu unermüdlich sind. Mittelgroße motorische Einheiten (FR-Typ/fast fatigue resistant): Die Zellkörper und Axone der Motoneurone sind im Vergleich zu Motoneuronen von S-Typ motorischen Einheiten dicker. Motoneuronen von FR-Typ motorischen Einheiten innervieren Typ 2A Muskelfasern, die schnell Kraft erzeugen können und die relativ ermüdungsresistent sind. Große motorische Einheiten (FF-Typ/fast fatiguable): Die Zellkörper der Motoneurone und Axone sind groß und dick. Sie aktivieren tendenziell Muskelfasern vom Typ 2X, die in kurzer Zeit eine hohe Kraft generieren können, aber schnell ermüden. Trifft ein Impuls auf die Muskelfaser, so entsteht dabei eine Zuckung, das heißt eine vorübergehende Anspannung. Kommt ein weiterer Impuls dazu, bevor die Muskelfaser »entspannt« ist, kommt es zu einer Summierung der Reize und somit zu einer stärkeren Kraftproduktion. Somit hängt die Kraft eines Muskels von der Frequenz der Impulse von motorischen Einheiten und den Querschnitten der aktivierten Muskelfasern ab.

Was bedeutet das für das Krafttraining? Während eine geringe Kraftanstrengung ausreicht, um die kleinen motorischen Einheiten zu rekrutieren, kommen die großen Einheiten nur bei einem entsprechend hohen Reiz zum Einsatz. Sprich: Um alle motorischen Einheiten zu rekrutieren, muss der Anstrengungsgrad bei der Übung hoch sein. Die Rekrutierung der motorischen Einheiten erfolgt in einem aufsteigenden Muster: Führen Sie eine Wiederholung mit einer sehr leichten Last aus, so arbeiten primär kleine motorische Einheiten. Führen Sie die gleiche Wiederholung mit einer sehr hohen Last aus, so kommen zusätzlich auch die mittelgroßen und großen motorischen Einheiten zum Einsatz. Vorweg, die Höhe Ihrer Anstrengung bestimmt somit, ob Sie sämtliche Muskelfasern für eine bestimmte Bewegungsaufgabe zu aktivieren vermögen und ob Sie eine bestimmte Information zukommen lassen, die den Muskel in Richtung Aufbau lenkt.

Als Beispiel soll eine Übungsausführung im Kraftraum dienen. Stellen wir uns das Szenario vor, dass jemand sitzend mit einem Bein gegen unterschiedlich hohe Widerstände drückt, sodass das Knie sich streckt (Beinstreckung). Bei einem leichten Widerstand werden Sie mit geringer willentlicher Anstrengung bzw. wenig Kraft auskommen. Mit zunehmendem Widerstand werden Sie Ihre Anstrengung steigern bzw. mehr Kraft erzeugen, um den Widerstand zu überwinden. Dies ist nur möglich, da mit zunehmender willentlicher Anstrengung und damit größerer Kraftproduktion es zu einer Erhöhung der Anzahl Arbeitsstellen (motorischen Einheiten) im Rückenmark und somit zur Aktivierung von zusätzlichen Muskelfasern kommt.

Die vollständige Rekrutierung der motorischen Einheiten ist für eine definierte Bewegungsaufgabe abgeschlossen, bevor die willkürliche Spitzenkraft erreicht ist. Anders ausgedrückt: Obwohl alle zur Verfügung stehenden Muskelfasern aktiviert sind, kann weiter Kraft produziert werden, indem eine weitere Kraftsteigerung über die Steigerung der Feuerungsfrequenz der Motoneuronen stattfindet.

Wir können festhalten, dass die Rekrutierung von motorischen Einheiten sich wie Stroboskoplampen verhalten. Dabei stellt eine Stroboskoplampe eine motorische Einheit dar und deren Blitzfrequenz die Befehlsrate. Je höher die Anzahl Stroboskoplampen und je höher die Blitzfrequenz, desto höher die Leuchtkraft. Analog die Muskelkraft: Je mehr motorische Einheiten, die im aufsteigenden Muster rekrutiert werden und je höher die Feuerfrequenz der einzelnen motorischen Einheiten, desto höher die Muskelkraft.

Was soll uns das lehren? Wenn es das Ziel ist, sämtliche Muskelfasern einer Muskelfunktion zu aktivieren, müssen wir uns von der Idee lösen, dass hierzu zwingend Lasten bewegt werden müssen. Die Last stellt lediglich ein Mittel dar, motorische Einheiten zu rekrutieren und Muskelfasern Spannung auszusetzen, damit sie unter bestimmten Voraussetzungen effektiv, im Sinne von muskelaufbauend, belastet werden können. Die Höhe der Last entscheidet somit darüber, wie viele Arbeitsstellen von Beginn an aktiv sind und wie viel Muskelkraft rein über die Frequenzcodierung erzeugt wird. Letzteres ist wichtig für die neuronalen Anpassungen ans Krafttraining. Die Höhe der Last ist per se aber nicht allein entscheidend für die Stärke der Anregung der Muskelaufbauprozesse.

DER SINN DER MUSKELERMÜDUNG

Während repetitiver Kraftproduktion kommt es früher oder später zu einer lokalen Muskelermüdung. Innerhalb der motorischen Einheiten führt die Ermüdung dazu, dass die Rekrutierungsschwelle sinkt. Während zunehmender Belastungsdauer und Ermüdung sind die größeren motorischen Einheiten schon bei einer geringeren Kraftproduktion aktiv. Gleichzeitig steigert auch jede einzelne motorische Einheit die Frequenz, mit der sie Aktivierungsbefehle abgibt. Dies ist von enormer Bedeutung, da es ja das Ziel ist, Muskelfasern aktiv Kraft produzieren zu lassen und ihnen keine Erholung zu gönnen. Sinken die einkommenden Signale im Zellkörper des Motoneurons unter die Rekrutierungsschwelle, deaktivieren sich Muskelfasern wieder und die Reizsetzung wird unterbrochen. Eine solche »phasische« Rekrutierung ist übrigens bei sehr schnellen Bewegungsabsichten der Fall, wodurch schnelle Bewegungen im Krafttraining damit nicht per se von Vorteil sind, wie oft behauptet wird. Die Ermüdung hilft somit, eine konstante Aktivierung sämtlicher Muskelfasern über diesen Schwellenwert über die gesamte Übungsdauer hinweg zu erlauben.

Was bedeutet das für Ihr Krafttraining: Durch die zunehmende Ermüdung während der Übungsdauer kann Ihr Muskel immer weniger Kraft produzieren. Damit Sie jedoch den gleichbleibenden externen Widerstand, das heißt die externe Last, halten oder überwinden können, müssen zusätzliche Arbeitsstellen zugeschaltet werden und die Befehlsrate muss gesteigert werden (Rekrutierung, oben beschrieben). Während einerseits weitere Arbeitsstellen zugeschaltet werden, werden die Arbeitsstellen, die in Gebrauch sind, jedes Mal durch die Ermüdung früher zugeschaltet und erhöhen dabei noch ihre Befehlsraten. Ihre Aktivierungsschwelle ist gesunken. Dies sorgt gleichzeitig dafür, dass die Arbeitsstellen auch später ausgeschaltet werden können. Somit steigert sich auch die Dauer, mit der eine Arbeitsstelle aktiv ist. Kann die muskuläre Ermüdung während der Übungsausführung nicht mehr durch das Hinzuschalten von motorischen Einheiten und/oder die Erhöhung der Feuerungsfrequenz kompensiert werden, so sinkt das interne muskuläre Drehmoment unter den Wert, der notwendig wäre, um die externe Last zu halten oder zu bewegen. Diese erschöpfende Information unter hoher Spannung wollen Sie den Muskelfasern zukommen lassen.

Wir schlussfolgern damit, dass wenn wir im Krafttraining mit einer mittleren Last beginnen, dies uns zu Beginn nicht den Einsatz aller motorischen Einheiten abfordert. Aufgrund der eintretenden Ermüdung und der gesteigerten Anstrengung müssen aber der Größe nach weitere Arbeitsstellen zugeschaltet werden, um den Kraftabfall zu kompensieren. Die Senkung der Aktivierungsschwelle führt ebenfalls dazu, dass im Verlaufe der Ermüdung die großen Arbeitsstellen früher eingeschaltet werden können. In der Praxis sollte sich dies darin bemerkbar machen, dass Ihr Anstrengungsempfinden in der Ausführung einer Übung von Wiederholung zu Wiederholung zunimmt und dabei einen hohen muskulären Spannungszustand erlaubt, der eine Zeit lang aufrechterhalten werden kann.

DIE ENERGIEBEREITSTELLUNG FÜR DIE PRODUKTION VON KRAFT

Damit Muskeln bei Alltagsaufgaben oder während körperlicher Aktivität (zum Beispiel Krafttraining) arbeiten können, muss im Innern einer Muskelfaser durchgehend Energie umgesetzt werden. Da die unmittelbaren muskulären Energiereserven nur für einige wenige Bewegungen im Krafttraining ausreichen würden, müssen diese unmittelbaren Energiequellen schnell regeneriert werden. Energielieferant in den Muskelfasern ist das Adenosintriphosphat (ATP). Die Muskelzelle braucht ATP für alle Formen der Kraftproduktion. Dank der Spaltung von Kreatinphosphat oder dem Abbau von Glykogen zu Laktat kann ATP produziert werden. Diese ATP-Produktion läuft im Zellinnern der Muskelfasern ohne Sauerstoff (= anaerob) ab und liefert schnell viel Energie, allerdings reicht diese Energie nur für eine kurze Zeit aus. Nur das schnelle, aber limitierte Energiesystem erlaubt Leistungen von großer Intensität. Der aerobe Abbau (mithilfe von Sauerstoff = aerob) von Glykogen bzw. Glukose und Fett findet in den Mitochondrien statt. Mitochondrien werden wegen der Produktion von großen Mengen von ATP als Kraftwerke bezeichnet. Die Stoffwechselprodukte, die der Produktion von ATP dienen, werden einerseits aus dem Blut (Glukose und Fettsäuren) aufgenommen, andererseits im Muskel selbst gespeichert (Kreatinphosphat, Glykogen und Fette). Ihre Bausteine werden aus der Nahrung resorbiert und dann zum Teil im Körper weiterverarbeitet. Wie bereits erwähnt, wird das ATP im Muskel unter anderem zur Krafterzeugung gebraucht. Die Dauer und die Intensität der Krafterzeugung bestimmt somit, welches dieser Systeme welchen Beitrag zur Energieregeneration sowohl zu Beginn als auch im Verlauf der Übungsausführung liefert. Wie bei allen Systemen bestimmt dann die Schnelligkeit des Aufladens der Energieträger gegenüber deren Entladung, wie schnell die Ermüdung eintritt. Alle energieproduzierenden Prozesse überlagern sich während einer Übung im Krafttraining.

Zu Beginn eines Übungssatzes im Krafttraining wird die Energie in Form von ATP in allen Fasertypen primär durch Spaltung von Kreatinphosphat und/oder dem Abbau von Glykogen zu Laktat regeneriert. Diese Prozesse sind in Muskelfasern des Typs 2 stärker entwickelt und liefern in den ersten Wiederholungen den Hauptteil an Energie. Nach zirka 2 Minuten ist der Beitrag der primären Energiesysteme, die für hochintensive Kraftproduktionen verantwortlich sind, marginal. Mit der Reduktion des Anteils der Energie des schnellen und limitierten Systems (anaerob) steigt somit der Anteil der aeroben Energieaufladung. Dies deutet darauf hin, dass die Energie für diejenigen Muskelfasern, die für die hohen Kraftproduktionen und damit auch für die anabole Antwort sorgen, nach zirka 2 Minuten ausgeschöpft sind und eine entsprechende Übungsdauer pro Muskelfunktion im Krafttraining darauf ausgerichtet werden sollte.

Was bedeutet das für das Krafttraining: Übungsdauer und Höhe der Kraftproduktion verhalten sich reziprok: Ist der Widerstand, den Sie bewegen, zu hoch, wird die Anspannungsdauer zwangsläufig kürzer, die benötigte metabolische Ermüdung der innervierten Muskelfasern der großen motorischen Einheiten ist zu gering. Ist die Dauer zu lange, ist der Widerstand zu gering und es werden nicht genügend Muskelfasern aktiviert, die Sie für eine muskelaufbauende Reizsetzung benötigen. Sofern Sie nun eine Übung im Krafttraining ausführen, sorgen Sie dafür, dass möglichst schnell die Zielmuskulatur unter Spannung steht, unabhängig von der gewählten Last. Weichen Sie der Spannung nicht aus, sondern verfolgen Sie das Ziel, Ihre Muskeln maximal unter Spannung zu setzen und dabei die Übung anatomisch korrekt auszuführen. Halten Sie die Übung trotz Unannehmlichkeiten aus und denken Sie daran, dass Sie am Ende einer dynamischen Bewegungsausführung zwar immer noch die Last bewegen wollen, dass trotz maximaler Anstrengung jedoch keine Bewegung mehr erfolgt.

DIE BEDEUTUNG DER SPANNUNGSDAUER

Das Muskelgewebe wird ununterbrochen auf- und abgebaut. Die Bilanz zwischen Auf- und Abbaurate entscheidet langfristig, ob Muskelmasse aufgebaut werden kann. Wird ein entsprechendes Krafttraining bei gleichzeitiger hinreichender Nahrungsproteinzufuhr ausgeführt, so wird die Bilanz positiv beeinflusst. Krafttraining führt somit in den Stunden nach der Trainingseinheit dazu, dass die Aufbaurate von Muskelprotein stark gesteigert wird. Wie eingangs beschrieben, müssen im Krafttraining vor allem große motorische Einheiten rekrutiert werden. Mit zunehmender willentlicher Anstrengung, Ermüdung oder Schnelligkeit der Kraftentwicklung erfolgt die Rekrutierung der großen motorischen Einheiten. Es folgt daraus, dass die Höhe und Dauer Ihrer Anstrengung im Krafttraining die wichtigsten Prämissen für ein erfolgreiches Krafttraining darstellen.

Eine längere Spannungsdauer bis zur Erschöpfung wird mit einer stärkeren Anregung der Aufbaurate von Muskelprotein in Verbindung gebracht. Es scheint somit für das Ziel des Muskelaufbaus effektiver zu sein, eine gesamte Spannungsdauer bis zur willkürlichen Erschöpfung von grösser als 90 Sekunden pro Übung oder Muskelfunktion zu erreichen. Man kann nun zusammen mit den Energiebetrachtungen eine Empfehlung ableiten:

Wählen Sie eine Last, die Sie mit höchster Trainingsqualität ausführen können. Sorgen Sie mittels Ermüdung bzw. steigender Anstrengung während der Übungsausführung dafür, dass sämtliche Muskelfasern arbeiten. Dieser spürbare muskuläre Spannungszustand mit vollständiger Rekrutierung und Frequenzierung muss nun zwischen 90 bis 120 Sekunden aufrechterhalten werden, sofern bis zur muskulären Erschöpfung pro Muskelfunktion trainiert wird.

Wie ermitteln und steigern wir Trainingslast und Dauer?

Der einfachste Weg zur Ermittlung einer korrekten Trainingslast und Dauer ist Versuch und Irrtum. Ermitteln Sie eine Last, die bei korrekter Ausführung und maximaler Muskelspannung dafür sorgt, dass die Übung trotz maximaler Anstrengung nicht mehr ausgeführt werden kann.

Welche Indikatoren kann man dabei heranziehen:

1. Die letzte Wiederholung kann trotz maximaler Anstrengung nicht mehr korrekt ausgeführt werden. Trotz maximaler Anstrengung führt die Last die Bewegung zur Ausgangsposition zurück, das heißt, Sie drücken so lange maximal, bis Sie zur Ausgangsposition zurückkehren.
2. Während der Bewegungsausführung liegt die Konzentration in der Erreichung sämtlicher Muskelfasern, die in dieser Bewegung involviert sind. Der muskuläre Spannungszustand muss spürbar sein.
3. Die Bewegungsgeschwindigkeit muss mit zunehmender Ermüdung abnehmen. Die letzten Wiederholungen können nicht mit der ursprünglichen Kadenz ausgeführt werden.
4. Muskelfasern, die von großen motorischen Einheiten aktiviert werden, sprich eine hohe Anstrengung erfordern, sind für die anabole Stimulation verantwortlich. Höhe und Dauer Ihrer Anstrengung können diese rekrutieren.
5. Lassen Sie den großen motorischen Einheiten ca. 90 bis 120 Sekunden «Informationen» zukommen.
6. Wird die Spannungsdauer zu lang, muss die Spannungshöhe angepasst werden. Gehen Sie dabei in kleinen Schritten voran. Eine Steigerung von 3 bis 5% hat sich bewährt.

Sie wissen nun, dass Ihre maximale Anstrengung während einer anatomisch korrekten Bewegungsausführung dafür sorgen muss, sämtliche Muskelfasern während der Bewegung aktiv Kraft produzieren zu lassen und diesen Spannungszustand der Muskulatur über einen Zeitraum von zirka 90 bis 120 Sekunden aufrechtzuerhalten. Seien Sie dabei zu sich ehrlich und führen Sie die Übungen stets progressiv durch. Versuchen Sie stets, «mehr» zu erbringen, aber nie zu Lasten der Ausführungsqualität. Das Resultat mag nicht immer «mehr» sein, den Weg zu gehen aber auf jeden Fall!

MUSKELN BRAUCHEN AUCH ERHOLUNG

Wird die Bilanz in Richtung Muskelaufbau angeregt, so sind die anabolen Prozesse nach einem einzelnen Krafttraining in der Regel aktiviert. Wie lange die anabolen Prozesse aktiv sind, hängt vom integrativen Zusammenspiel verschiedenster Faktoren ab. Wird nun in entsprechenden Zeitabständen (abhängig vom Trainingsreiz) die anabole Reizsetzung des Krafttraining wiederholt, so kommt es aufgrund der langfristigen positiven Bilanz zu einem Muskelwachstum. In der Regel belaufen sich die Regenerationszeiten zwischen 24 und 72 Stunden. Dies ist somit auch das Zeitintervall, das zwischen zwei anabolen Reizen innerhalb eines Muskels bzw. innerhalb einer Muskelfunktion berücksichtigt werden sollte.

MUSKELN PRODUZIEREN NICHT NUR KRAFT

Den Gewinn und Erhalt der Muskelmasse über die Lebensspanne hinweg mittels Krafttraining zu verfolgen, ist eine sinnvolle Strategie. Neben der Kraftproduktion spielt die Skelettmuskulatur eine mannigfaltige Rolle für die Gesundheit. Als Sammelort für Aminosäuren, den Bausteinen von Proteinen, stellt das Muskelgewebe sowohl für die Zuckerbildung als auch für Belieferung anderer Organe mit Bausteinen ein essenzielles Organ dar. Als größtes Stoffwechselorgan ist die konstante Aufrechterhaltung und Pflege der Muskelmasse eine wichtige Stellschraube im täglichen Energieumsatz. So können sich bereits kleine Unterschiede in der Muskelmasse langfristig negativ auf die Körperzusammensetzung auswirken. Wie Werner Kieser immer gepflegt hat zu sagen: »Krafttraining ist wie Zähneputzen. Es stellt eine Hygienemaßnahme für den Körper dar.«

Körperliche Inaktivität begünstigt das Entstehen und Fortschreiten chronischer Krankheiten. Veränderung der Lebensgewohnheiten mit verminderter körperlicher Aktivität und zunehmender Bauchfettsucht trägt maßgeblich zur Entwicklung der Insulinresistenz bei.

Zudem werden zum Beispiel bei Erwachsenen mit Diabetes Typ 2 oft eine beeinträchtigte körperliche Funktion, ein beschleunigter Muskelmassen und -kraftverlust sowie ein hohes Sturz- und Frakturrisiko beobachtet. Problematisch ist vor allem der Verlust der Skelettmuskulatur, denn sie ist ein wichtiges Organ, um Glukose aus dem Blut aufzunehmen und zu speichern. Sprich: Eine Verringerung der Muskelmasse trägt zur Verschlimmerung der Insulinresistenz bei. Zusammen mit der zunehmenden Gebrechlichkeit kann der Muskelmassenverlust zudem zum Verlust der Unabhängigkeit bei älteren Menschen, insbesondere bei Diabetikern führen. Krafttraining bringt hier also auf verschiedenen Ebenen eine Verbesserung. Einerseits verbessert es über verschiedene stoffwechselbedingte und strukturelle Adaptationsmechanismen entscheidend die Insulinresistenz der Muskulatur – insbesondere in frühen Stadien. Anderseits können sowohl Muskelmasse als auch Kraft gesteigert werden – das A und O, um Gebrechlichkeit vorzubeugen und das Aktivitätslevel hochzuhalten.

Ihre persönliche Muskelformel

- Fordern Sie Ihre Muskeln wöchentlich durch intensives Krafttraining.
- Führen Sie die Übungen stets so durch, dass die Muskeln, die Sie ansteuern wollen, spürbar arbeiten.
- Das Anstrengungsempfinden muss hoch sein. Der willentliche Anstrengungsgrad ist ein entscheidender Faktor für Ihren Trainingserfolg. Höhere Lasten bedeuten nicht zwingend mehr Erfolg. Seien Sie ehrlich zu sich selbst und fordern Sie Ihren Muskeln heraus.
- Streben Sie pro Übung eine Spannungsdauer von zirka 90 bis 120 Sekunden an, und zwar bei kontrollierter Bewegungsschnelligkeit.
- Führen Sie pro Muskel oder Muskelgruppe mehrere unterschiedliche Übungen aus, das heißt trainieren Sie möglichst alle Muskelfunktionen.
- Gönnen Sie dem Muskel genügend Erholungszeit.

4. KIESER TRAINING

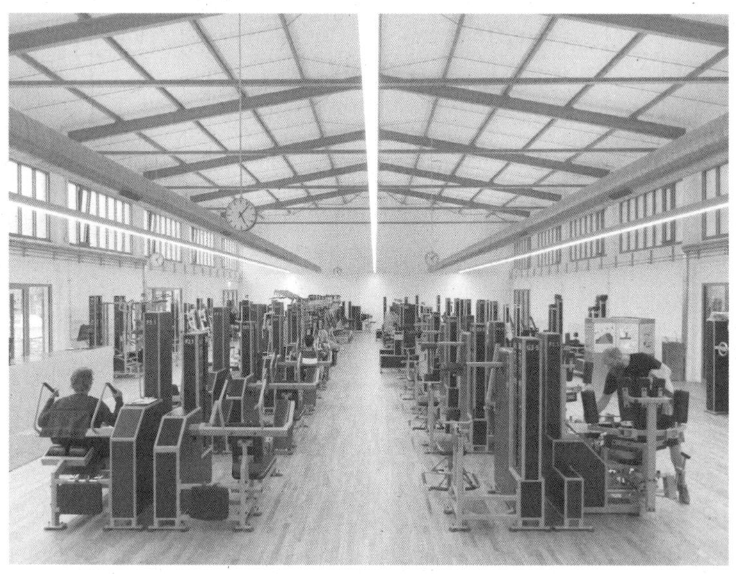

WEIT MEHR ALS NUR KRAFTTRAINING!

Kieser Training ist »neuromuskuläres Training« und reicht in seiner Wirkung weit über die Steigerung der Muskelkraft hinaus. Die Zunahme der Muskelmasse bedeutet eine Aktivierung des größten Stoffwechselorgans, die sich auch auf die Stoffwechselleistungen in anderen Organen auswirkt. Wer trainiert ist, verbrennt mehr Zucker und Fettsäuren in den Muskelzellen. Durch lokale Zug- und Biegebelastungen wird der Knochenstoffwechsel angeregt. Die kurzfristig vermehrte Freisetzung von Testosteron und die länger anhaltende von Wachstumshormonen hat für das Muskelwachstum eine geringe Bedetung. Wärmehaushalt, Energiebilanz und die Zusammensetzung des Körpers stehen in direktem Zusammenhang zu Muskelmasse und Muskelaktivität. Das Training verbessert außerdem das Zusammenspiel der motorischen Nervenzellen mit den Muskelfaserbündeln. Die raschere Ansteuerung der Muskulatur durch das Nervensystem und die bessere Verfügbarkeit vorhandener Kraft sind Ergebnisse, die schon sehr bald nach Beginn des Trainings einsetzen. Umgekehrt wirkt intensive Muskelarbeit ausgleichend auf das vegetative Nervensystem … weshalb wir uns nach getaner körperlicher Arbeit wohlfühlen. Krafttraining kräftigt zudem unsere Sehnen und macht die Sehnenansätze belastbarer. Reizungen der Sehnenansätze können bei guter Trainingssteuerung vermieden und sogar nachhaltig geheilt werden.

Natürlich nimmt auch unsere muskuläre Leistungsfähigkeit zu. Die Maximalkraft wird ebenso gefördert wie die Kraftausdauer. Praktische Bedeutung hat die Steigerung der Kraft nicht nur dafür, dass wir Lasten gut heben und tragen können, oder für sportliche Leistungen, für die Gesundheit weitaus wichtiger ist die stabilisierende Kraft für Rücken und Gelenke.

Kieser Training tritt nicht in Konkurrenz zum Sport. Im Gegenteil, das Training bereitet viele erst körperlich auf den Sport vor. Und es gleicht Muskeldysbalancen aus, senkt das Sturz- und das Verletzungsrisiko, steigert die Leistungsfähigkeit und damit auch die Freude am Sport – all das dürfen Sie sich von Kieser Training erwarten. Dieses Training ist kein »eindimensionales Schmalspurtraining«, wie manche Kritiker meinen. Wer so argumentiert, hat nicht verstanden, in welchen Dimensionen neuromuskuläres Training wirkt.

Wissenschaftlich ist der Nutzen des Krafttrainings nicht mehr abzustreiten. Vor vierzig Jahren glaubten wir noch, dass Krafttraining jenseits der Vierzig keinen Nutzen hätte, doch heute wissen wir um die Wirkung von Krafttraining auf den gesunden und auf den kranken Körper – und dennoch wird dieses Wissen in der ärztlichen Praxis wenig genutzt. Hier ist noch viel Aufklärung zu leisten. Mut macht eine Titelgeschichte im *Deutschen Ärzteblatt* vom März 2004, in der die Autoren den wissenschaftlich gesicherten Nutzen des neuromuskulären Trainings im Alter betonen. Besonders bedeutungsvoll für die Praxis ist, dass Krafttraining erwiesenermaßen oft erst die Voraussetzungen für erfolgreiche und sichere ausdauernde Bewegung schafft. Krafttraining steht am Anfang eines guten Trainingsprogramms! Unabhängige wissenschaftliche Information erhalten interessierte Laien und Fachleute aus Publikationen,[11] auf die hier nur verwiesen wird. Eine Erörterung des Forschungsstands würde den Rahmen dieses Buchs sprengen.

DIE TRAININGSREGELN

Werner Kieser hat seine Trainingsregeln aus der engen Zusammenarbeit mit führenden wissenschaftlichen Einrichtungen der USA entwickelt. Herausragende Bedeutung für die Krafttrainingsforschung hatte das Center of Exercise Science der Universität von Florida unter der Leitung von Michael Pollock. So erklärt sich die hohe Übereinstimmung der Kieser Trainingslehre mit den Empfehlungen des American College of Sports Medicine – ACSM. Angepasst wurden diese Regeln zuletzt unter dem Einfluss von Marco Toigo, Zürich, einem führenden Wissenschaftler auf dem Gebiet der Muskelphysiologie. Einen Hinweis auf sein Buch *Musekrevolution, Konzepte und Rezepte zum Muskelaufbau* finden Sie im Literaturverzeichnis am Ende dieses Buches.

11 Jeschke, Dieter; Zeilberger, Karl-Heinz: »Neuromuskuläres Training im Alter«, in Deutsches Ärzteblatt, Nr. 12, März 2004, oder über www.däb.de; Qualitop, die Interessengemeinschaft der Krankenversicherer zur Qualitätssicherung in Fitnesscentern, flash Nr. 02, 05/99; Graves, James; Franklin, Barry: Resistance Training For Health And Re- habilitation. Human Kinetics, 2001

Die wichtigsten Elemente der Kieser Trainingslehre sind:

- Langsame, ruckfreie Bewegungsausführung im Rhythmus 4 : 2 : 4 : 2, das bedeutet: Bei der ersten Ausführung Heben des Gewichts in vier Sekunden, Halten des Gewichts am Ende des verfügbaren Bewegungsumfangs über zwei Sekunden, Absenken des Gewichts in vier Sekunden.
- Kurz vor dem Absetzen der Last wird das Gewicht zwei Sekunden isometrisch gehalten, dann beginnt die nächste Wiederholung.
- Ziel ist die lokale Erschöpfung, um eine optimale Reaktion (Steigerung der Muskelprotein-Synthese) zu erzielen.
- Die acht bis zwölf Übungen eines Programms führen Sie pro Training nur einmal durch. In der Aufbauphase sind zwei Trainings pro Woche optimal. Für das langfristige Erhaltungstraining empfiehlt Kieser Training® ein bis zwei Trainings pro Woche.
- Die optimale Spannungsdauer liegt zwischen 90 und 120 Sekunden; wird diese überschritten, wählt der Kunde für das nächste Training ein um maximal 5% höheres Trainingsgewicht… und das so lange, bis der Zielkorridor erreicht ist. Umgekehrt wird das Gewicht bei einer Spannungsdauer unter 90 Sekunden herabgesetzt.
- Im Training wird der verfügbare, schmerzfreie Bewegungsumfang ausgeschöpft.
- Spieler und Gegenspieler (zum Beispiel Beuger und Strecker) eines Gelenks werden in einem Programm trainiert, um muskulären Dysbalancen entgegen zu wirken.
- Die Qualität des Trainings hat stets Vorrang vor der Trainingslast, höhere Trainingsgewichte dürfen die korrekte Durchführung der Übungen nicht beeinträchtigen.
- Kieser Training ist immer Ganzkörpertraining mit einem ausgewogenen Training der Muskulatur des Ober- und Unterkörpers.
- Während der Übung darf die Luft nicht angehalten werden. Pressatmung erhöht den Blutdruck und damit bei Kunden

mit Herz-Kreislauf-Krankheiten das Risiko unerwünschter Nebenwirkungen.

- Abweichende Trainingsregeln werden vom Arzt oder Physiotherapeuten in der medizinischen Trainingsberatung angeordnet, sofern diese zur Risikominderung oder für eine optimale Trainingssteuerung nötig sind. Der Arzt legt außerdem individuelle Trainingsschwerpunkte fest.
- Bei Schmerzen, bei Herz-Kreislauf-Krankheiten und anderen schweren Krankheiten ist eine medizinische Vorabklärung obligatorisch. Bei allen anderen Kunden soll die medizinische Trainingsberatung vor dem dritten, spätestens aber vor dem zehnten Training in Anspruch genommen werden.
- Ergänzen möchte ich diese Regeln durch folgende Empfehlung: Führen Sie alle Übungen in der bestmöglichen Körperhaltung aus und versuchen Sie, die gute Haltung auch nach dem Training zu erhalten.
- Weitere Informationen zur Trainingslehre können Sie in den Büchern von Werner Kieser nachlesen. Eine Übersicht finden Sie im Literaturverzeichnis am Ende dieses Buches.

HANTEL ODER MASCHINE?

Vorab eine Klärung: Kaum eine Sportart stärkt – neben den schon beschriebenen Auswirkungen des Ausdauertrainings – gleichzeitig alle wichtigen Muskelgruppen. Je intensiver Sie also einen Sport betreiben, je einseitiger das Belastungsprofil ist, desto mehr provozieren Sie Muskeldysbalancen. Ausdauersport kann deshalb Krafttraining in keinem Fall ersetzen. Umgekehrt ist Krafttraining aber eine ideale Vorbereitung und ein effektiver Ausgleich für die ungleichmäßige Belastung in fast allen Sportarten. Dazu schreibt Dieter Jeschke im *Deutschen Ärzteblatt*[12]:

12 Jeschke, Dieter; Zeilberger, Karlheinz: »Neuromuskuläres Training im Alter«, in *Deutsches* Ärzteblatt, Nr. 12, 19. März 2004, Seite 798

Sportlich Aktive sollten sich bewusst sein, dass nicht jede Sportart den gleichen leistungs- und gesundheitsverbessernden Wert hat, sondern dass defizitäre Leistungskomponenten durch spezifische Trainingsmaßnahmen, am besten unter Anleitung, kompensiert werden müssen.

Die einzige mir bekannte Ausnahme stellt das Sportklettern dar. Wie bei keinem anderen Sport werden hier Kraft, Ausdauer und Koordination zugleich gefordert und auch gefördert. Doch die praktische Erfahrung zeigt, dass selbst Kletterer von einem hochwertigen Krafttraining profitieren können, vermutlich, weil es die oft massiven Muskeldysbalancen korrigiert.

Für effektives Krafttraining sind jedoch technische Hilfen nötig. Warum Maschinen bei geringerem Risiko mehr leisten als Hanteln, wird im Folgenden deutlich werden, wenn ich auf die Anforderungen eingehe, die wir heute an gute Trainingsmaschinen stellen.

SIND TRAININGSMASCHINEN »KLÜGER« ALS HANTELN?

Beim Hanteltraining wird das Trainingsgewicht in der Regel frei geführt, was neben der Hauptwirkung zusätzlich die Koordination steigern soll. Das stimmt schon, aber nur für die Koordination beim Hanteltraining. Diese kann man nicht einfach auf Bewegungen im Alltag oder Sport übertragen. Sie können mit allen Trainngsmitteln (Hanteln, Maschinen, Übungen gegen die Schwerkraft) gute Erfolge erzielen. Es kommt darauf an, wie Sie die Übungen ausführen und ob Sie bereit sind, jede Übung bis zur lokalen muskulären Erschöpfung durchzuführen. Die Qualität der Übungsausführung – hier zählt vor allem die langsame Bewegungsführung – und der Grad der erzielten Ermüdung bestimmen über den Erfolg.

Bei Kieser Training ® trainieren Sie an Maschinen, weil die technischen Eigenschaften guter Trainingsmaschinen die Effektivität und Effizienz des Trainings steigern und zugleich die Verträglichkeit des Krafttrainings fördern. Ein medizinisch begründetes Training kommt ohne diese Optimierung nicht aus. Da über die Eigenschaften der Maschinen wenig bekannt ist, werde ich sie hier ausführlich erläutern:

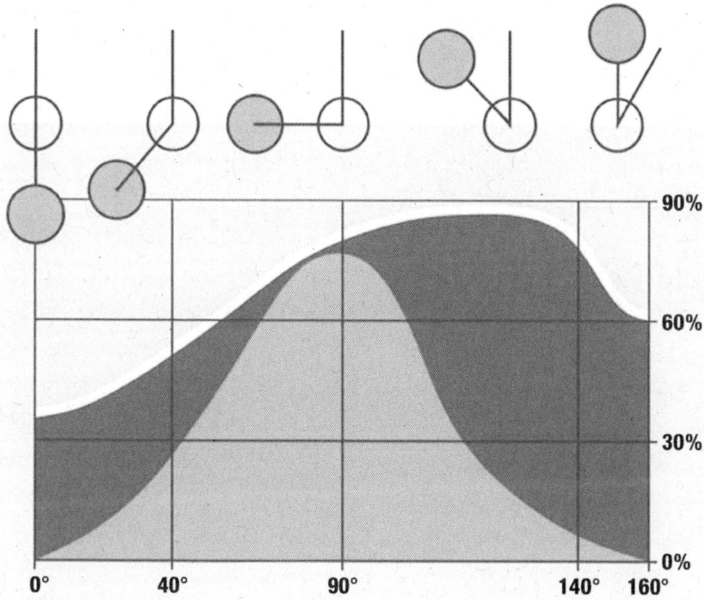

- Trainiert wird gegen »variablen« Widerstand, das heißt, dass der zu überwindende Widerstand im Bewegungsablauf nicht gleich bleibt. Er wird Winkel für Winkel der natürlichen Kraftkurve angepasst. Belastungsspitzen treten im Bewegungsablauf ebenso wenig auf wie Unterforderung. Diese Anpassung führt zu hoher Effektivität bei guter Verträglichkeit.

Ein Beispiel: Die Armbeuger überwinden bei gestrecktem Ellbogen einen viel geringeren Widerstand als bei etwa 110 Grad Beugestellung. Eine gute Trainingsmaschine verändert den zu überwindenden Widerstand so, dass der Trainierende ihn über den ganzen Bewegungsablauf als gleichbleibend empfindet. Entsprechend gleichmäßig wirkt der Trainingsreiz auf die beteiligten Beugemuskeln, eine Verletzungsgefahr ist nahezu ausgeschlossen.

- Der Muskel oder die Muskelgruppe, die bei einer Übung trainiert wird, soll so gut wie möglich isoliert werden. Bei natürlichen Bewegungen arbeiten, meist über mehrere Gelenke, viele Muskeln zusammen. Im Training greifen wir mit technischen Mitteln einzelne Muskeln oder Muskelgruppen heraus, um sie gezielt zu trainieren. Diese »Isolation« ist Voraussetzung dafür, dass der Muskel beim Training gegen variablen Widerstand über den gesamten Bewegungsbereich richtig belastet wird. Das gelingt durch die sichere Fixierung des Körperbereichs, in dem der betreffende Muskel seinen Ursprung hat, und dadurch, dass das Widerstandspolster möglichst nahe am Muskelansatz positioniert wird. Diese exakte Isolation ist allerdings nur bei Muskeln möglich, die über ein Gelenk ziehen, mehrgelenkige Muskel können nicht isoliert werden.
- Für jede Übung wird die Maschine so eingestellt, dass beispielsweise die Achse des Kniegelenks genau übereinstimmt mit der Achse des Bewegungsarms der Maschine. Das mag kompliziert klingen, ist jedoch einfach. Stimmen die Achsen überein, gibt es keine »exzentrischen« Gelenkbelastungen, und der harmonische Bewegungsablauf vermindert die auf das Gelenk einwirkenden Kräfte. Bei Patienten mit Arthrose sorgt die »Kongruenz der Achsen« dafür, dass Sie das Training auch vertragen. Dieser Vorgang ist von der Wirkung her vergleichbar mit dem Auswuchten von Autoreifen: Läuft das Rad rund, werden unerwünschte, das Fahrzeug schädigende Kräfte auf Achse und Fahrgestell klein gehalten. Unwucht dagegen erhöht die Belastung und damit den Verschleiß.
- Die Maschine erlaubt ein Training über den vollen *Range of Motion* (ROM; Bewegungsumfang). Das ist unerlässlich für die Korrektur muskulärer Dysbalancen. Wird etwa der Beuger eines Gelenks über den vollen ROM trainiert, erfährt sein Gegenspieler einen Dehnreiz. Dieses Prinzip funktioniert bei einigen Muskeln, die zu Verkürzung neigen, hervorragend und gleicht muskuläre Dysbalancen aus.

- Banal, aber wichtig ist die Forderung nach guter Dosierbarkeit. Selbst bei einem großen Arsenal an Eisenplatten im Hanteltraining ist das Maschinentraining überlegen. Doppelgewichtsblöcke erlauben eine Feineinstellung im Pfundbereich, das ist wichtig für alte Menschen, für Menschen mit empfindlichen Gelenken, aber auch für Gesunde, wenn sie im Krafttraining ihre Grenzen ausloten.
- An guten Maschinen sind die beweglichen Massen genau austariert. Die beweglichen Teile werden durch ein Gegengewicht »schwerelos« gemacht, sodass sie während des Bewegungsablaufs nicht durch ihr Eigengewicht helfen oder bremsen können. Das ist vor allem für empfindliche Körperbereiche wie die Halswirbelsäule von Bedeutung, aber auch, wenn der Bewegungsarm der Maschine sehr schwer ist.
- Zuletzt noch ein Punkt, der für die Effektivität besonders wichtig ist, bei der Konstruktion von Trainingsmaschinen aber oft übersehen wird: die reibungsarme Lagerung des Bewegungsarms. Von Natur aus kann eine 40% schwerere externe Last abgesenkt werden, sodass es gar nicht so einfach ist, während des Absenkens (der exzentrischen oder pliometrischen Phase) einen trainingswirksamen Reiz aufrechtzuhalten. Eine schlecht gelagerte Maschine macht das unmöglich. Das führt so weit, dass der Trainingseffekt halbiert wird, weil der Muskel nur in der konzentrischen (miometrischen) Phase (beim Heben der Last) trainingswirksam belastet wird. Das ist kompliziert, aber wichtig und erfordert eine hohe technische Qualität der Maschinen!

Zur besseren Übersicht sind diese wichtigen Eigenschaften, die gute Trainingsmaschinen erfüllen sollten, hier noch einmal in einer Tabelle zusammengestellt:

Anforderungen an Trainingsmaschinen	
Eigenschaften	**Wirkungen**
variabler Widerstand	gleichmäßige Trainingswirkung über den gesamten ROM ohne Belastungsspitzen
Isolation	gezielte und individuell auf den Muskel abgestimmte Trainingswirkung
Übereinstimmung der Gelenkachsen mit den Achsen der Bewegungsarme der Trainingsmaschinen	geringe Gelenkbelastung
Training über vollen Bewegungsumfang (ROM; Range of Motion)	Erhaltung oder Verbesserung der Beweglichkeit
gute Dosierbarkeit	Steigerung von Verträglichkeit und Wirkung
austarierte Massen (ohne Gewicht ist der Bewegungsarm »schwerelos«)	keine zusätzliche Belastung oder Entlastung, je nach Stellung des Körpers
reibungsarme Lagerung des Bewegungsarms	keine unnötige Belastung beim Heben des Gewichtsblocks; beim Absenken des Gewichtsblocks keine künstliche Reduzierung des Trainingswiderstands
Einstiegshilfen	ermöglichen Personen mit Bewegungseinschränkungen das beschwerdefreie Ein- und Aussteigen in die Trainingsmaschine bzw. aus der Maschine; Vermeidung von Fehlbelastungen zu Beginn und am Ende des Trainings

Tabelle 1

DIE PRÄVENTIVE WIRKUNG DES KIESER TRAININGS

Die präventive Wirkung des Kieser Trainings leitet sich aus dem Wirkungsprofil des neuromuskulären Trainings ab. Die Verbesserung körperlicher Grundfunktionen zieht positive Veränderungen für die Gesundheit nach sich. Entscheidend ist in jedem Fall die Ausgangslage. Regelrechte Funktion wird erhalten, gestörte Funktion korrigiert. Praktische Bedeutung haben die folgenden Wirkungsschwerpunkte:

- vermindertes Sturzrisiko durch bessere Greif- und Stützkraft sowie durch höhere Gelenkstabilität, insbesondere durch die Stabilisierung der Sprunggelenke;
- vermindertes Verletzungsrisiko durch kräftigere und flexiblere Muskeln;
- höhere Belastbarkeit von Rücken und Gelenken;
- bessere Ernährung von Bindegewebsstrukturen ohne eigene Blutversorgung (Gelenkknorpel und Bandscheiben);
- Kräftigung von Faszien, Bändern, Sehnen und Sehnenansätzen mit erhöhter Belastbarkeit;
- bessere Beweglichkeit durch Korrektur myofaszialer Dysbalancen;
- Prophylaxe von Nacken-, Rücken- und Gelenkschmerzen;
- Haltungskorrektur;
- allgemeine Leistungssteigerung;
- Vermeidung von Muskelschwund im Alter;
- Osteoporoseprophylaxe;
- Entlastung von Herz und Kreislauf durch »Ökonomisierung« der Muskelarbeit und dadurch geringeres Risiko für Herzinfarkt und Schlaganfall;
- Unterstützung bei Gewichtsabnahme;
- Verzögerte Entwicklung von Diabetes mellitus Typ 2;
- Linderung oder Heilung von Belastungsinkontinenz durch Beckenbodentraining;
- günstige Auswirkungen auf das sexuelle Empfinden und auf die erektile Funktion durch Beckenbodentraining;

SO LERNEN SIE »KIESERN«

Der Einstieg ins Kieser Training wird Ihnen durch ein kostenloses Einführungstraining erleichtert, darauf folgen zwei weitere Trainings in Begleitung eines »Instruktors«. Von der vierten bis neunten Einheit trainieren Sie selbstständig. Beim zehnten Training ist der Instruktor wieder dabei. Sie lernen in dieser Einführungsphase, wie Sie die Maschinen einstellen, wie sie jedes Training auf der Trainingskarte dokumentieren und wie Sie die Trainingsgewichte steigern. Vor allem aber wird der korrekte Bewegungsablauf geschult. Nach dieser »Lehrzeit« sollten Sie alle zwanzig Trainings wieder mit Begleitung trainieren. Neben der immer wiederkehrenden Kontrolle der Trainingsqualität wird bei diesen Terminen das Übungsprogramm weiterentwickelt. Auf diese Weise bauen Sie innerhalb von ein bis zwei Jahren alle wichtigen Muskeln auf. Das folgende Schema gibt Ihnen einen Überblick:

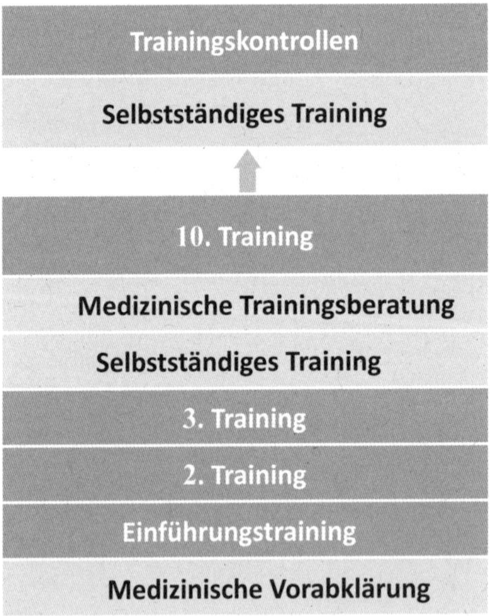

Trainingskontrollen

Selbstständiges Training

↑

10. Training

Medizinische Trainingsberatung

Selbstständiges Training

3. Training

2. Training

Einführungstraining

Medizinische Vorabklärung

Bei allen dunkel unterlegten Trainings werden Sie von einem Instruktor begleitet. Ob eine medizinische »Vorabklärung« ratsam ist oder eine medizinische Trainingsberatung, hängt von Ihrem Gesundheitszustand ab. Wenn Sie unsicher sind, ob Kieser Training für Sie das Richtige ist, sollten Sie sich vor Trainingsbeginn vom Arzt oder Physiotherapeuten in der Vorabklärung beraten lassen. Verpflichtend ist die Vorabklärung, wenn Sie häufig oder andauernd Schmerzen haben oder wenn Sie an Herz-Kreislauf-Krankheiten oder unter anderen schwerwiegenden Erkrankungen leiden. Dazu bringen Sie aktuelle medizinische Untersuchungsbefunde, Krankenhausberichte und Röntgenbilder mit.

Der Arzt oder Physiothereapeut stellt für Sie die Weichen

Sie werden vor Trainingsbeginn sicher viele Fragen haben, auf die Sie eine fachkundige Antwort suchen, etwa:

- Werde ich die Trainingsbelastung vertragen?
- Können die Beschwerden schlimmer werden?
- Kann ich meine Ziele durch Training erreichen?
- Eignet sich das selbstständige Training für mich?
- Ist eine Kräftigungstherapie erforderlich?
- Sind zu Beginn oder begleitend weitere ärztliche oder therapeutische Maßnahmen sinnvoll?

Der Arzt wird eine gründliche Bestandsaufnahme vornehmen und dann Ihre Fragen beantworten. Sie entscheiden gemeinsam über den weiteren Weg. Nicht allein die richtige Wahl, ob selbständiges Training oder die 1:1 angeleitete Kräftigungstherapie ansteht, trägt zum Erfolg bei, genauso wichtig ist es, dass Instruktoren und Therapeuten genaue Anweisungen gegeben werden über die

Auswahl der Trainingsmaschinen, eventuelle Veränderungen in der Durchführung einzelner Übungen und die Trainingsintensität. Unter diesen Voraussetzungen ist Kieser Training für die meisten Menschen gut verträglich und wirksam.

Vom Training zur Therapie – ein fließender Übergang

Kieser Training wirkt vom lästigen Zipperlein bis hin zu ernsten Wirbelsäulen-Krankheiten. Ein Schmalspur-Konzept könnte niemals allen Leiden gerecht werden. Bei vielen Störungen am Bewegungsapparat birgt Krafttraining keine Risiken. Hier reicht ein gut angeleitetes und regelmäßig überprüftes selbstständiges Training, um sicher ans Ziel zu gelangen. Auf der anderen Seite steht aber die fortgeschrittene Osteoporose mit der Gefahr von Wirbelbrüchen – auch im Training. Sie stellt maximale Anforderungen an Therapeut und Maschine, um die Ziele der Trainingstherapie sicher zu erreichen. Um allen Anforderungen gerecht zu werden, um Risiken zu vermeiden und um Nutzen und Aufwand in ein gutes Verhältnis zu setzen, bewährt sich die Gliederung in das überwiegend präventive selbstständige Training und die ärztlich geleitete Medizinische Kräftigungstherapie (MKT). Die Übergänge zwischen Vorbeugung und Therapie sind fließend, besonders bei Erkrankungen großer Gelenke »heilen« sich viele Kunden von Kieser Training nach sorgfältiger Abklärung und Trainingsplanung ohne spezielle medizinische Maßnahmen selbst. Patienten mit chronischen Rückenschmerzen brauchen den hohen apparativen und personellen Aufwand der MKT. Beides unter einem Dach, dieses Angebot bewährt sich im Alltag. Auf die MKT werde ich in Teil III unter »Meine Werkzeuge« (Seite 155 ff.) und »Häufige Krankheiten und ihre Behandlung« (Seite 171 ff.) näher eingehen, in dem es um die Heilung chronischer Leiden und um Rückfallprophylaxe geht.

5. JUGEND UND ALTER

Bis 2003 zeigten alle wissenschaftlichen Untersuchungen über die Entwicklung der motorischen Leistungsfähigkeit von Kindern und Jugendlichen in eine Richtung: Kraft, Ausdauer und Geschicklichkeit wurden über Jahrzente immer schlechter. Generationen ohne Kondition wuchsen heran. Dieser negative Trend ist vorerst gestoppt: Die Studie zur Gesundheit von Kindern, Jugendlichen und jungen Erwachsenen in Deutschland (KiGGS) brachte folgende Ergebnisse:

- Keine Verschlechterung der motorischen Leistungsfähigkeit in den letzten 6 Jahren.
- Stagnierende, teilsweise verbesserte motorische Leistungsfähigkeit für beide Geschlechter.
- Im Grundschulalter vergleichsweise häufig positive Veränderungen.

Es wird also nicht alles immer schlechter. Die Apelle an Eltern, Schulen und Vereine zeigen Wirkung und dennoch bleibt die Förderung von körperlicher Aktvität bei Kindern und Jugendlichen eine Daueraufgabe. Die Ergebnisse des 13. Ernährungsberichts der Deutschen Gesellschaft für Ernährung zur Übergewichtsentwicklung bestätigen diesen Trend: In den 1990er Jahren bis 2004 nahm der Anteil übergewichtiger und adipöser Kinder deutlich zu. Inzwischen sind die Zahlen rückläufig. Je nach Bundesland sind »nur« noch 8,2 bis 12 % der Kinder bei der Einschulung übergewichtig oder fettleibig.

Die KiGGS-Studie zeigt auch, dass der Anteil der Kinder mit Übergewicht bzw. Adipositas mit steigendem Alter zunimmt: von

9 % bei den 3- bis 6-Jährigen über 15 % bei den 7- bis 10-Jährigen bis hin zu 17 % bei den 14- bis 17-Jährigen. Eine Adipositas haben 2,9 % der 3- bis 6-Jährigen, 6,4 % der 7- bis 10-Jährigen und 8,5 % der 14- bis 17-Jährigen. Verglichen mit Referenzdaten von 1985 bis 1999 ist die Häufigkeit an Übergewicht um die Hälfte gestiegen. Zusammenhänge zwischen Gewicht und sozialem Status bzw. Migrationshintergrund sind in der Studie deutlich zu sehen. Jungen und Mädchen aus sozial benachteiligten Familien sind dreimal so häufig adipös wie Familien mit hohem Sozialstatus. Kinder mit Migrationshintergrund haben häufiger Übergewicht und Adipositas als Kinder ohne Migrationshintergrund. Die Bundeszentrale für gesundheitliche Aufklärung (BZgA) kommentiert die Entwicklung so: Festzuhalten bleibt: Auch wenn sich erste positive Entwicklungen zeigen, so bleibt der Anteil der übergewichtigen und adipösen Kinder und Jugendlichen in Deutschland auf einem viel zu hohen Niveau.

DEN LEBENSSTIL ÄNDERN

Bewegungsverhalten wird nicht vererbt, es wird gelernt. Kinder bewegen sich natürlicherweise gern und viel. Werden sie in ihrem Spiel- und Bewegungsdrang nicht unentwegt gebremst, haben sie spätestens nach der Pubertät wieder Lust auf Bewegung. Bewegung kann man nämlich nicht verordnen, sie muss ein selbstverständlicher Teil des Lebens sein. An dieser Stelle möchte ich erwähnen, dass das einzige Spiel- und Sportgerät, das für meine Kinder nie an Attraktivität eingebüßt hat, ein Sporttrampolin ist. Zu gefährlich, meinen Sie? Bewegung birgt immer ein Risiko, das Risiko unbewegter Menschen ist auf lange Sicht allerdings wesentlich größer!

Eltern und Kinder sitzen derzeit in der gleichen Falle: Sie leben ein bewegungsarmes und belastungsfreies Leben, also muss die Schule in die Bresche springen. Die Forderung nach einer Stunde Sport täglich klingt zunächst einmal sehr idealistisch, doch die Realität wird uns schnell einholen. Der unbewegte Mensch ist nicht nur

»schlapp« und oft depressiv, er kostet zudem viel, denn er ist häufig krank. Wird ein sportlicher Lebensstil nicht über die Schule im Menschen verankert, kann innerhalb weniger Jahrzehnte eine bisher unbekannte »Zweiklassengesellschaft« entstehen: Einer kraftlosen Mehrheit steht eine kerngesunde Bewegungselite mit einem Bevölkerungsanteil von höchsten 20% gegenüber. Neue Diskussionen über Chancengleichheit und Verteilungsgerechtigkeit werden folgen. Wir sollten also besser jetzt diskutieren – und am besten auch gleich entscheiden und das Beschlossene umsetzen!

In der gründlichen Änderung des Lebensstils liegt die Chance: Unsere Kinder sollten zu Fuß zur Schule gehen oder mit dem Fahrrad dorthin fahren. Wir sollten sie in ihrem Bewegungsdrang nicht bremsen. Und für die Eltern gilt: Runter vom Sofa und rauf auf die Berge! Sehr effektiv ist Sportklettern an der Kletterwand. Der Alpenverein und einige Sportvereine bieten Sportklettern an; man muss nicht gleich in die Berge gehen … und Klettern ist ein für das Körpergerüst idealer Sport; er trainiert Kraft, Ausdauer, Mut und Willenskraft gleichzeitig.

Die Aktion »Mensch beweg Dich« ist ein Projekt, mit dem Menschen zu mehr Bewegung motiviert werden sollen. Diese teueren Aktionen verpuffen, sie werden zu Reklame-Events ihrer Vorkämpfer, wenn wir nicht an den richtigen Stellen ansetzen. Appelle sind meist nutzlos; sie prallen an den Kindern, Jugendlichen und jungen Erwachsenen ab, denen die Fähigkeit zur Bewegung abhandengekommen ist. In der Schule, im Sportverein, im Alpenverein kann sie jedoch wieder belebt werden.

DREISSIG JAHRE FIT IM RUHESTAND? – ALLES IST MÖGLICH

Der demografische Wandel in den Industriegesellschaften ist durch eine große Zahl von Zeitungsberichten und Büchern in unserem Bewusstsein angekommen. Die Folgen dieser »Revolution der Zivilisationen« werden wir allerdings erst nach und nach verstehen lernen. Das Zusammenleben der Generationen wird sich grundlegend verändern, wenn erstmals in der Geschichte der Menschheit die Alten die Mehrheit und damit in demokratischen Ländern auch die »Macht« haben. Je älter ein Mensch wird, desto eher kommen die Krankheiten, die

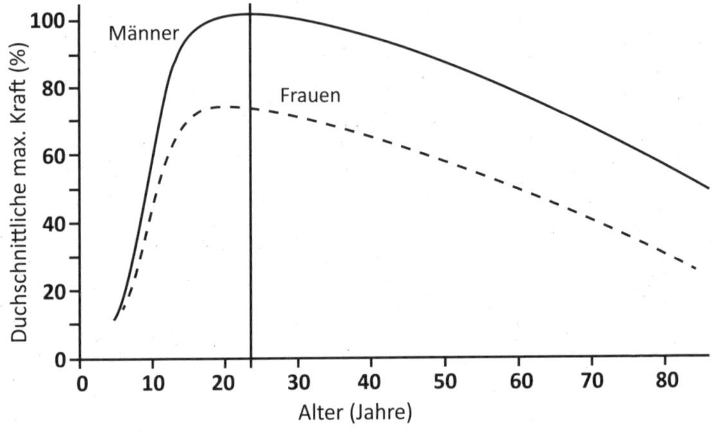

Die Lebenszeit-Kraft-Kurve zeigt den durchschnittlichen Kraftverlauf über die Lebensjahre

in ihm schlummern, zum Ausbruch. Und so werden die Gesundheitskosten dramatisch ansteigen und die Zahlungsfähigkeit der Sozialversicherungen, so wie diese heute organisiert und finanziert sind, auf eine harte Probe stellen. Die vielschichtigen Folgen dieses Wandels sollen aber nicht Schwerpunkt dieses Buchs sein.

Mir geht es um folgende Fragen: Wie (über)lebt der Einzelne in der Gesellschaft Hochbetagter und wie überstehen die Sozialversicherungen den nötigen Wandel?

Während der Kindheit und der Jugend steigt unsere Kraft steil an. Sie erreicht zwischen zwanzig und dreißig Jahren ein Plateau, und sinkt anschließend ab. Zuerst langsam, dann mit zunehmender Geschwindigkeit, gehen Muskelmasse und Kraft zurück. Zwischen dreißig und siebzig Jahren nimmt die Kraft bei untrainierten Menschen um 30 bis 40% ab. Die Kraftkurven von Frauen und Männern verlaufen dabei parallel. Die Höhe des Plateaus sowie Ausmaß und Geschwindigkeit des Kraftverlusts sind aber nicht schicksalsgegeben, auch nicht vererbt. Geschlecht, Ernährung und weitere individuelle Merkmale beeinflussen zwar die Kraftentwicklung von der Kindheit bis ins Alter, doch den weitaus größten Einfluss hat die körperliche Aktivität.

Wer sich körperlich wenig fordert, merkt vom schleichenden Verfall der Muskel- und oft auch Knochenmasse zuerst einmal lange Zeit nichts. Sind die »funktionellen Reserven« dann aufgebraucht – das ist der Fall, wenn die Kraft gerade noch für Alltagsverrichtungen reicht –, wird der Mangel offenkundig. Dabei wissen wir aus Erfahrung und aus eindrucksvollen wissenschaftlichen Studien, dass die körperliche Leistungsfähigkeit über Jahrzehnte auf annähernd gleichem Niveau bleiben kann. Auch Senioren können durch regelmäßiges und intensives Training ihre Kraft bis ins hohe Alter erhalten. Sie brauchen keine »leistungsfördernden Medikamente«, Nahrungsergänzungsmittel, aber eine gute Versorgung mit Proteinen über eine eiweißreiche Ernährung und/oder Nahrungsergänzung durch hochwertige Proteine.

Die US-Forscherin Maria Fiatarone legte in den Jahren um 1990 wissenschaftliche Studien vor, die unseren Umgang mit alten Menschen und mit dem Alter überhaupt gründlich infrage stellten. Sie konnte beweisen, dass der körperliche »Abbau« mit dem Alter vermeidbar ist und dass sogar Hochbetagte ihre Muskulatur und ihre Kraft zurückerobern können. Wegen der historischen Bedeutung ihrer wissenschaftlichen Arbeit möchte ich an dieser Stelle die Ergebnisse einer ihrer Studien[14] aus dem Jahr 1994 vorstellen: Untersucht wurden 37 Männer und 63 Frauen zwischen 72 und 96 Jahren. Die Trainingsgruppe erhielt über zehn Wochen dreimal in der Woche ein hochintensives Krafttraining. Auch wurde untersucht, ob Nahrungsergänzungsmittel zusätzlich halfen. Die wichtigsten Ergebnisse stelle ich im Folgenden dar (KG= Kontrollgruppe ohne Krafttraining):

14 Fiatarone et al.: »Exercise training and nutritional supplementation for physical frailty in very elderly people«, in New England Journal of Medicine, 23. Juni, 330 (1994) 25, Seite 1769–75

- Die Muskelkraft in der Versuchsgruppe erhöhte sich um 113% (KG: +3%).
- Die spontane Gehgeschwindigkeit nahm um 12% zu (KG: –1%).
- Treppensteigen verbesserte sich um 28% (KG: + 3,6%).
- Das Niveau sportlicher Aktivität nahm zu.
- Die Querschnittsfläche des Oberschenkels nahm um 2,7% (KG: – 1,8%) zu. (Die Querschnittsflächen wurden per Computertomografie berechnet.)
- Nahrungsergänzungsmittel zeigten in beiden Gruppen keine Wirkung.

Spätere Studien belegten diese Ergebnisse nicht nur, sie förderten noch weiteres Wissen zutage, das für ein sinnvolles Kraft- und Ausdauertraining bei älteren und alten Menschen spricht. Wichtige Ergebnisse, soweit sie nicht schon erwähnt wurden, fasse ich hier für Sie zusammen:

- Muskel- und Knochenmasse können nur durch Krafttraining für das Alter erhalten und im Alter zurückgewonnen werden. Ausdauertraining hat keine erhaltende Wirkung auf Muskeln und Knochen.
- Krafttrainierte männliche Senioren haben ein ähnliches Kraftniveau wie vierzig Jahre jüngere Männer.
- Der Zugewinn an Kraft übersteigt bei älteren und alten Menschen den Zugewinn an Muskelmasse. (Dieser überraschende Befund erklärt sich unter anderem durch den großen Einfluss des Trainings auf das Zusammenspiel von Nerven und Muskulatur.)
- Die Auswirkungen des Trainings bei Frauen und Männern unterscheiden sich nicht im Zugewinn an Kraft, jedoch im Zuwachs an Muskelmasse.
- Auch kleine Trainingseinheiten führen bei älteren und alten Menschen zu messbaren Erfolgen.
- Auswirkungen auf die Lebenssituation älterer Menschen hat dieses inzwischen von anderen Forschern bestätigte Wissen

bisher leider noch nicht. Vielleicht ändert sich das, wenn die Alten die demokratische Mehrheit haben. Die Würde des Alters hat auch eine körperliche Dimension: Lebensfreude, Mobilität und Selbstständigkeit machen es leichter, in Würde zu altern.

GOOD-AGING STATT ANTI-AGING

»Anti-Aging« geistert durch Apotheken, Medien und Arztpraxen, als könne man dem natürlichen Prozess des Alterns etwas entgegensetzen. Mit guten Ratschlägen, Lifestyle-Präparaten und Hormonen will man die Uhr zum Stillstand bringen. Warnungen kritischer Wissenschaftler werden in den Wind geschlagen, die Risiken einer Hormonbehandlung klein geredet. Es mag schon sein, dass die Zukunft uns Wege eröffnet, die es uns ermöglichen, in die Steuerung der Alterungsprozesse einzugreifen – noch sind wir weit davon entfernt.

Und so möchte ich die Wissenschaft an dieser Stelle erneut zu Wort kommen lassen:[15]

Maßnahmen zur Verzögerung des Alterungsprozesses sind verschiedene medizinische und pseudomedizinische Verfahren, die gern als »Anti-Aging« bezeichnet werden. Dabei kann man das chronologische Altern nicht aufhalten, wohl aber die biologischen Alterungsvorgänge. Hierbei haben aber bisher alle Pillen, Hormone, Sauerstoffgaben und orthomolekularen Verfahren versagt: diese können die funktionelle Alterung nicht aufhalten. Der Wunsch, statt aktiver Bewegung oder manchmal auch anstrengender, schweißtreibender Aktivitäten, nur eine Pille zu schlucken, um gesund zu bleiben und alt zu werden, ist für viele ein Traum. Es ist verlockend, am Morgen eine Tablette für ein langes Leben zu schlucken, dafür aber seinen Lebensstil mit begleitenden Risikofaktoren wie Übergewicht, Nikotinkonsum, Fehlernährung und Inaktivität beizubehalten.

15 Prof. Dr. med. Herbert Löllgen, Direktor der Medizinischen Klinik I Sana-Klinikum, Remscheid, im Deutschen Ärzteblatt Nr. 12, vom 19. März 2004, Seite 788

Nachweislich vermag nur regelmäßige körperliche Aktivität den biologischen Alterungsprozess aufzuhalten.

Unsere Gesundheit, unsere Lebensfreude und Vitalität zu erhalten und dabei unser natürliches Älterwerden zu akzeptieren, das ist eine sehr viel erfolgreichere Strategie als der mühsame, teuere und letztlich nutzlose Kampf gegen Falten und andere Merkmale verlorener Jugend. Viele Veränderungen, die wir dem Altern zuschreiben, haben mit dem »chronologischen Altern« nichts zu tun. Wenn Kraft und Ausdauer versiegen, wenn Rücken und Gelenke schmerzen, wenn der Schritt unsicher wird, die Stimmung in den Keller geht, kann möglicherweise eine Krankheit vorliegen. Viel häufiger ist es aber so, dass dieser Verlust unserer Fähigkeiten und unserer Lebensfreude Folge unserer passiven Lebensführung sind. Sie gilt es zu überwinden.

Laut dem 13. Ernährungsbericht der Deutschen Gesellschaft für Ernährung – DGE hat Adipositas (Fettleibigkeit) bei Senioren über 65 von 1999 bis 2013 um 300%, bei Seniorinnen um 175% zugenommen. Die laufende Zunahme von Übergewicht und Adipositas bei älteren Menschen ist in Verbindung mit dem Abbau von Muskelmasse die folgendschwerste Veränderung im Alter. Siebeneinhalb Kilogramm verliert der Durchschnittsbürger zwischen seinem zwanzigsten und seinem fünfzigsten Geburtstag! Danach geht es noch schneller; der Gesamtverlust an aktiver, tragender, schützender und stoffwechselaktiver Muskelmasse liegt bei Hochbetagten bei 30 bis 40%. Und die Auswirkungen sind nicht zu unterschätzen: Kraft und Beweglichkeit nehmen ab; Gelenke, oft zusätzlich durch Arthrose belastet, haben weniger Halt; der Rücken verliert seine Stabilität und beginnt zu schmerzen; die Knochen werden brüchig; überforderte Muskeln neigen zu Verspannung … und so wird selbst die Bewältigung alltäglicher Aufgaben zur Last. Diese Aufzählung ließe sich noch weiter fortsetzen, denn unsere Muskulatur dient nicht nur zum Heben, Tragen, Stabilisieren und Bewegen. Muskeln sind, das habe ich schon erläutert, das größte Stoffwechselorgan des

Menschen, und ihr Zustand wirkt sich auf unseren ganzen Körper und damit auf unser gesamtes Wohlbefinden aus.

Das »Altern«, das tatsächlich nur Abbau durch Nichtgebrauch ist, beginnt mit dreißig Jahren. Doch die Sportmedizin lehrt uns, dass ein Dreißigjähriger seinen Leistungsstand für weitere dreißig Jahre auf gleichem Niveau halten kann! Wir sollten aufhören, den körperlichen Verfall des »zivilisierten« Menschen als schicksalsgegeben hinzunehmen. Auf die Lebensführung kommt es an! Und gesundheitsorientiertes Krafttraining erhält Muskelmasse und Kraft, es erhöht auf natürliche Weise die Hormonproduktion. Ausdauersport und eine gesunde Ernährung ergänzen das Programm für »Good-Aging«.

6. KÖRPER, GEIST UND SEELE

Bis in die 1990er Jahre lehrte uns die Wissenschaft, dass wir mit dem Bündel an Nervenzellen und Fasern, mit dem wir auf die Welt kommen, zeitlebens auskommen müssten. Täglich würden Tausende dieser Zellen absterben, eine Regeneration galt als ausgeschlossen. Heute wissen wir, dass auch im Zentralnervensystem in jedem Lebensalter Zerstörung und Aufbau stattfinden. Das bedeutet, dass auch bei Hochbetagten neue Nervenzellen entstehen, wenn diese »gebraucht« werden. Diese aufregende Erkenntnis wirft für Wissenschaft und Medizin spannende Fragen auf. Auf einige von ihnen werde ich im Folgenden eine Antwort zu finden versuchen. Auf die von den Neurowissenschaften gestellte Frage, ob Körper, Geist und Seele überhaupt zu trennen seien, werde ich die Antwort wohl schuldig bleiben.

WIE ERKENNT UNSER GEHIRN, OB NEUE NERVENZELLEN GEBRAUCHT WERDEN?

Use it or loose it umschreibt die Situation auch hier äußerst treffend … es ist nicht anders als bei Muskeln und Knochen. Alle Strukturen – Nervenzellen (Neuronen) eingeschlossen – schwinden oder verschwinden, wenn sie nicht regelmäßig und auf hohem Niveau in Gebrauch sind. Reichen die vorhandenen Ressourcen für unsere tatsächliche Nutzung nicht aus, entstehen neue Zellen. Zuvor jedoch werden die vorhandenen zunächst einmal besser »organisiert«. Die Leistungsfähigkeit unseres Gehirns hängt allerdings mehr von der optimierten Verschaltung der Neuronen untereinander ab als von deren Zahl. Die Kontaktstellen zwischen den Nervenzellen werden als »Synapsen« bezeichnet, und die Geschwindigkeit und Zuverlässigkeit, mit der die Synapsen elektrische Impulse über chemische Botenstoffe an andere Nervenzellen leiten, sind die wichtigsten Faktoren für die Leistungsfähigkeit des Gehirns.

WAS STIMULIERT DEN AUFBAU VON NERVENZELLEN UND DIE LEISTUNG UNSERES GEHIRNS?

Einfach nur »Denken« reicht offenbar nicht aus, um das Gehirn unser ganzes Leben lang in Form zu halten. Und schon gar nicht, wenn Denken verwechselt wird mit dem mühelosen Konsum von längst Erdachtem. Hürden sind zu überwinden, wenn Denken in produktive Leistung münden soll. Nicht die zum zehnten Mal gefundene Antwort auf die immer wieder gleiche Kreuzworträtselfrage schult das Gehirn, wohl aber der Versuch, neue »Rätsel« zu lösen oder komplexe Hirnleistungen zu erbringen. Nicht die richtige Lösung bringt den wirksamen Reiz, sondern das Ringen um die Lösung. Musizieren, anspruchsvolle Literatur lesen, »aktiv« Reisen, kniffelige Spiele, engagierte Diskussionen, interessante soziale Kontakte und vieles mehr sind hier zu nennen. Als »Hirnjogging« werden Trainingsprogramme zur Verbesserung der geistigen Fitness bezeichnet, allerdings belegt ihren Nutzen bislang keine wissenschaftliche Studie.

Umso positiver ist die wissenschaftlich gesicherte Tatsache zu bewerten, dass Sport der geistigen Leistungskraft nutzt. Der deutsche Forscher Wildor Hollmann, ehemaliger Leiter der Sporthochschule Köln, entdeckte die Wirkung intensiver, ausdauernder Bewegung auf die Hirnleistung. Nach Hollmann lässt sich das Gehirn durch Sport besser trainieren als durch geistige Aktivität. Dazu äußerte sich Professor Hollmann auf dem 37. Deutschen Kongress für Sportmedizin und Prävention folgendermaßen:

Den stärksten Reiz für die Erhaltung von Nervenzellen und für den Ausbau und Erhalt ihrer Funktionsfähigkeit stellt die Bewegung dar. Körperliche Aktivität ist der entscheidende Faktor, um Alterungsprozessen im Gehirn mit Minderung der Zahl der Synapsen entgegenzuwirken.

Diese Aussage hat eine große Tragweite, denn Bewegung hat nicht nur Auswirkungen darauf, wie Sie sich fühlen, sondern auch darauf, wie Sie *sind.* Geistige Fähigkeiten, vor allem im Alter, hängen also nicht nur von Begabung, Fleiß, Schicksal und Krankheit ab, sie sind unmittelbarer Ausdruck Ihres Lebensstils. Wie Muskeln, Knochen und Gelenke unterliegt auch das Gehirn einem ständigen Wandel durch Anpassung. Wenn Sie es fordern, fördern sie es, und wenn Sie sich hinreichend bewegen, unterstützen Sie positive Anpassungsprozesse Ihres Zentralnervensystems.

Nach Professor Hollmann beherrschen zwar Geist und Willen den Körper und formen ihn gleichzeitig durch die Qualität und die Quantität seiner Beanspruchung, sie erfahren jedoch ihrerseits durch den Körper vielfache strukturelle und funktionelle Veränderungen.

Damit drückt Hollmann mit bestechender Klarheit die Wechselbeziehung zwischen Körper, Geist und Seele aus – und deren Einheit. Professor Hollmann war Vorreiter auf einem Spezialgebiet der Hirnforschung, der »Bewegungs-Neurowissenschaft«, die das komplexe Zusammenspiel des Bewegungsapparats mit dem Gehirn untersucht. Seine Erkenntnisse werden durch neue Studien bestätigt und sogar noch erweitert.

WARUM IST DANN NICHT JEDER TOP-SPORTLER AUCH EIN GROßER DENKER?

Vermutlich sind es zwei Faktoren, die über den Erfolg entscheiden. Zum einen setzt das Talent jeder Bemühung Grenzen – unserer Veranlagung können wir nicht (ganz) entrinnen. Wichtiger, weil beeinflussbar, ist aber nach heutiger Kenntnis die Gleichzeitigkeit von Denken und Bewegen. Sport allein kann das Gehirn, auch bei guten Talenten, nicht zur Höchstleistung bringen. Dazu sind Sport *und* geistige Anforderung gleichzeitig oder im ständigen Wechsel nötig. Zur Bedeutung der Gleichzeitigkeit der Erregung von Gehirnzellen hat dreißig Jahre vor Professor Hollmann der kanadische Forscher Donald Hebb eine zutreffende und bis heute gültige Faustregel geschaffen: *Neurons that fire together wire together,* was so viel heißt wie: »Nervenzellen, die gleichzeitig aktiviert werden, treten über ihre Synapsen in Verbindung und kommunizieren miteinander.« Dazu eine für mich eindrucksvolle eigene Erfahrung: Eine meiner Töchter tat sich schwer mit dem Siebener-Einmaleins … bis ich es mit ihr auf einer gemeinsamen Tandem-Radtour übte. Nach zehn Minuten spielerischer und bewegter Übung war die Hürde überwunden.

SIND SPORTLER GLÜCKLICHERE MENSCHEN?

Bisher ging es um das Thema »Leistung«. Ein leistungsfähiges Gehirn und ein kräftiger und ausdauernder Körper bedeuten aber nicht automatisch auch Zufriedenheit, Wohlbefinden und Schmerzfreiheit – oder doch? Glaubt man den Hirnforschern, dann ist seelisches Wohlbefinden, bis hin zum äußersten Glückszustand, lediglich das Resultat neuronaler Aktivität im Hirn. Dazu passt die von der Wissenschaft vielfach bestätigte Alltagserfahrung, dass intensive Bewegung das Wohlbefinden erheblich erhöht. Und das gilt nicht nur für Gesunde, auch Menschen mit krankhafter Niedergeschlagenheit (Depressionen) profitieren von intensiver sportlicher Betätigung. Bei leichten und mittlerschweren Depressionen gilt richtig dosierte und regelmäßige Bewegung als ebenso wirksam wie Medikamente. Depressionen sind oft »erlernte Krankheiten« – ständige Misserfolge, dauernde Schmerzen, Behinderung bei alltäglichen Verrichtungen führen in eine Abwärtsspirale, der sich der Mensch körperlich und seelisch nicht leicht entziehen kann. Und unsere Stimmung ist immer Ausdruck unserer Gesamtbefindlichkeit, das heißt, sie leidet auch durch anhaltende Schmerzen und körperliche Beeinträchtigung. Wenn Niedergeschlagenheit also erlernt ist, sollte die gute Stimmung ebenso erlernbar sein. Auch das konnten Hirnforscher beweisen, wenn es dafür überhaupt einen Beleg braucht: Jeder Mensch kann die ungeheuere Wirkung von Bewegung auf seine Stimmung erfahren. Intensive, ausdauernde Bewegung lässt Frust vergessen, baut körperliche und seelische Spannungen ab, fördert erholsamen Schlaf und kann ungeahnte Glücksgefühle erzeugen. Wenn Alpinisten vom »Glück der Berge« schwärmen, unterliegen sie einem Irrtum. Es ist vor allem das »Glück der Bewegung«, das ihr Herz und ihr Gehirn erfreut. Das schöne Bild der Bergwelt passt dann zur inneren Stimmung und treibt sie in neue Höhen.

HABEN BEWEGTE MENSCHEN WENIGER SCHMERZEN?

Besondere Bedeutung kommt der Psyche zu, wenn es um Schmerz geht. Führende Mediziner sind einer Meinung, wenn es darum geht, welch großen Einfluss unsere Psyche auf die Entstehung chronischer Rückenschmerzen hat. Hier melde ich Zweifel an, denn ich habe schon sehr oft erlebt, dass es umgekehrt funktioniert. Werden schmerzhafte Funktionsstörungen beseitigt, Stabilität, Beweglichkeit und Stoffwechsel, durch starke und aktive Muskulatur, normalisiert, bessern sich nicht nur die körperlichen Beschwerden. Oft kehrt die verlorene Lebendigkeit zurück, und die gekränkte Seele wirkt, als sei sie von einem starren Korsett befreit worden.

Bei *psychosomatischen Schmerzen* – das sind durch seelische Störungen verursachte Schmerzen – muss die Behandlung natürlich bei den seelischen Störung ansetzen. Allerdings bewährt sich auch bei diesen Krankheiten eine ergänzende Bewegung als Therapie.

»Somatopsychische« Schmerzen – also körperlich verursachte psychische Beschwerden – kommen nach meiner Beobachtung viel häufiger vor, als in der Literatur angenommen. Niedergeschlagenheit bis hin zur Depression kann durch chronische Rückenschmerzen »erlernt« werden, sie können dann ihrerseits die körperlichen Beschwerden wieder verschlimmern. Für uns Ärzte ist die Versu-

chung groß, Beschwerden, die wir nicht erklären können, als »psychisch verursacht« einzustufen. Wir geben das Problem, das wir lösen sollten, an den Patienten zurück oder weiter an den Psychotherapeuten. Haben wir Ärzte hier die technischen Befunde überbewertet und eine exakte körperliche Untersuchung unterlassen, werden wir unserer ärztlichen Verantwortung nicht gerecht. Wir treiben dann die Patienten von einer Krankheit in die nächste.

SPORT UM JEDEN PREIS?

Bestimmt nicht! Sport ohne Freude bewirkt nichts Gutes. Aber man kann auch Freude lernen. Oft kommt der Appetit erst mit dem Essen; so ist es auch beim Sport. Es bleibt eine wichtige gesellschaftliche Aufgabe, Menschen aufzurütteln, die sich der Chance berauben, mit so einfachen Mitteln ihre Lebensqualität zu verbessern und in einer guten Verfassung zu altern. Kinder und Jugendliche sollten im Elternhaus und in den Schulen und Sportvereinen eine selbstverständliche Erziehung zu Bewegung und Sport bekommen. Wer in jungen Jahren die Freude an Bewegung erlernt hat, kann in späteren Lebensphasen daran anknüpfen. Natürlich sollten Menschen aller Altersgruppen zu Sport und Training motiviert werden. Wissenschaftliche Studien belegen, dass vor allem die Hausärzte einen großen Einfluss auf das Bewegungsverhalten ihrer Patienten haben, aber leider nutzen die wenigsten Ärzte diese Chance. Unsere Medizin ist viel zu sehr fixiert auf Pharmazie, Operationen und andere »handfeste« Methoden. Und es ist schwer dagegenzuhalten – im lohnenden Versuch, die Menschen an uralte Weisheiten zu erinnern: *Mens sana in corpore sano* – ein gesunder Geist wohnt in einem gesunden Körper.

7. EIN STARKER RÜCKEN KENNT KEINE SCHMERZEN!

Mit dem Leitspruch »Ein starker Rücken kennt keine Schmerzen!« provoziert Werner Kieser nicht nur die Fachwelt. Das von allen Experten gehütete Dogma von der stets multifaktoriellen Ursache chronischer Rückenschmerzen wird von einem Schweizer »Krafttrainingsguru« angegriffen. Der Versuch, ihn zu ignorieren oder lächerlich zu machen, misslang ebenso wie viele Anstrengungen, ihn zu diskreditieren … oder sollte man ihn vielleicht ernst nehmen?

Gehen wir einmal ein paar Jahre in der Zeit zurück …1972 machten sich am *Center for Exercise Science* der Universität von Florida Wissenschaftler unter der Leitung des weltweit renommierten Forschers Michael Pollock daran, eine Hypothese zu prüfen, eine Behauptung also, die durch Forschung bestätigt oder verworfen wird. Sie lautete sinngemäß: »Der Zustand der tiefen Rückenstreckmuskulatur ist der entscheidende Faktor für das Risiko, an Rückenschmerzen zu erkranken.« Die Forschung gestaltete sich zunächst schwierig, da es zu jener Zeit keine Apparate gab, um die Kraft und andere Qualitäten dieser Muskelgruppe isoliert zu messen. Die tiefen Rückenstrecker arbeiten eng mit oberflächlichen Rückenmuskeln, mit den Gesäßmuskeln und den hinteren Beinmuskeln zusammen – sie alle unterstützen sich gegenseitig in ihrer Arbeit. Die isolierte Messung konnte nur gelingen, wenn sämtliche »Helfer« ausgeschaltet wurden. Und so bauten die Forscher einen Apparat, mit dem sie das Becken »fixieren« konnten: Es hielt bei einer Beuge und Streckbewegung der Lendenwirbelsäule still. Die »Helfermuskeln« spannten sich zwar an, konnten aber zur Ausführung der Bewegung nichts beitragen und verfälschten somit die Messergebnisse nicht. (Viele weitere Schritte waren allerdings danach noch nötig, um aus dem anfänglichen Messapparat die Diagnose- und Therapiemaschine zu machen, die heute den Kern der Medizinischen Kräftigungstherapie darstellt.) Die Forschungsergebnisse waren mehr als eindrucksvoll:

- Bei chronischen Rückenschmerzen war die Kraft der Rückenstreckmuskulatur im Schnitt um 50% vermindert.
- Der Verlauf der Kraftkurve zeigte bei Schmerzpatienten starke Abweichungen von der physiologischen Kraftkurve.
- Bei 80% der Rückenschmerz-Kranken konnten die Schmerzen durch isoliertes Training der Lendenstrecker reduziert oder sogar beseitigt werden.

Diese heute durch viele wissenschaftliche Studien bestätigten Ergebnisse können an dieser Stelle nicht weiter vertieft werden. Im Literaturverzeichnis finden Sie die wichtigsten Quellen zum aktuellen Forschungsstand.

Werner Kieser baute sein Konzept auf eben diesen Forschungsergebnissen auf. Im Gegensatz zu den meisten europäischen Forschern nahm er sie ernst, der Erfolg gibt ihm Recht. Ich beziehe mich hier nicht auf den wirtschaftlichen Erfolg seines expandierenden Unternehmens, ich meine vielmehr die Tausenden von Kunden und Patienten, die durch Training oder Kräftigungstherapie zu einem lebenswerten Leben zurückgefunden haben. Diese Erfolge jeden Tag zu erleben, gehört zum schönsten Teil meiner ärztlichen Arbeit in meiner Zusammenarbeit mit Kieser Training. Misserfolge oder Teilerfolge gehören natürlich auch zum Alltag. Sie erklären sich allerdings, wenn man den Rücken als Ganzes versteht.

So offenkundig nach meiner über 30-jährigen Erfahrung die Erfolge der Kräftigungstherapie, so schwierig gestaltet sich in der wissenschaftlichen Literatur die Suche nach den Schmerzursachen. Nach aktuellem Forschungsstand korreliert die Kraft der Rückenmuskeln nicht mit dem Schmerz und es fehlt der Nachweis, dass Training zur Schmerzlinderung führt. Schwäche allein tut nicht weh, sie führt aber zur Instabilität der Wirbelsäule und zu vielfältigen Funktionsstörungen, besonders an den Wirbelgelenken. Die tiefste Ursache ist aber der Mangel an schützender, stabilisierender und jede Bewegung sicher führender Muskulatur. Und so bietet das Kieser Training einen effizienten Lösungsansatz für die meisten Rückenprobleme. Der Erfolg ist nicht allein der Kräftigung zu verdanken, denn Kieser Training ist »neuromuskuläres Training«[16] an hochwertigen Trainings- und Therapiemaschinen auf der Grundlage einer wissenschaftlich fundierten Lehre.

Was genau die Heilung im Einzelfall bewirkte, wissen wir oft nicht: War es die Stabilisierung durch die Kräftigung, die Mobilisierung blockierter Gelenke, die bessere Ernährung durch Aktivierung des lokalen Stoffwechsels, die psychovegetative Umstimmung oder die Ausschüttung körpereigner Stoffe, die die Heilung begünstigte? Diese Fragen zu beantworten ist ein weites Feld für zukünftige Forschung. Doch uns steht heute schon ein sicheres und praktikables Mittel zur Verfügung, um einem Großteil der Patienten mit Rückenbeschwerden zu helfen und die (noch) Gesunden vor Rückenschmerzen zu bewahren. Rückenschmerz ist eine Epidemie. Jeder sollte die Chance ergreifen, frühzeitig ein schützendes Muskelkorsett aufzubauen.

16 Im wissenschaftlichen Sprachgebrauch wird Krafttraining als »Neuromuskuläres Training« bezeichnet, weil es nicht nur auf die Muskulatur sondern auf das komplexe Miteinander von Nerven und Muskulatur wirkt.

8. GELENKE MIT HALT UND FÜHRUNG

Gelenke brauchen kräftige Muskeln – sie schenken ihnen Stabilität und sichern die Führung der Gelenkpartner bei Bewegung und Belastung. Gelenke benötigen außerdem die ausgewogene Balance beugender und streckender, abspreizender und heranziehender, nach außen oder innen drehender Muskeln. Die Ansprüche der verschiedenen Gelenke an die Muskulatur unterscheiden sich dabei stark:

- Das Schultergelenk wird allein durch Muskeln gesichert und geführt, die Eigenstabilität durch Knochenführung der Gelenkpartner, durch Gelenkkapsel und Bänder ist minimal.
- Das Ellbogengelenk erhält seine hohe Stabilität durch die gute Knochensicherung der ineinandergreifenden Gelenkpartner von Oberarmknochen und Speiche.
- Beim Hüftgelenk ergänzen sich die gute Knochen- und. Knorpelführung und sehr starke Bänder. Welchen Anteil der Muskel an der Stabilisierung des Hüftgelenks hat, hängt vom Beugewinkel ab: Bei voller Streckung ist der Bandapparat »zugedreht« und gibt guten Halt, mit zunehmender Beugung geht die Bandstabilität zurück, der Anteil der Muskulatur an Führung und Stabilisierung des Gelenks nimmt zu.
- Beim Kniegelenk ergänzen sich Muskeln und Bänder in ähnlicher Weise. Bei voller Streckung ist das Gelenk durch den straffen Bandapparat fest. Ist es gebeugt, dann ergänzen sich die Funktionen des vorderen und hinteren Kreuzbands und die Muskeln, die hier eine stabilisierende Aufgabe übernehmen. Die Beuger unterstützen das vordere Kreuzband, die Strecker sind Helfer des hinteren Kreuzbands.

Je größer der muskuläre Anteil an der Stabilisierung eines Gelenks, desto verletzlicher ist es. Das gilt für die Schulter und für die Hüfte, vor allem aber für das Knie, besonders in Beugestellung. Die meisten Knieverletzungen resultieren aus der Kombination von heftiger Drehung und gleichzeitiger Streckung oder Beugung. Wie ein Gelenk durch Knochen, Gelenkkapsel und Bänder gesichert ist, das können wir nicht verändern, die Muskelsicherung hingegen schon. Hier liegt ein großes und weithin ungenutztes Potenzial, das uns hilft, große Gelenke langfristig vor Überlastung zu schützen.

Kieser Training zum Schutz der Gelenke richtet sich nach folgenden Regeln:

- Die Korrektur von Muskeldysbalancen hat erste Priorität.
- Spieler und Gegenspieler werden zeitgleich trainiert.
- Die Intensität richtet sich strikt nach der Verträglichkeit.
- Der volle ROM wird nur in Ausnahmefällen eingeschränkt.
- Bei guter Verträglichkeit wird ein hoch intensives Training angestrebt.
- Eiweißreiche Ernährung oder Ergänzung der Nahrung durch hochwertige Proteine (zum Beispiel Molkeprotein) unterstützt den Trainingserfolg.

Entzündungen der Sehnenansätze sind ein Hindernis für ein erfolgreiches Training. Sie werden vor dem Training oder begleitend behandelt. Die hohen einwirkenden Kräfte können »schlummernde« Sehnenansatzreizungen schmerzhaft aktivieren. Wenn das passiert, entsteht leicht der Eindruck, das Training passe nicht. Doch dieser Eindruck trügt: Nicht das Training ist falsch, die Belastbarkeit ist unzureichend – und dieser Mangel tritt erst durch das Training deutlich zutage.

Die Intensität des Trainings ist oft eine Gratwanderung: Ein zu mildes Training ist ineffektiv und damit verschwendete Zeit; ein zu hartes Training kann unerfreuliche Nebeneffekte erzeugen und bei lästigen Schmerzen den Trainingserfolg verhindern. So wandern wir also auf dem mehr oder weniger schmalen Grat zwischen Unwirksamkeit und Überforderung. Doch Sie können beruhigt sein, denn meist ist der Grat breit genug, um erfolgreich und schmerzfrei zu trainieren. Was jeder Einzelne verträgt, ist jedoch sehr unterschiedlich, und so sind Schmerzreaktionen oft nicht ganz zu vermeiden. Sie müssen nur rechtzeitig erkannt werden, damit das weitere Training entsprechend angepasst werden kann.

Das Schultergelenk profitiert vom Training stärker als andere Gelenke. Es wird von der Muskulatur ohne knöcherne Eigenstabilität gehalten. Die innerste Schicht bilden der Untergrätenmuskel *(M. infraspinatus)*, der Obergrätenmuskel *(M. supraspinatus)* und der Unterschulterblattmuskel *(M. subskapularis)*. Diese Schulterdrehmuskeln (Rotatoren) bilden die Rotatorenmanschette; sie zentrieren den Oberarmkopf über der Schulterpfanne und sind die wichtigsten Stabilisatoren des Schultergelenks. Unterstützt werden sie vom Deltamuskel *(M. deltoideus)*, der das ganze Gelenk umschließt, und weiteren Muskeln.

Die Schulter ist das einzige große Gelenk, das bei ungünstiger äußerer Krafteinwirkung zum Ausrenken neigt. Bei meist jungen und sonst gesunden Menschen kann intensives und langfristiges Training der Schultermuskulatur nicht nur häufiges Ausrenken vermeiden, sondern in vielen Fällen auch Operationen ersparen (zum Krankheitsbild der »Luxationsneigung« siehe Teil III, unter »Häufige Krankheiten und ihre Behandlung«).

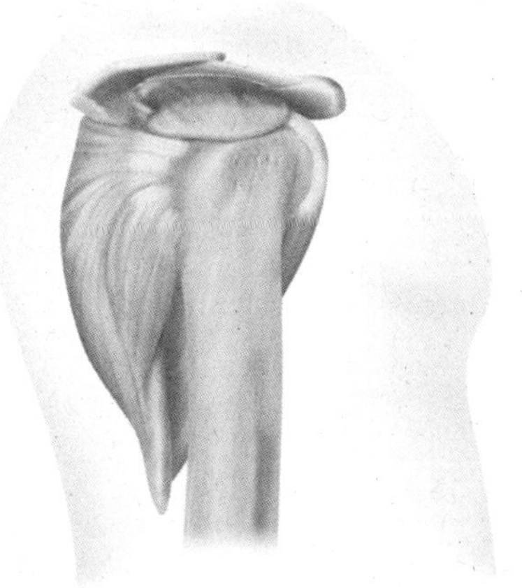

Rotatorenmanschette der rechten Schulter. Abgebildet sind der kleine Rundmuskel, der Untergrätenmuskel, der Obergrätenmuskel und ein kleiner Teil des Unterschulterbalttmuskels. Diese Muskeln zentrieren den Oberarmkopf über der Gelenkpfanne. Ihre ungestörte Funktion ist Voraussetzung für Beweglichkeit und Belastbarkeit des beweglichsten Gelenks des Menschen.

Viel häufiger kommt allerdings das »degenerative Impingement« (Schulterenge) vor. Etwa ab fünfzig ist bei vielen Menschen die Muskel-Sehnen-Platte tief im Inneren des Gelenks degeneriert. Unter dem Schulterdach umschließt die »Rotatorenmanschette« den Oberarmkopf. Als Gleitlager und Polster schiebt sich ein Schleimbeutel zwischen das knöcherne Dach und diese Muskel- und Sehnenanteile. Will man den Arm über den Kopf heben, so wird es eng, weil sich kräftige Muskelansatzhöcker zwischen Schulterdach und Rotatorenmanschette drängen. Das stellt aber kein Problem dar, solange die Strukturen gesund sind und genügend Raum ist. Doch degenerative Veränderungen, die oft als »Verschleiß« bezeichnet werden, gehen mit Entzündung einher, greifen den Schleimbeutel an und verengen auf diese Weise den Raum. Muskelverspannung und Muskeldysbalance ziehen den Oberarmkopf unter das Schulterdach, schließlich führt jede »falsche Bewegung« in den Schmerz.

Die Beschreibung dieser häufigen Krankheit wird an dieser Stelle vorweggenommen, weil hier das Kieser Training sehr effektiv vorbeugt. Lange bevor die Erkrankung zum Ausbruch kommt, weisen oft geringe Zeichen auf sie hin. Sollten solche Anzeichen vorliegen, dann wird das in der medizinischen Trainingsberatung oder in der medizinischen Vorabklärung besprochen. Im Training kann die Krankheit durch »Überkopfübungen«, bei denen man die Arme nach vorne oder seitlich über die Horizontale anhebt, schmerzhaft aktiviert werden. Andererseits kann gut gesteuertes Training unter dem Schulterdach wieder Raum schaffen. Der breite Rückenmuskel *(M. latissimus dorsi)* entspringt im Becken und im unteren Rücken. Er setzt knapp unter dem Oberarmkopf an und zieht den Oberarm nach unten. Ist er stark genug, kann er dem häufigen Oberarmhochstand bei chronisch degenerativen Schulterkrankheiten entgegenwirken. Mehr Raum bedeutet weniger Irritationen durch Bewegung und vor allem weniger Entzündung. Rechtzeitiges und gezieltes Training kann dieses als »Impingement-Syndrom« bezeichnete Krankheitsbild über Jahre oder auf Dauer zur Ruhe bringen (mehr dazu in Teil III, Seite 210).

9. MUSKELN FÜR DEN SPORT

SCHADET SPORT DEN BANDSCHEIBEN?

Viele Sportler fragen sich, ob Sport schädlich ist für die Bandscheiben – vor allem, wenn der Rücken schmerzt. Vorab möchte ich sagen: Wenn es gelingt, Verletzungen zu vermeiden, ist Sport immer gesund. Und das gilt für die meisten Sportarten.

Jedes Gelenk *braucht* Bewegung und Belastung, das kann ich nur immer wieder betonen, und der Gelenkknorpel wird nur bei andauerndem Wechsel von Be- und Entlastung ernährt. Wie sollte er also davon profitieren, wenn man ihm keine Bewegung mehr gönnt? Das gilt für die großen Gelenke ebenso wie für die Wirbelgelenke und die zwischen den Wirbeln liegenden Bandscheiben, die als Dämpfungselemente und durch ihre Verformbarkeit wie Gelenke wirken.

Es stellt sich also nicht die Frage, ob Bewegung generell gesund ist, denn *Bewegung ist notwendig.* Wie bei jeder »Medizin« kann der Nutzen durchaus in Schaden umschlagen. Grobe Fehlbelastung und Überbelastung können in Muskulatur, Knorpeln, Gelenkkapseln, Bändern und Bandscheiben über Verletzung, Entzündung, Funktionsstörung schließlich zur strukturellen Degeneration führen. Das gilt in unterschiedlichem Maß für alle Sportler, vom Gelegenheitsbis zum Leistungssportler. Die beiden Extreme sind tatsächlich besonders gefährdet. Am sichersten dürfen sich gut trainierte Breitensportler fühlen, die ihre Sportarten regelmäßig und mit guter Technik ausüben. Den besten Schutz für Rücken und Gelenke bieten

- eine gut trainierte Ganzkörpermuskulatur,
- der Abbau von Muskeldysbalancen,
- eine gute aerobe Ausdauer,
- eine gute Technik (Koordination),
- das Vermeiden von Spitzenbelastungen und Fehlbeanspruchung,
- genügend Schlaf, Erholungs- und Regenerationspausen und
- gesunde Ernährung.

Abweichungen in Form und Funktion müssen im Trainingsplan stets berücksichtigt oder sogar vorab behandelt werden. Formabweichungen wie Wirbelsäulen-Verkrümmungen (Skoliose, Kyphose, Haltungsschäden) sind Schwachstellen und werden durch ein kräftiges Muskelkorsett vor Überlastung geschützt. Blockierte Gelenke hingegen sind behebbare Funktionsstörungen und müssen behandelt werden. Sie können sich durch die Beanspruchung im Sport schmerzhaft »aktivieren«, das heißt entzünden. Wichtig ist immer, dass die Bewegungsausführung und die Intensität optimal an bestehende Einschränkungen angepasst werden. In der Praxis heißt das, wenn ich mich des Bildes eines älteren Golfers mit steifer Wirbelsäule bediene: Der Schwung orientiert sich nicht an einem »Idealbild«, sondern an der eigenen, schmerzfreien Beweglichkeit.

BANDSCHEIBEN LEBEN VON BEWEGUNG!

Der Stoff- und Flüssigkeitsaustausch zur Ernährung der Bandscheiben wird also durch den häufigen Wechsel von Be- und Entlastung angetrieben. Im Liegen saugt sich die Bandscheibe voll, unter Belastung gibt sie Flüssigkeit ab und entsorgt dabei den Abfall aus dem Stoffwechsel der Knorpelzellen. Mechanisch sind unverletzte Bandscheiben junger Erwachsener sehr belastbar; eher bricht der Knochen, als dass es zur Verletzung der Bandscheibe kommt. Der Gallertkern ist das Herzstück der gesunden Bandscheibe. Er ist sehr stoffwechselaktiv und besitzt eine hohe Wasserbindungsfähigkeit. Er saugt sich voll und drückt die angrenzenden Wirbelkörper wie ein aufgeblasener Gummiball auseinander. Dabei straffen sich die Gelenkkapseln und die Bänder der Wirbelsäule, die gesunde jugendliche Wirbelsäule erreicht so ihre hohe Eigenstabilität. Jenseits der dreißig ändert sich die Situation: Ausgelöst und beschleunigt durch mangelnde Bewegung, gleichförmige Haltung über lange Zeit (Sitzen), Fehlhaltung, aber auch Über- und Fehlbelastungen im Beruf und im Sport, kommt es zu Rissen im äußeren Faserknorpelring der Bandscheibe. Zwischen dreißig und fünfundfünfzig Jahren ist das Risiko für einen Bandscheibenvorfall besonders hoch: Der Gallertkern der Bandscheibe steht (noch) unter einem hohen Druck und der Faserring wird brüchig. Werden diese Risse größer, kann die Substanz aus dem Kern spontan oder durch eine plötzliche Belastung in den Rückenmarkskanal austreten.

Aus diesen Tatsachen leiten sich (nicht nur) für den Sport wichtige Schlussfolgerungen ab:

- In der Jugend und bei jungen Erwachsenen vertragen Bandscheiben hohe Beanspruchung.
- Mangelnde oder einseitige Bewegung stört schon in Kindheit und Jugend die Ernährung der Bandscheiben und schädigt sie langfristig.
- Besonders ungünstig wirken sich »Haltungsstereotype« aus. Das sind gleichförmige Körperhaltungen im Beruf, beim Hobby oder bei Sportarten mit statischen Komponenten (Segeln, Golf usw.).
- Das konsequente Befolgen der Regeln der klassischen »Rückenschule« reduziert die Bewegung der Wirbelsäule, stört damit die Ernähung der Bandscheiben und kann ihre Degeneration begünstigen.
- Ab dem mittleren Erwachsenenalter nimmt die Empfindlichkeit der Bandscheiben deutlich zu.
- Bewegung bei gebeugter Wirbelsäule unter Last mit gleichzeitiger Drehung ist bei vorgeschädigter Bandscheibe mit einem hohen Risiko für einen akuten Bandscheibenvorfall verknüpft.

Das mit Abstand häufigste und folgenschwerste Haltungsstereotyp ist das Sitzen unserer Kinder in der Schule, im Schulbus, im Auto, beim Essen, bei den Hausaufgaben, vor dem Computer, vor dem Fernseher und später am »Arbeitsplatz«. Wie viele Warnungen wird es brauchen, bis Bewegung in Schulen und Elternhäuser kommt?

Wie jedes Gewebe mit hoher Stoffwechselaktivität sind gesunde Bandscheiben trainierbar. Regelmäßige und hinreichend intensive Beanspruchung erhöht langfristig die Belastbarkeit, weil auch Knorpelgewebe mit Aufbau von Substanz reagiert. Krankhafte Veränderungen an der Wirbelsäule werden oft als »Verschleiß« bezeichnet. Dieser Begriff führte in die Irre, denn die Bandscheiben werden nicht durch Beanspruchung »verschlissen«. Sie degenerieren vor allem bei zu geringer Beanspruchung. Eine große Rolle spielt natürlich die vererbte »Materialqualität«. Oft ziehen sich Bandscheibenleiden durch die betroffenen Familien. Bei entsprechender Vorgeschichte sollten Sie Ihre Bandscheiben in jedem Fall ausreichend, aber richtig beanspruchen. Von Schonung profitieren die Bandscheiben nicht. Für die Wirbelkörper und ihre Gelenke gilt das Gleiche, auch sie passen sich durch Aufbau von tragfähiger Substanz an regelmäßige und intensive Beanspruchung an und verlieren Substanz und Tragkraft durch dauernde Schonung.

SCHUTZ FÜR DIE WIRBELSÄULE

Die Anpassung an Dauerbeanspruchung braucht allerdings Jahre und Jahrzehnte. Das heißt, Erwachsene, vor allem ältere Menschen, müssen ihre Wirbelsäule nehmen, wie sie ist, und können sie vor allem durch ein starkes Muskelkorsett schützen. In den tiefen Schichten der Rückenmuskulatur sitzen die »Stellmotoren« der Wirbelsäule: Kurze Muskelzüge – teils gerade, teils schräg verlaufend, teils nur ein Bewegungssegment überbrückend, teils über wenige Segmente laufend – geben der Wirbelsäule den nötigen Halt. Die oberflächlichen langen Stränge halten das Achsenskelett wie die Vertäuung eines Segelmasts und werden dabei von Rumpf- und Bauchmuskeln unterstützt.

Das Training der funktionell wichtigeren tiefen Muskeln ist technisch anspruchsvoll. Beim üblichen Rückentraining werden nur die oberflächlichen Rückenmuskeln und die Gesäßmuskeln überschwellig beansprucht. Der Trainingsreiz geht an den eigentlichen Stabilisatoren vorbei. Abhilfe schafft Krafttraining an Maschinen, die eine sichere Fixierung des Beckens erlauben. Bei fixiertem Becken können die Gesäßmuskeln die Rückenstrecker nicht entlasten. Letztere müssen allein arbeiten und werden sehr effektiv aufgebaut. Dass ein Mangel durch herausragende andere Eigenschaften ausgeglichen (kompensiert) wird, gehört zu den menschlichen Überlebensstrategien. Je größer der Mangel, desto größer die Anforderung an den Kompensationsmechanismus. Dieses Prinzip gilt auch für den Halte- und Bewegungsapparat. Und so schützen starke und gut ausgeglichene Rücken- und Rumpfmuskeln auch eine durch Alter und Krankheit geschwächte Wirbelsäule.

Expertenmeinung[17]

Austrainierte Sportler mit einer gut entwickelten Rumpfmuskulatur klagen weniger über Rückenprobleme als untrainierte Personen. Kräftige Muskeln und straffe Bänder fangen die zahlreichen mechanischen Belastungen des täglichen Lebens besser ab als eine unzulängliche Muskulatur und ein schlaffer Bandapparat. Besonders gefährdet sind hier Gelegenheitssportler, die sich einmal im Jahr – zum Beispiel im Urlaub – beim Windsurfen, Skilaufen oder Segeln betätigen. Die Betonung liegt auf Regelmäßigkeit und Bewegung. Bei Sportarten, die durch Bewegungsarmut charakterisiert sind und noch dazu in ungünstiger Körperhaltung ausgeübt werden (wie etwa Segeln und Golf), sind kompensatorisch wirbelsäulenfreundliche Sportarten und/ oder Ausgleichsgymnastik zu empfehlen, um Rückenschmerzen vorzubeugen.

17 Krämer, Jürgen; Wilcke, Andreas; Krämer, Robert: Wirbelsäule und Sport. Empfehlungen von Sportarten aus orthopädischer und sportwissenschaftlicher Sicht. Deutscher Ärzte-Verlag, 2005, Seite 2

10. EMPFEHLUNGEN FÜR TRAINING UND SPORT

Das *American College of Sports Medicine®* (ACSM) hat weltweit den größten Einfluss auf Empfehlungen medizinischer Fachgesellschaften. Deshalb führe ich hier eine Zusammenfassung der letzten großen »Standortbestimmung«[18] des ACSM an. Wichtige Informationen des ACSM finden Sie im Internet unter www.acsm-msse.org. Besonders informativ sind die Artikel, die Sie unter *Position Stands* zu den Auswirkungen von Bewegung und Belastung auf verschiedene Aspekte der Gesundheit abrufen können.

Die Empfehlungen für Krafttraining stimmen mit den Trainingsregeln des Kieser Trainings überein. Das sehr zeitaufwändige Mehrsatztraining wird vom ACSM für die Zwecke von Freizeitsport, Prävention, Rehabilitation und Therapie nicht empfohlen. Betont wird die günstige Relation zwischen Aufwand und Ertrag beim Einsatztraining. Für fortgeschrittene Trainierende, die bereit sind, erheblich mehr Zeit aufzuwenden, kann Mehrsatztraining bessere Ergebnisse bringen.

18 *ACSM, Physical Activity Guidelines for Americans, 2nd Edition, December 2018.*

Herz-Kreislauf-Fitness	
Trainingshäufigkeit	3 bis 5 Mal pro Woche
Trainingsintensität	Mindestestens moderate Intensität = 60-70% der maximalen Herzfrequenz - HFmax Ideal hohe Intensität = 75-85% der HFmax HIIT – Hight Intensity Intervall Training = höchste Intensität mit HFmax 85-95%
Trainingsdauer	2 Stunden 30 Minuten bei moderater Intensität 1 Stunde 15 Minuten bei hoher Intensität HIIT ist jeweils nur für wenige Minuten möglich und erfordert hohe Motivation und Leistungsbereitschaft
Art der Aktivitäten	Jede rhythmische Bewegungsform, bei der im aeroben Bereich größere Muskelgruppen über längere Zeit beansprucht werden

Training für Muskelkraft und Kraftausdauer	
Trainingshäufigkeit	2 bis 3 Mal pro Woche
Trainingsintensität	Lokale Erschöpfung bis muskuläres Versagen[10], lokale Ermüdung bei Kunden mit Risikofaktoren bei chronischen Erkrankungen
Trainingsmodalitäten	8–12 Übungen für alle wichtigen Muskelgruppen, Einsatztraining mit 9–12 Wiederholungen im Rhythmus 4 : 2 : 4 : 2
Art der Aktivitäten	Langsame dynamische Bewegung gegen Widerstand über den vollen Bewegungs- umfang mit normaler Atmung (keine Pressatmung!)

10 Definition von lokaler Erschöpfung: Der Trainierende bricht die Übung ab, wenn eine weitere, korrekt ausgeführte Wiederholung nicht mehr möglich erscheint, beim Training bis zum muskulären Versagen beendet der Trainierende die Übung erst, wenn er die Trainingslast tatsächlich nicht mehr halten kann.

TEIL III
ZURÜCKFINDEN ZUR GESUNDHEIT

1. RÜCKEN UND GELENKE

Rücken und Gelenke in der Arztpraxis

Die meisten Patienten, die im Wartezimmer eines Orthopäden sitzen, haben Rückenschmerzen – beim Hausarzt sind das fast 10%. Wenn nicht operiert werden muss, wird passiv behandelt: Verordnet werden Medikamente, Wärme, Physiotherapie, Reizstrom und eine Vielzahl weiterer Maßnahmen. Schonung wird heute seltener empfohlen, weil den meisten Ärzten klar ist, dass sie den allergrößten Schaden anrichtet. Nach einer Untersuchung der Bertelsmann Stiftung sind nur gut ein Viertel der Patienten, die in den letzten zwölf Monaten wegen Rückenschmerzen ärztliche Hilfe in Anspruch genommen hatten, schmerzfrei. Die große Mehrheit hatte nur vorübergehend von der Behandlung profitiert und bei einem Fünftel war die Therapie komplett erfolglos.

Wie erklärt sich diese schlechte Bilanz bei jährlichen Investitionen von rund 25 Milliarden Euro für die Behandlung akuter und chronischer Rückenleiden? Nach 30 Jahren ärztlicher Tätigkeit, davon 20 Jahre spezialisiert auf die Behandlung von Rückenpatienten, stelle ich fest, dass meine Erfahrungen stark von der offiziellen Lehrmeinung abweichen. Die richtige Diagnose ist eine unerlässliche Grundlage für den Behandlungserfolg. Und genau hier beginnt aus meiner Sicht das Unglück: Nach offizieller Lehre werden 15 bis 20 % der Rückenschmerzen als »spezifisch« bezeichnet und die restlichen 80 bis 85 % als unspezifisch. Damit ist gemeint, dass sich bei höchstens 20 % der Patienten mit einfachen diagnostischen Mitteln eine Ursache der Beschwerden finden lässt. Nach meiner Erfahrung ist es aber genau umgekehrt: In wenigstens 90 % der Fälle lässt sich auf einfache Weise eine in der Regel eindeutige Beschwerdeursache feststellen. Woher kommt dieses Missverhältnis? Es liegt vermutlich vor allem daran, dass sich die heutige orthopädische Medizin bei Rückenpatienten weitgehend auf die sogenannten bildgebenden Verfahren stützt. Mit Ultraschall, Röntgen, Computertomografie und Kernspintomografie versucht man dem Übel auf die Spur zu kommen und landet allzu häufig in der »Gleichzeitigkeitsfalle«. Schon im mittleren Alter, viel mehr aber bei älteren und alten Menschen finden sich immer degenerative Veränderungen, die als »Verschleiß« bezeichnet werden. Unkritisch werden diese nachgewiesenen Befunde mit den Beschwerden ursächlich verknüpft. Das passiert, selbst wenn bei genauer Betrachtung offenkundig ist, dass kein Zusammenhang bestehen kann. Akademisch und ethisch ist dieses Vorgehen unerträglich, denn dieser oberflächlichen Analyse folgt unweigerlich eine unspezifische Behandlung, die höchstens zufällig zum Erfolg führt.

Die ursprünglichen ärztlichen Tugenden in der Diagnostik kommen dabei unter die Räder: Eine zuverlässige Diagnostik gründet sich auf dem gezielten ärztlichen Gespräch und der nachfolgenden kompetenten ärztlichen Untersuchung, die bei Rückenschmerzpatienten durch eine sorgfältige manuelle Diagnostik aller kleinen Gelenke ergänzt werden sollte. Erst danach kommen bei sonst nicht zu klärenden Beschwerden technische Untersuchungen oder auch Laboruntersuchungen in Betracht. Auch der Wunsch von Schmerzpatienten, nach endlosen erfolglosen Behandlungsversuchen, mit dem Kernspin »endlich herauszufinden, was wirklich los ist«, führt in die gleiche Sackgasse.

Nach meiner Beobachtung stehen »funktionelle« Störungen am Stütz- und Bewegungsapparat ursächlich an erster Stelle. Das sind Blockierungen der Wirbelgelenke, der Rippenwirbelgelenke, der Kreuzbeingelenke (Iliosakralgelenke) und einiger weiterer kleiner Gelenke. Weitere wichtige Beschwerdequellen, die mit technischen Untersuchungen nicht zu entdecken sind, sind Sehnenansatzreizungen und Muskelverspannungen mit aktiven Muskel-Triggerpunkten.

Steht die Diagnostik auf sicheren Beinen, sind die Erfolgsaussichten der Behandlung gut. Lösen von Blockaden, Behandlung von Muskel-Triggerpunkten und Sehnenansatzreizungen lassen fast immer die aktuellen Beschwerden abklingen. Das gilt nicht nur für akute Rückenschmerzen, sondern genauso für lange chronifizierte Beschwerden. Wenn Schmerzlinderung oder Schmerzfreiheit erreicht sind, geht die nachhaltige Behandlung aber erst los: gezielte Übungen zur Rückfallprophylaxe von Gelenk-Blockierungen sichern Verträglichkeit und Erfolg der Behandlung, die letztlich zur dauerhaften Besserung der Beschwerden bis zur Heilung führt. Mit gesundheitsorientiertem Krafttraining oder Medizinischer Kräftigungstherapie bekommt der Körper die Ressourcen zurück, die er benötigt, um statischen und dynamischen Belastungen im Alltag gewachsen zu sein.

Wir müssen aber auch den 15-20 % der Patienten gerecht werden, deren Beschwerdeursachen tatsächlich in den »Verschleißerkrankungen« begründet sind. Und dazu kommen noch nicht wenige, deren Beschwerden sowohl durch degenerative Veränderungen (= Verschleiß) und durch funktionelle Beschwerden verursacht sind. Degenerative Erkrankungen erfordern andere ärztlichen Maßnahmen als funktionell bedingte Leiden, können aber bei gezieltem Einsatz der Mittel auch oft mit guten Erfolgen behandelt werden. Und auch für diese Gruppe gilt: dauerhafte Erfolge gibt es oft nur, wenn die körperlichen Ressourcen durch Krafttraining wiederhergestellt werden.

Selbst wenn sich eine Operation bei Rücken-oder Gelenkleiden nicht vermeiden lässt, spielt Krafttraining eine tragende Rolle im Behandlungskonzept. Viele Patienten berichten mir nach einer Gelenkersatzoperation, dass sie nach vorher oft jahrelangem Kieser Training® in der Reha als Erste wieder auf den Beinen waren, die raschesten Fortschritte und am Ende die besten Ergebnisse erzielten. Das ist ein guter Lohn für jahrelange harte Arbeit im Trainingsraum.

Für mich sind kompetente manuelle Diagnostik und gezielte, schonende manuelle Therapie die wichtigsten Schlüssel zum Erfolg. Für die Zukunft deutet sich in diesem Feld Besserung an. Manuelle Medizin spielt im RoMed Klinikum, einem Lehrkrankenhaus der Ludwig-Maximilians-Universität München, eine wichtige Rolle in der Erstversorgung von Rückenpatienten. Es bleibt zu hoffen, dass diese Medizin auf allen Versorgungsebenen den Platz bekommt, den sie zum Nutzen der Patientinnen und Patienten verdient.

Auf den Punkt gebracht: Es gibt keine »unspezifischen« Rückenschmerzen – es gibt nur solche, die aktuell in ihren Ursachen noch nicht erkannt sind. Das gilt es zu ändern.

Schmerztherapie ist mehr als Chemie

Schmerz hat ein Gedächtnis. Halten Schmerzen lange an, können sie sich »verselbstständigen«. Losgelöst von ihrer Ursache, bestehen sie fort und sind dann schwer zu behandeln. Es gehört zu den wichtigsten ärztlichen Aufgaben, Schmerz zu überwinden, um einer Chronifizierung zu begegnen. Regelmäßig fragen mich Patienten, ob sich das eingesetzte Mittel nur gegen den Schmerz richte oder ob es auch heile. Den Schmerz wolle man lieber aushalten, als ihn chemisch zu vertreiben. Schmerz ist aber nicht nur ein Symptom, Schmerz kann zur Krankheit werden und muss entsprechend energisch behandelt werden. Meine Kritik gilt hier den Schmerztherapeuten, deren Konzept über Tabletten, Spritzen, Schmerzpflaster, Physiotherapie und Akupunktur oft nicht hinausgeht. Besonders bei Schmerzpatienten können durch Manuelle Medizin und eine Kräftigungstherapie große und anhaltende Fortschritte erzielt werden, denn Schmerzpatienten sind wegen jahrelanger Schonung oft besonders schwach. Gerade sie brauchen Kräftigung, auch als Brücke, die sie zur ausdauernden Bewegung führt. Ausdauersport hebt die Schmerzschwelle, verbessert die Stimmung und trägt ebenfalls zur Überwindung der Schmerzkrankheit bei.

ZUM THEMA »PHYSIOTHERAPIE«

Physiotherapie kann sehr erfolgreich zur Nachbehandlung nach schweren Unfällen, zur neurophysiologischen Behandlung nach einem Schlaganfall, zur Therapie bei Kindern mit Entwicklungsstörungen und vielem mehr eingesetzt werden. Bei einem kranken Rücken, bei gestörten Gelenken und bei Osteoporose ist die Bilanz dagegen schlechter. Hier zeitigen der Ausgleich muskulärer Dysbalancen, die bessere Ernährung von Gelenkknorpel und Bandscheiben und die stabilisierende Kräftigung die weitaus beste Wirkung. Und das kann Physiotherapie nur ansatzweise leisten. Um muskuläre Dysbalancen auszugleichen, reicht das übliche Verordnungsvolumen nicht aus. Die Übungen, die die Patienten zu Hause machen sollen, werden leider nur selten gemacht. So gelingt Kräftigung nur sehr eingeschränkt und auch nur, wenn das Ausgangsniveau an Kraft niedrig ist. Selbst wenn Geräte für Medizinische Trainingstherapie (MTT) vorhanden sind, können sie die Kräftigung der Muskulatur meist nur einleiten. Die verfügbare Behandlungszeit bei knappen Verordnungsbudgets ist einfach zu kurz. Jede Art Krafttraining baut in den ersten Wochen nicht den Muskel auf, obwohl die messbare Kraft steigt. Zuerst wird immer die Verschaltung von Nerv und Muskel optimiert, erst an zweiter Stelle kommt dann der nötige Aufbau von Muskelmasse – aber bis dahin ist der Patient schon weg, denn das Behandlungsvolumen ist ausgeschöpft.

Ärzte liefern den Physiotherapeuten oft »Diagnosen«, die für eine gezielte Behandlung keine Grundlage darstellen. Begriffe wie »Lumbago« oder »Zervikalsyndrom« bezeichnen nur den Ort der Schmerzen; wo es weh tut, das wusste der Patient vorher auch. Diagnosen wie »*Lumboischialgie* bei Bandscheibenvorfall« sind dem Therapeuten nur dann hilfreich, wenn der Zusammenhang tatsächlich wie in der Diagnose behauptet besteht. Sehr oft liegt eine *Lumboischialgie* bei einer Kreuz-Darmbein-Blockierung vor, und der jetzt beschwerdefreie Bandscheibenvorfall gehört zur Vorgeschichte. In diesem Fall fehlt dem Therapeuten die für die Wahl seiner Mittel entscheidende Information. Er ist gezwungen, das zu tun, was eigentlich ureigene ärztliche Aufgabe ist: Er muss, wenn es kein anderer tut, seine Diagnosen selbst stellen. Den Grund für die falsche Rollenverteilung sehe ich in der unterschiedlichen Art und Weise, wie Rückenschmerzen betrachtet werden: Therapeuten lernen, funktionell zu denken und zu handeln, Ärzte denken überwiegend in den Kategorien »normale« und »gestörte Form« und sehen die Hilfe oft in der operativen Korrektur. Diese Kluft können nur Ärzte überbrücken, die der Funktion die gleiche Aufmerksamkeit schenken wie der Form.

Physiotherapeuten sind exzellente Diagnostiker

Zusatzausbildungen in Manueller Therapie und Osteopathie geben Physiotherapeuten das nötige Wissen und die Fertigkeiten für ihre Diagnosen. Durch ihre in täglicher Arbeit geschulten Hände tun sie sich leichter als Ärzte, die oft schwierigen Handgriffe zu erlernen. Was für die therapeutische Anwendung gilt, trifft auch für die Fähigkeit zu, scheinbar geringfügige Störungen in Gelenken und Muskulatur zu erkennen. Stellt sich die Frage, ob es gut gehen kann, wenn Ärzte die Hüter der Verordnung sind, ohne aber die Diagnose gestellt zu haben, diese oft nicht einmal nachvollziehen können?

Viele Patienten spüren die Kompetenz der Physiotherapeuten und suchen ihre Hilfe, ohne vorher mit einem Arzt gesprochen zu haben. Das ist natürlich auch keine Lösung! Was ist, wenn der Grund für Beschwerden über den Stütz- und Bewegungsapparat hinausreicht? Wer ist verantwortlich, wenn ein Harnwegsinfekt oder eine Knochenmetastase als Ursache für Schmerzen übersehen wird, weil der Patient von vornherein zum Physiotherapeuten geht? Erfolgreiche Therapeuten lassen sich als Heilpraktiker ausbilden oder behandeln nur noch »privat«. Sie sind vielen Ärzten in der Diagnostik von Rücken- und Gelenkleiden so weit überlegen, dass sie sich aus der ärztlichen Abhängigkeit lösen. Verantwortung dafür trägt eine Ärzteschaft, die den Halte- und Bewegungsapparat oberflächlich beurteilt und aus den Befunden falsche Konsequenzen zieht. Schon vor dreißig Jahren hatte einer meiner Lehrer in Manueller

Medizin diese Entwicklung vorausgesagt … jetzt stehen wir mitten im Wandel.

Nur gekonnte Physiotherapie kann aber punktgenau Probleme angehen, die jeder anderen Behandlung, inklusive Trainingstherapie, unzugänglich sind. Nötig ist eine bessere Zusammenarbeit: Von Ärzten sollte hier eine exakte Diagnose erwartet werden, eine Diagnose, die im Zusammenwirken mit Therapeuten noch weiter präzisiert wird. Art, Zusammensetzung und Umfang von Therapieprogrammen sind aufeinander abzustimmen. Gemeinsam mit dem Patienten müssen Arzt und Physiotherapeut für die häusliche Umsetzung eines Übungsprogramms sorgen.

Therapeuten sollten aber auch ihre Grenzen kennen. Bei einer großen Zahl von Krankheiten des Bewegungsapparats fehlt hier oft eine effektive Trainingstherapie – die ein Therapeut allerdings nur leisten könnte, wenn er neben seiner Praxis ein Trainingszentrum betriebe. Wenn Physiotherapeuten zur rechten Zeit Kräftigung in ihre Therapie miteinbeziehen und Kräftigungsmediziner erkennen würden, wo der Therapeut nötig ist, könnte man auch in schwierigen Fällen gute Ergebnisse erzielen.

Noch ein Wort zur »Reha-Medizin«

In der Rehabilitation chronischer Rücken- und Gelenkleiden gibt es Fortschritte. Nach meiner Auffassung vor allem, weil die Trainingstherapie hier Einzug gehalten hat, wenn auch noch in äußerst unterschiedlicher Qualität. Immer wieder berichten Patienten nach ihrer Reha, dass die Trainingsgeräte ohne Anleitung und ohne Trainingsplan zur »freien Nutzung« angeboten wurden. Dass der Effekt derartiger »Trainingstherapie« gleich Null ist, bedarf keiner weiteren Erklärung. Weil es bei der Rehabilitation chronischer Rückenschmerz-Patienten immer wieder zu Misserfolgen kommt, sind immer neue Elemente hinzugefügt, unwirksame Maßnahmen aber nicht herausgenommen worden. Diese Entwicklung gipfelt in den »multimodalen Behandlungskonzepten«. Deren Wirksamkeit wurde zum Teil nachgewiesen. Bis zu dreißig Wochenstunden Therapie werden eingesetzt, um ein chronisches Schmerzleiden zu bessern. So etwas in vergleichbarer Qualität flächendeckend anzubieten, ist in Zeiten knapper Budgets natürlich ganz undenkbar.

Aber braucht es bei dem Großteil der Kranken diesen Aufwand überhaupt?

Meine Antwort gründet auf meiner jahrelangen Erfahrung in der Rückenmedizin und sie lautet: Nein. Nach Ausschluss von Risikofaktoren und nach erfolgreicher Behandlung funktioneller Störungen leistet die Medizinische Kräftigungstherapie bei 80% der Kranken so viel, dass die Beschwerden gebändigt sind und der Mensch wieder ausreichend belastbar für Arbeit und Freizeit ist. Dieses Konzept wird aber als mechanistisch, als eindimensional abqualifiziert. Wer so denkt, hat die vielen Dimensionen der Muskulatur im Körper des Menschen nicht verstanden und noch weniger die vielfältigen Wirkungen des neuromuskulären Trainings. Ich will das GRIP und seine Nachahmer nicht verdammen, es sollte allerdings für die 15 bis 20% zur Verfügung stehen, die eine derart intensive Zuwendung brauchen, für die »restlichen« 80 bis 85% brauchen wir andere Lösungen. Ein Kostenvergleich fällt dramatisch zu Gunsten der Medizinischen Kräftigungstherapie aus. Zu fordern bleibt an dieser Stelle der wissenschaftliche Methodenvergleich. Die Allianz Private Krankenversicherung konnte in Kooperation mit Kieser Training in einer wissenschaftlichen Studie Wirksamkeit und Kosteneffizienz nachweisen und motiviert seither ihre Versicherten mit chronischen Rückenleiden zur Kräftigungstherapie.

2. VOM BEFUND ZUR DIAGNOSE – CHAOS UND ORDNUNG

Die vielen körperlichen und technischen Befunde, die etwa bei chronischen Schmerzpatienten zusammengetragen werden, sind kaum überschaubar: Haltungsfehler, Haltungsschäden, Skoliose, Kyphose, variable, virtuelle oder anatomische Beinlängendifferenzen, Muskelschwäche, Muskelverkürzungen, Muskelhärten, Atrophien, *Triggerpunkte, Tenderpoints,* Ansatzreizungen, Blockierungen, Beckenverwringung, Druckschmerz; Geräuschphänomene wie Schnappen, Reiben, Knirschen; Schwellungen mit oder ohne Schmerz und Überwärmung, Bewegungseinschränkungen mit oder ohne Schmerz; Provokationsschmerz, Nervenausfälle, Gangstörungen und so weiter. Dazu kommen noch die Befunde der »bildgebenden Verfahren« und die Laborwerte. Diese willkürliche Auswahl lässt sich beliebig erweitern, je nach Blickwinkel des untersuchenden Arztes.

In dieses Durcheinander der Befunde muss der Arzt nun eine Ordnung bringen. Ein Befund erklärt sich nicht selbst, er benötigt fachkundige Interpretation, die Einordnung in ein Gedankengebäude, das wir als »Diagnose« bezeichnen. Zu oft wird aber ein Befund zur Diagnose erhoben. Der Weg vom Befund zu einer brauchbaren Diagnose führt zunächst über eine umfassende »Anamnese«, so bezeichnen wir den Bericht des Patienten über seine Beschwerden und seine Beobachtungen über körperliche oder seelische Veränderungen. Der Arzt prüft, ob die Befunde zu den Angaben des Patienten passen oder ob sie sich widersprechen.

Ein Beispiel
Der Patient klagt über nächtliche Kreuzschmerzen und Anlaufbeschwerden nach dem Aufstehen. Ein im Kernspin festgestellter Bandscheibenvorfall kommt als Erklärung nicht in Betracht, weil er solche Beschwerden nicht verursacht. In Frage kommt eine Arthrose der Wirbelgelenke oder eine Blockade der Kreuzbein- oder Wirbelgelenke.

Auch innerhalb der Fülle der Befunde gibt es klare Prioritäten. Wenn ein Muskelansatz am Schulterblatt druckempfindlich ist und die gleiche Stelle bei Anspannung des zugehörigen Muskels schmerzt, steht die Diagnose fest: Sehnenansatz-Entzündung. Die Druckempfindlichkeit allein begründet diese Diagnose nicht, denn es gibt viele schmerzhafte Druckpunkte, doch von den meisten spüren wir im Alltag nichts. Erst im Zusammenhang erlangen sie ihre Bedeutung als Teil einer brauchbaren Diagnose.

Was aber ist mit dem oft eindrucksvollen Röntgenbild-Befund »Hüftgelenksarthrose«, wenn gleichzeitig Schmerzen in der Hüfte vorliegen? Wenigstens hier scheint doch der Zusammenhang eindeutig. Aber auch in diesem Beispiel sollte der Weg zur Diagnose über das Röntgenbild hinausgehen. Ein Röntgenbefund lässt nur sehr schlecht Rückschlüsse auf Arthrose-Schmerzen zu, denn nicht die sichtbaren Veränderungen verursachen den Schmerz, erst die Entzündung, die sich – für das Röntgenauge unsichtbar – auf die Arthrose setzt, verursacht Schmerzen. Schmerzen in der Hüftregion können viele Ursachen haben und erfordern neben dem Patientenbericht vor allem eine exakte körperliche Untersuchung der gesamten Hüftregion und der Beckengelenke. Ich könnte noch viele solcher Beispiele anfügen.

Aufgabe des Arztes ist es, die Vorgeschichte zu erheben und nachfolgend das diagnostische Puzzle unter Einbezug aller Befunde zusammenzusetzen.

Aus Fehldiagnosen lernen

Die Patientin Frau S., 48 Jahre alt, meldet sich am Telefon. Sie habe »immer schon« Schmerzen in der rechten Hüfte, die über den Oberschenkel zum Knie und bis ins Schienbein zögen. Schon lange habe sie das Gefühl, »krumm« zu sein und merke an den Hosenbeinen, dass die Beine ungleich lang seien.

Nach der Erstuntersuchung scheint der Fall klar: Blockierung eines Kreuzbeingelenks mit Beckenverwringung, dadurch eine vorgetäuschte Differenz der Beinlängen mit Fehlbelastung des Knies durch die Störung der Statik. Die Funktionsstörung lässt sich problemlos beseitigen, die Beschwerden sind rasch rückläufig, doch der Erfolg hält nur kurz an. Mehrfach werden Rückfälle erfolgreich behandelt, bis bei erneuter Vorstellung und unveränderten Beschwerden das Kreuz frei ist. Jetzt wird klar, dass die Schmerzursache nicht nur im Kreuz liegt. Eine Probeinjektion ins Kniegelenk schafft augenblicklich Klarheit. Die fast sofortige Schmerzfreiheit spricht für eine *Arthritis*, eine Entzündung des Kniegelenks. Das Röntgenbild ergibt eine offenbar entzündlich aktivierte *Arthrose*, die den Schmerz hervorrief. Ob die durch die Blockade mit Beckenverwringung bedingte Fehlbelastung für das Entstehen der entzündlichen Reizung eine Rolle spielte, bleibt unklar.

Weniger Vorurteile und eine genauere Untersuchung hätten mich in diesem Fall schneller ans Ziel geführt und die Patientin rascher von ihren Schmerzen befreit. Hier zeigt sich, dass nicht nur die einseitig morphologische Betrachtung, sondern auch der einseitig funktionelle Blick für eine sichere Diagnostik nicht ausreicht. Funktionelle *und* morphologische Ursachen von Krankheit und Schmerz müssen in der Abklärung gleichermaßen beachtet werden.

3. MEINE WERKZEUGE

In der Therapie der Rücken- und Gelenkleiden herrscht eine verwirrende Vielfalt. Und entsprechend unterschiedlich gehen Ärzte auch in ihren Praxen vor. Allgemein anerkannte Leitlinien bei der Diagnostik und Therapie von Rücken- und Gelenkleiden sind mir – außer bei Osteoporose – nicht bekannt. Ich möchte Ihnen nun meine Art vorstellen, Rücken- und Gelenkleiden zu behandeln. Natürlich ist das nicht das einzig mögliche Konzept. Es sind meine Strategien, die sich täglich aufs Neue zu bewähren haben und die sich immer wieder ein wenig verändern.

Jeder Arzt sammelt im Laufe seiner Ausbildung und während seiner praktischen Tätigkeit »Rezepte« für die Behandlung vielfältiger Leiden. Was sich nach subjektiver Einschätzung bewährt, landet im »Werkzeugkasten«, Unbrauchbares wird ausgemustert. In den ersten Jahren ärztlicher Tätigkeit ist dieser Werkzeugkasten in einem ständigen Wandel begriffen, doch später ist das nicht mehr so. Der Griff in die Werkzeugkiste ist vertraut, die Arbeit geht rasch von der Hand. Man hat Routine. So erkläre ich mir die Beobachtung, dass es schwer ist, neue Behandlungsmethoden in der Ärzteschaft zu verankern, besonders aufwändige Methoden, die den bisherigen Rahmen zuerst einmal sprengen. Das gilt in unterschiedlicher Weise für die Manuelle Medizin wie für die Kräftigungstherapie. Die Manuelle Medizin stellt hohe Anforderungen an die Geduld des lernenden Arztes, denn es dauert Jahre, bis das nötige Fingerspitzengefühl entwickelt ist, und die für das Üben der notwendigen Fertigkeiten erforderliche Zeit muss an anderer Stelle eingespart werden.

Die Umsetzung der Kräftigungstherapie ist allerdings ohne umfangreiches Know-how ebenfalls nicht möglich. Die Ausrüstung in die eigene Praxis zu integrieren ist oft undenkbar, denn sie ist teuer und braucht viel Platz. Und so kann qualifizierte Kräftigungstherapie in der Regel nur an spezialisierte Dienstleister delegiert werden. Die Forderung nach einer besseren Versorgung von Rücken- und Gelenkleiden ist aber gleichbedeutend mit der Forderung, die eigenen Konzepte auf den Prüfstand zu stellen, Untaugliches auszusortieren, neue Elemente sorgsam auf ihre Brauchbarkeit zu prüfen und zu delegieren, was in der eigenen Praxis nicht zu verwirklichen ist.

MIT DEN HÄNDEN HEILEN

Die exakte Diagnose von Blockierungen ist schwierig und wird von zu wenigen Ärzten sicher beherrscht. An den Kliniken, wo wir unser »Handwerk« lernen, herrscht eine Kultur, die das Lernen und Üben in der Diagnostik funktioneller Störungen nicht nur erschwert, sondern sogar unmöglich macht: Die Diagnostik stützt sich dort überwiegend auf technische Untersuchungen, vor allem auf die modernen bildgebenden Verfahren wie Computertomografie und Kernspintomografie. Diese Techniken haben die Diagnostik natürlich revolutioniert: Wichtige Krankheiten können jetzt frühzeitig erkannt und behandelt werden. Funktionsstörungen wie Blockaden der Wirbelgelenke werden damit jedoch nicht erkannt und bleiben so unbeachtet. Im Gegenzug werden sichtbare Veränderungen überbewertet und begünstigen falsche Therapieentscheidungen. Letzteres ist keine Außenseitermeinung, auch renommierte Professoren kritisieren diese Entwicklungen in ihren Vorträgen, in den Lehrbüchern der Orthopädie wird mit Selbstkritik nicht gespart – ein Wandel ist dennoch nicht in Sicht.

Die Technisierung der Diagnostik in der Medizin schreitet fort. Dass körperliche Strukturen immer deutlicher abgebildet werden können, täuscht Objektivität vor. Der mit den Händen erhobene

Befund einer Bewegungsstörung kleiner oder auch großer Gelenke erscheint archaisch und überholt und ist dennoch nicht zu ersetzen. Während strukturelle Veränderungen heute immer eindruckvoller dargestellt werden, bleiben Störungen der Funktion immer häufiger im Dunkeln. Ungeübte Ärzte können die typischen Blockierungsbefunde nicht nachvollziehen, und die einfachste Reaktion auf dieses Unvermögen ist es, die Befunde in ihrer Existenz und Bedeutung zu leugnen.

Ein Beispiel, das die Folgen eines überflüssigen Expertenstreits zeigt

Bei einem Patienten mit Kreuzschmerzen, die bis in das rechte Bein strahlen, ist im MRT *(Kernspintomografie)* ein Bandscheibenvorfall sichtbar. Der Befund ist deutlich und passt von der Lokalisation zum Beschwerdebild. Der Vorfall wird operativ beseitigt, die Schmerzen bestehen jedoch fort. Das nennt man *failed-back-surgery-syndrom* – Operation misslungen. Bei genauer Untersuchung zeigt sich eine Blockierung der Kreuz-Darmbein-Gelenke mit Beckenverwringung. Nachdem die Blockade beseitigt ist, klingen die Schmerzen innerhalb weniger Tage vollständig ab.

Wer hinter diesem Beispiel eine seltene und unglückliche Ausnahme vermutet, irrt. Es kommt häufig vor, dass im Vorfeld einer Wirbelsäulen-Operation derartige Befunde nicht erhoben werden, obgleich eine harmlose Probebehandlung der Blockade rasche Klärung bringen könnte, ob die Bandscheibe oder das Blockierungsleiden die Ursache der aktuellen Schmerzen ist. Aus dem Mund zweier operativ tätiger Chefärzte, eines Wirbelsäulen-Chirurgen und eines Neurochirurgen, habe ich in öffentlichen Vorträgen gehört, dass man 50% der Bandscheibenoperationen in den vergangenen Jahren besser nicht vorgenommen hätte. Das oben genannte Beispiel liefert einen der Gründe dafür und unterstreicht mit Nachdruck die Forderung Grönemeyers, dass die »eine Seite« von der jeweils »anderen« zu lernen habe. Absurd erscheint vor der Realität des oft ernüchternden Praxisalltags die Überheblichkeit mancher Ärzte bei der Beurteilung von Methoden, deren Grundlagen sie nicht beherrschen.

Manuelle oder Chirotherapie

In der Manuellen Therapie oder Chirotherapie behandelt der Arzt Funktionsstörungen am Bewegungsapparat mit Handgrifftechniken. In erster Linie geht es darum, Gelenkblockaden zu lösen, reversible Störungen der Beweglichkeit des Gelenks also, die eingeschränkt oder ganz aufgehoben sein kann. Weit verbreitet ist der irreführende Begriff des »Einrenkens«. Ein blockiertes Gelenk ist aber nicht »ausgerenkt« und kann demzufolge auch nicht eingerenkt werden. Bei den sehr effektiven Manipulationstechniken wird ein blockiertes Gelenk vielmehr so eingestellt, dass ein kurzer Bewegungsimpuls die Sperre löst. Die effektiven klassischen Techniken, die in geübter Hand gut verträglich sind und nur sehr selten ernste Nebenwirkungen haben, werden allerdings zunehmend ersetzt durch ebenso wirksame wie sanfte Methoden. Fast alle Blockaden können heute so behutsam gelöst werden, dass eine Schädigung ganz ausgeschlossen ist. Das Heilen mit den Händen ist den Ärzten in unserer Zeit jedoch leider weitgehend abhanden gekommen. Dazu schreibt Grönemeyer in seinem Rückenbuch:

Auch eine andere Seite verbindet alle Heilsysteme dieser Welt: die Fähigkeit des Arztes, mit seinen Händen zu arbeiten. In den modernen Industriegesellschaften ist dieses essenzielle Kriterium der Diagnostik und Therapie allerdings in den vergangenen Jahrzehnten aus dem Blick geraten – sehr zum Nachteil der Medizin. Denn »behandelt« wird nur noch selten. An den Universitäten werden manuelle Fähigkeiten kaum mehr unterrichtet. Im Gesundheitssystem hat der Ärztestand die »Handarbeit« vom Zentrum in die Peripherie gedrückt und sie auf andere Gesundheitsberufe abgeschoben.

In der Therapie von Blockaden vollzieht sich ein Wandel

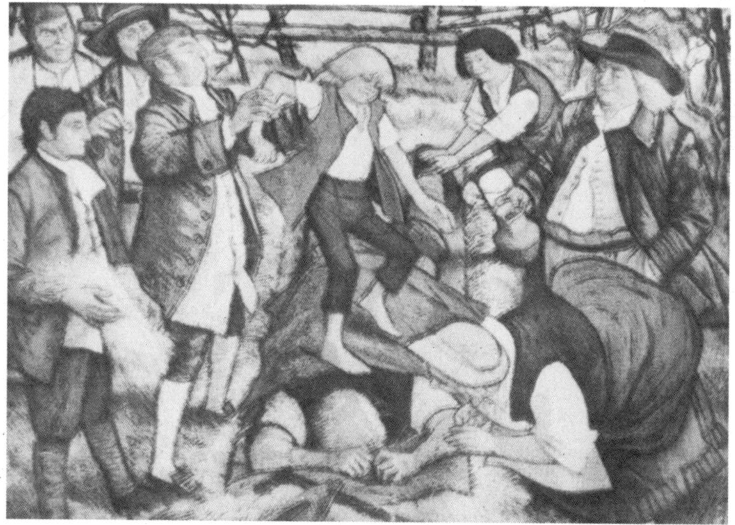

»Manuelle« Behandlung, hier ausnahmsweise mit den Füßen: Im Irland des 18. Jahrhunderts bearbeitet der siebte Sohn mit bloßen Füßen den Rücken seines Vaters. Eine derbe Decke schützt vor Verletzung. Zuspruch erhält der Bauer von seiner Frau. Ein Freund hält für die Nachbehandlung den gefüllten Bierkrug bereit. Bei Blockaden der Rippen-Wirbel-Gelenke war diese Kur sicher wirksam.

Mit dem Lösen von Blockaden allein ist es nicht getan. Werden immer nur die aktuellen Blockaden beseitigt, erzeugen wir eine kostspielige Drehtürmedizin, in der alle paar Monate die gleichen Maßnahmen zum Einsatz kommen. Die Heilung der Blockierungskrankheit ist dann ein realistisches Ziel, wenn der Chirotherapeut über seine Funktion als »Gelenk-Mechaniker« hinauswächst. Die unentbehrliche Rückfallprophylaxe gelingt durch

- Selbstmobilisierung,
- Abbau muskulärer Dysbalancen,
- Aufbau eines stabilisierenden Muskelkorsetts,
- Mobilisierungsreize beim Sport und bei Alltagsaktivitäten und
- Ausschalten übergeordneter Störungen.

»Übergeordnete Störungen« sind Blockierungen der Kopfgelenke (vom Hinterhaupt bis zum zweiten Halswirbel), Blockierungen der Kreuz-Darmbein-Gelenke, Störungen der Kiefergelenke, aktive Muskeltriggerpunkte und starke Muskeldysbalancen.

Triggerpunktbehandlung

Aktive Muskeltriggerpunkte sind Quellen chronischer oder häufig wiederkehrender Schmerzen – nicht nur am Ort der Triggerpunkte, auch in entfernten Regionen – und zugleich fördern sie Rückfälle von Gelenkblockaden. Manuelle Triggerpunktbehandlung lindert also nicht nur die aktuellen Beschwerden, sie ist oft Voraussetzung für dauerhafte Linderung oder Heilung von Schmerzen am Stütz- und Bewegungsapparat. Der Arzt sucht nach lokalen Verhärtungen in den Muskeln der Schmerzregion. Lässt sich ein lokaler oder in benachbarte Regionen ausstrahlender Schmerz auslösen, handelt es sich um »aktive« Triggerpunkte. Mit seinen Daumen, oder auch mit Hilfsmitteln, drückt der Therapeut so lange auf diese Muskelhärten, bis der Schmerz nachlässt und die Verhärtung weich wird. Schmerzlinderung stellt sich meist sehr rasch ein und ist nach einer kurzen Behandlungsserie oft anhaltend. Alternativ oder ergänzend können Triggerpunkte auch mit »Spritzen« behandelt werden.

Infiltrationstherapie

In der Infiltrationstherapie[19] werden Lokalbetäubungsmittel mit oder ohne Zusatz von Cortison eingesetzt. Eine Serie von Spritzen an gereizte Sehnenansätze und in die Triggerpunkte der Muskulatur unterbricht den Schmerzkreislauf »Verspannung – Schmerz – Verspannung«, der Selbstheilungsprozess kommt in Gang. Entspannungstechniken sowie aktive und passive Physiotherapie unterstützen die Heilung. Die Erfolge isolierter Infiltrationstherapien überzeugen nicht, denn zum Teil werden lange bestehende Schmerzen zwar mit einer oder wenigen Injektionen beseitigt, sie kehren allerdings immer wieder zurück … bis der Patient resigniert.

19 »Therapeutische Lokalanästhesie« (TLA) ist der Fachbegriff für Infiltrationstherapien, wie sie der Autor verwendet

»Spritzen« beseitigen quälende Schmerzen zwar sehr rasch, aber heilen können sie nicht. Sie bereiten nur den Weg für die eigentliche Therapie. Und auch hier gilt: Kräftigungstherapie ist nach Infiltrationstherapie gut verträglich und entsprechend wirksam. Die künstlich herbeigeführte »Ruhe in dem erkrankten Bereich« wird für den produktiven Aufbau von Substanz genutzt. Muskeln können sich entspannen und werden stärker, Sehnen und Sehnenansätze belastbarer und Muskeldysbalancen abgebaut.

Zwei Beispiele zeigen das Zusammenspiel von Spritzen mit Manueller Therapie und Kräftigungsmedizin

Regelmäßig werden in orthopädischen Praxen Injektionen an den großen Rollhügel in der seitlichen Hüftregion durchgeführt. Dort setzen starke Muskeln an, und ein Schleimbeutel dient als das Gleitpolster zwischen Knochenhöcker und Sehnen. Die Injektionen sollten schmerzhafte Entzündungen dieser Sehnenansätze abklingen lassen. In der Manuellen Medizin ist bekannt, dass solche Entzündungen der Rollhügel oft von Blockaden der Kreuzbeingelenke mit Beckenverwringung begleitet sind. Löst man die verklemmten Gelenke, kann die Reizung der Muskelansätze von ganz allein abklingen. Das stellt zugleich die beste Rückfallprophylaxe dar.

Beim Tennisellbogen sind Rückfälle mit alleinigen Infiltrationen vorprogrammiert, doch die Kombination aus Infiltration und nachfolgender Kräftigungstherapie führt fast immer zur Heilung.

Manuelle Medizin und Kräftigungsmedizin gehen an die Wurzeln vieler Leiden, Infiltrationen erreichen nur die Ausläufer dieser Wurzeln und können außerdem in vielen Fällen durch andere Techniken wie Triggerpunktbehandlungen, Tape-Verbände und weitere Behandlungstechniken aus der Physiotherapie und der Osteopathie ersetzt werden. Infiltrationen mit Lokalbetäubungsmitteln mit oder ohne Cortison sollten als ultima ratio erst dann eingesetzt werden, wenn schonende Behandlungsoptionen ausgeschöpft sind und der gewünschte Erfolg ausbleibt.

MEDIZINISCHE KRÄFTIGUNGSTHERAPIE

Das Herzstück meines Behandlungskonzepts ist die Medizinische Kräftigungstherapie. Sie heilt schwere und schwerste Leiden der Wirbelsäule, ihr Erfolg ist fast immer anhaltend: An der Halswirbelsäule liegen die Erfolge bei 70%, an der Lendenwirbelsäule bei über 80% der Fälle. Diese Zahlen sind eine Herausforderung für die etablierte Medizin, die zu Recht auf die noch ungenügenden wissenschaftlichen Belege verweist. Doch für den eindeutigen Nachweis der Wirksamkeit brauchen wir die Zusammenarbeit mit Universitäten. Die Methode stellt sich gern einer strengen wissenschaftlichen Prüfung. Die tägliche Erfahrung in der Praxis stimmt jedoch mit den vorhandenen wissenschaftlichen Daten überein, sodass ich die Medizinische Kräftigungstherapie (MKT) guten Gewissens empfehlen kann.

Anforderungen an Therapiemaschinen

Was eine Trainingsmaschine können sollte, haben Sie in Teil II, Kapitel 4, »Kieser Training« (Seite 99 ff.) erfahren. An die Therapiemaschinen werden wegen der damit zu behandelnden Krankheitsbilder besonders hohe Ansprüche gestellt. Bei den am häufigsten eingesetzten Maschinen »MedX-LE« für die Therapie von Krankheiten der Lendenwirbelsäule und »MedX-CE« für die Behandlung von Erkrankungen der Halswirbelsäule wirken folgende Prinzipien zur Optimierung von Wirkung und Verträglichkeit:

- Der Bewegungsarm der Maschine wird durch ein Gegengewicht ausgeglichen, die bewegte Körpermasse wird gemessen und durch ein fein austariertes Gegengewicht im Bewegungsablauf neutralisiert. Im Zustand annähernder Schwerelosigkeit setzen sich nur die berechneten Kräfte als Trainingswiderstand der Bewegung entgegen.

- Der ROM *(Range of Motion)* wird exakt ermittelt und in jeder Sitzung genau reproduziert. Dem messen wir vor allem an der sehr beweglichen und empfindlichen Halswirbelsäule Bedeutung bei. Bei Schädigung der Halswirbelsäule ist ein Training in der MedX- CE über den vollen ROM von 126° weder sinnvoll noch möglich. Die vom Arzt oder Physiotherapeuten angeordneten Einschränkungen können durch den präzisen Einstellmechanismus in jeder Sitzung genau umgesetzt werden. Das dient der Verträglichkeit und der Sicherheit der Trainingstherapie. In ähnlicher Weise gilt das für schwere Schädigungen der Lendenwirbelsäule an der MedX-LE.
- Bei jeder Bewegung, auch in der Trainingsmaschine, beginnt die Bewegung mit einer Beschleunigung, ihr folgt ein Plateau gleichbleibender Geschwindigkeit, dann folgt die Bremsphase, die abrupt in die erneute Beschleunigung übergeht. Die bei diesem Zyklus auf den Körper einwirkenden Kräfte stellen unerwünschte Belastungen dar, die durch ausgefeilte Technik auf ein Minimum reduziert werden können. Durch Umsetzung (Flaschenzugprinzip) gelingt es, die Bewegung des Gewichtsblocks auf ein Minimum zu reduzieren. An der MedX-CE verbleiben wenige Zentimeter, sodass Beschleunigungs- und Bremskräfte gegen Null gehen. An einer »Lat-Zug-Maschine« (für den breiten Rückenmuskel, *Latissimus)* beträgt der Hub jedoch fast einen Meter! So weit klaffen Trainingstechnologien auseinander.

Die Medizinische Kräftigungstherapie ist keine Erfindung von Werner Kieser. Dieses Behandlungsverfahren wurde an der Universität von Florida von 1972 bis 1985 entwickelt. Ausgangspunkt war die Frage, welche Rolle die tiefen Rückenstreckmuskeln für den chronischen Rückenschmerz spielen. Die Forscher hatten viele Hürden zu nehmen, denn damals stand noch kein Messverfahren für eine isolierte Kraftmessung der Rückenstrecker zur Verfügung, es konnte nur die globale Kraft aller an der Rumpfaufrichtung beteiligten Muskeln gemessen werden. Zusammen mit den Lendenstreckern sind dafür die oberflächlichen Rückenmuskeln, die Gesäßmuskeln und die hinteren Beinmuskeln aktiv.

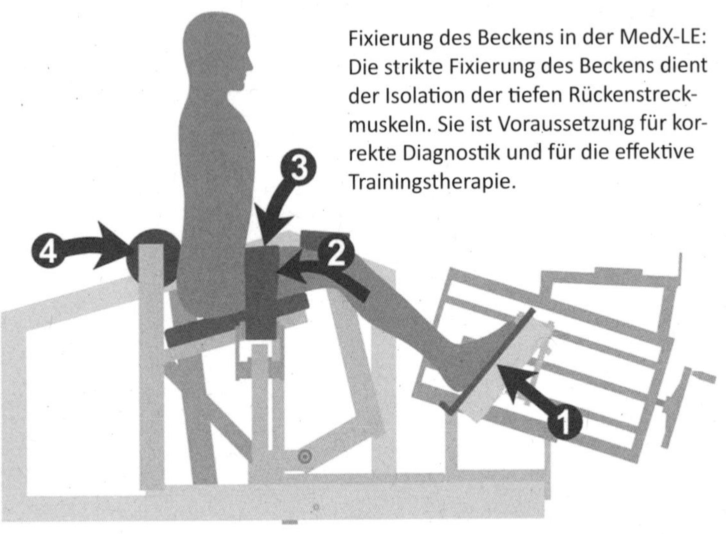

Fixierung des Beckens in der MedX-LE: Die strikte Fixierung des Beckens dient der Isolation der tiefen Rückenstreckmuskeln. Sie ist Voraussetzung für korrekte Diagnostik und für die effektive Trainingstherapie.

Da die »Hilfsmuskeln« viel stärker sind als die Lendenstrecker, ist die Aussage solcher Messungen – die bis heute praktiziert werden – gleich Null. Mit einer in fünfzehnjähriger Forschungsarbeit entwickelten Messapparatur entstand eine Diagnose- und Therapiemaschine, die die isolierte Kraft der Rückenstrecker winkelbezogen misst und so die Kraftkurve ermittelt. Das gelingt nur, wenn alle Hilfsmuskeln »ausgeschaltet« sind. Sollen die Rückenstrecker isoliert getestet oder trainiert werden, muss man das Becken fixieren. Steht das Becken still, können die Hilfsmuskeln sich zwar anspannen, sind aber an der Bewegungsausführung nicht beteiligt. Ein großer Teil der Technik an dieser ungewöhnlichen Trainingsmaschine dient der sicheren und zugleich schonenden Fixierung des Beckens. Die Lendenstrecker sind dann nicht nur messtechnisch gut erreichbar. Führen diese Muskeln die Bewegung allein aus, so erhalten sie den ganzen Trainingsreiz und sind hervorragend trainierbar. Studien aus den USA zeigen, dass bei Patienten mit chronischen Rückenschmerzen die Kraft der Lendenstrecker im Durchschnitt um 50% vermindert ist. Schwache Muskeln sind gut trainierbar, doch wenn sie im Training bei Hantelübungen oder in schlechten Trainingsmaschinen nicht isoliert werden, übernehmen die Hilfsmuskeln die

Isolation der Rückenstrecker. Bei fixiertem Becken ist beim Gesunden die Beweglichkeit für Beugung und Streckung auf 72° eingeschränkt. Die Rückenstrecker werden isoliert und damit sehr effektiv trainiert. Ohne Fixierung beträgt der Bewegungsumfang aus voller Beugung bis in die vollständige Streckung 182°.

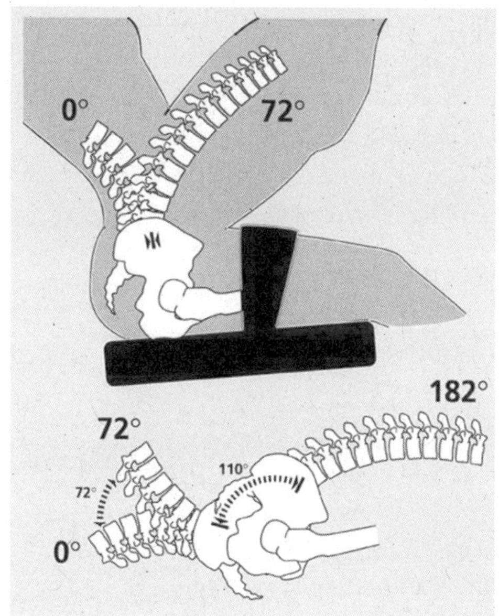

meiste Arbeit. Die Lendenstrecker »verstecken« sich hinter ihnen und bleiben so schwach wie zuvor. Die Forscher der Universität von Florida konnten nicht nur das Kraftdefizit bei Schmerzpatienten

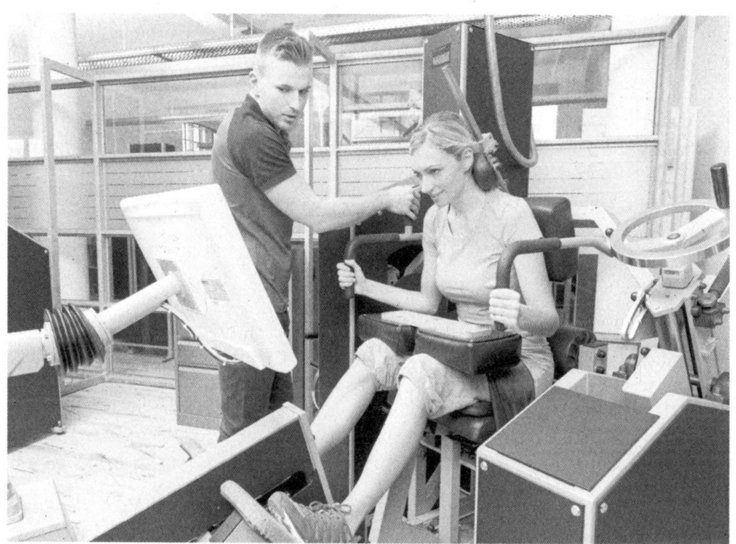

Diagnose- und Therapiemaschine MedX-LE

nachweisen. Sie zeigten, dass nicht nur das Kraftniveau zu schlecht ist, auch der Verlauf der Kraftkurven weicht bei Schmerzpatienten oft von der Norm ab: Während bei gebeugter Wirbelsäule häufig eine relativ gute Kraft der Streckmuskeln nachweisbar ist, fällt diese bei zunehmender Aufrichtung ab und entfernt sich immer weiter von der Normkurve.

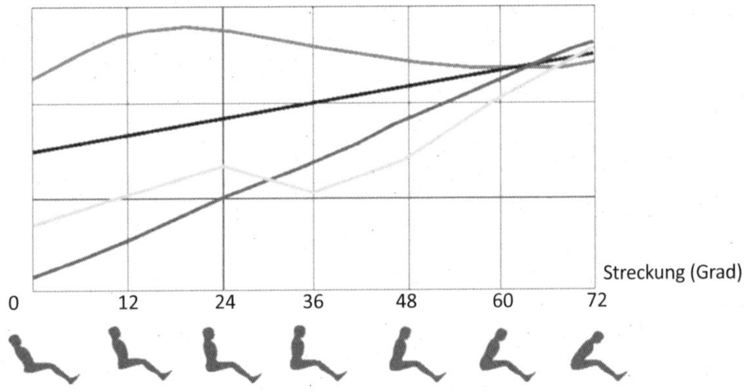

Kraftkurven isolierter Rückenstreckmuskeln. Die Kraftkurve des Rückenstreckers ergibt sich, bei normaler Beweglichkeit, aus sieben Messpunkten, beginnend in voller Beugung (72°), dann alle 12° bis zur vollen Streckung (0°). Beim gesunden Muskel fällt die Kurve linear im Verhältnis 1,4 : 1 von der Beugung zur Streckung ab. Die beiden unter der Normkurve liegenden Kurven zeigen den für Schmerzpatienten typischen Abfall der Kraft mit zunehmender Aufrichtung der Wirbelsäule. Die über der Norm liegende Kurve ist ein Kuriosum: sie gehört zu einem ambitionierten Wasserskisportler und zeigt die Anpassungsfähigkeit der Muskulatur an besondere Belastungsformen.

Gerade in der aufrechten Position brauchen wir aber Kraft und Kraftausdauer, um die Wirbelsäule zu stabilisieren. Analog zur Maschine für die Lendenwirbelsäule (MedX-LE) wurde eine Trainingsmaschine für die tiefen Nackenstrecker (MedX-CE) entwickelt. Sie folgt den gleichen Prinzipien und bewährt sich in der Praxis bei chronischen Nackenschmerzen unterschiedlicher Ursache und bei chronischem Spannungskopfschmerz. Frau Dr. Kieser gründete mit dieser neuen Methode 1990 in Zürich die erste europäische Praxis für Medizinische Kräftigungstherapie. Von hier aus verbreitete sich die MKT auch über ganz Deutschland und ist jetzt dabei, die Welt zu erobern.

Die Therapie ist auch im frühen Jugendalter gut durchführbar, der Patient sollte jedoch größer als 150 Zentimeter sein. Nach oben gibt es keine Altersgrenze, soweit Allgemeinerkrankungen die Therapie zulassen und der Patient zur Kooperation bereit ist. Oft sind die Erfolge bei lang dauernder und schwerer Krankheit besonders eindrucksvoll. Das erklärt sich durch den bei diesen Patienten meist

Angezeigt ist Medizinische Kräftigungstherapie bei

- chronischen Nackenschmerzen mit oder ohne Ausstrahlung in die Arme;
- chronischen Kreuzschmerzen mit oder ohne Ausstrahlung in die Beine;
- Instabilität durch Höhenminderung der Bandscheiben infolge Degeneration oder nach Bandscheiben-Operation;
- Instabilität bei Wirbelgleiten;
- schwere degenerative Veränderungen der Wirbelsäule, zum Beispiel Verengung des Rückenmarkskanals, Verengung der Nervenaustrittslöcher durch Verdickung der Wirbelgelenke bei Arthrose;
- Instabilität nach Verletzung (sofern keine Operation erforderlich ist);
- Schleudertrauma der Halswirbelsäule nach der Akutphase;
- Hypermobilität insbesondere der Halswirbelsäule, oft mit Blockierungsneigung;
- *Skoliosen* (Verkrümmung der Wirbelsäule mit Abweichung zur Seite, häufig kombiniert mit Verdrehung von Wirbelkörpern und Teilversteifung);
- *Kyphosen* (krankhaft vermehrter Rundrücken);
- fortgeschrittene oder manifeste *Osteoporose*[20], sofern keine Kontraindikation vorliegt.

20 Zur Prävention der Osteoporose bei leichter Minderung der Knochendichte *(Osteopenie)* ist ein gesundheitsorientiertes Krafttraining ausreichend.

besonders ausgeprägten Muskelschwund, und dieser erklärt sich nicht nur durch Schmerz; ängstlicher Rückzug, Niedergeschlagenheit, schlechtes Selbstwertgefühl und falsche Behandlungskonzepte tragen ebenfalls zum muskulären Verfall bei und verschlimmern die Krankheit.

Medizinische Kräftigungstherapie darf bei folgenden Krankheiten oder Krankheitsphasen nicht eingesetzt werden:

- bei frischem Bandscheibenvorfall (BSV) bis zur 6. Woche nach dem Ereignis;
- fortschreitenden Nervenausfällen, zum Beispiel Lähmungen beim Bandscheibenvorfall;
- frischem oder nicht vollständig ausgeheiltem Wirbelbruch bei *Osteoporose*;
- Tumoren oder Metastasen, die einen Wirbelbruch begünstigen können;
- nicht ausreichend behandeltem Bluthochdruck;
- krankhafter Erweiterung der Hauptschlagadern (*Aortenaneurysma*);
- Verengung der Herzkranzgefäße mit instabiler *Angina pectoris;*
- Becken- und Beinvenenthrombose;
- schlechtem Allgemeinzustand mit unklarer Ursache.

Diese Liste ist nicht vollständig, da nach ärztlicher Abwägung im Einzelfall auch andere krankhafte Zustände als Gegenanzeigen für eine Medizinische Kräftigungstherapie anzusehen sind.

Der Behandlungsplan erfolgt mit dem Ziel einer zuverlässigen Qualitätssicherung nach strengen Leitlinien: Nach einer umfassenden Eingangsuntersuchung stellt der Arzt die Indikation und erstellt den Behandlungsplan. Anweisungen an die Therapeuten werden schriftlich fixiert, jede Sitzung protokolliert. Wenn es angezeigt ist, wird bei der ersten Sitzung ein Probetest durchgeführt. Er dient der Gewöhnung an den Testablauf und lässt meist erkennen, ob der Patient die für den zweiten Behandlungstag geplante Muskelfunktionsanalyse verträgt. Das Testergebnis ergänzt die Diagnostik und ist Grundlage für die Verlaufsbeurteilung. Danach wird bei anfangs zwei, später oft nur einer Therapiesitzung pro Woche das Trainingsgewicht gesteigert, um einen größtmöglichen Muskelaufbau und eine gute Funktion der Wirbelgelenke zu erreichen. Trainiert wird nur im schmerzfreien Bewegungsbereich. Die Verträglichkeit wird vor jeder Behandlung im Gespräch zwischen Patient und Therapeut geprüft. Hier wird offensichtlich: Die Medizinische Kräftigungstherapie steht und fällt mit der Bereitschaft der Patienten zur Mitarbeit und mit einer guten Kommunikation zwischen Patient, Therapeut und Arzt.

Die Ziele der Kräftigungstherapie

Je nach Befunden, Vorgeschichte, Risiken und Verlauf sind 12 bis 25 Sitzungen ausreichend, um folgende Ziele zu erreichen:

- Linderung oder Beseitigung der Beschwerden,
- Normalisierung von Kraftkurve und Kraftniveau,
- Verträglichkeit für das nachfolgende Erhaltungstraining,
- Belastbarkeit für übliche Beanspruchungen in Beruf und Freizeit.

Die geringe Anzahl von Therapiesitzungen bei einer meist eindrucksvollen Verbesserung der Kraftkurve zeigt, wie wirksam das Training unter optimierten Bedingungen ist. Die Qualität der Therapiemaschinen spielt dabei eine zentrale Rolle, denn mit üblicher Trainingstechnologie sind in so kurzer Zeit keine derartigen Fortschritte möglich.

Gelegentlich sind allerdings ergänzende Therapiemaßnahmen erforderlich, entweder um Beschwerden zu lindern, häufiger aber, um »Therapie-Hindernisse« aus dem Weg zu räumen – das sind an der Halswirbelsäule aktive Muskeltriggerpunkte, schmerzhafte Verspannungen und Verkürzungen der Muskulatur, Ansatzreizungen der Nackenmuskeln am Hinterhaupt und am Schulterblatt sowie Blockierungen. An der Lende sind es vor allem Blockierungen der unteren Wirbelgelenke und der Kreuz-Darmbein-Gelenke (ISG). Sie können den Therapieerfolg verhindern. Werden sie dauerhaft beseitigt, ist die Verträglichkeit meist gesichert.

Ob die Therapie erfolgreich war, wird in der Abschlussuntersuchung bewertet, danach wird das weitere Vorgehen besprochen. Die wichtigste Aufgabe der medizinischen Fachperson im Abschlussgespräch ist es, die Patientin oder den Patienten nach erfolgreicher Trainingstherapie für das nötige Erhaltungstraining zu motivieren, denn ohne weiteres Training schwindet ein guter Teil der hart erarbeiteten Kraft innerhalb weniger Monate. Die Stabilisierung ist gefährdet, und das alte Leiden kann erneut auftreten.

In unserem zivilisierten Alltag fehlen die Reize, die der Körper für eine einwandfreie Funktion benötigt. Diese ersetzen wir durch das Erhaltungstraining. Hier kommt uns die Physiologie von Muskeln und Knochen entgegen: Während des Aufbaus von Substanz sind die Anforderungen an Trainingsintensität und Trainingshäufigkeit hoch. Für die Erhaltung reicht als biologisch wirksamer Reiz nicht nur eine reduzierte Intensität, sondern auch eine geringere Häufigkeit. In der Regel lässt sich mit einem Training in der Woche der in der Therapie errungene Erfolg über eine lange Zeit erhalten.

4. HÄUFIGE KRANKHEITEN UND IHRE BEHANDLUNG

In diesem Kapitel stelle ich Ihnen nun häufige Störungen und Krankheiten des Halte- und Bewegungsapparats vor. Neben Ursachen und Krankheitszeichen wird die aus meiner ärztlichen Perspektive sinnvolle Behandlung dieser Krankheiten erklärt. Eine vollständige Übersicht über die orthopädischen Krankheitsbilder würde den Rahmen des Buches allerdings sprengen. Ich lege den Schwerpunkt auf häufig auftretende Leiden, bei denen (zunächst) nicht operiert werden muss und bei denen sich die Kombination aus Manueller Medizin und Kräftigungstherapie besonders bewährt hat.

»UNSPEZIFISCHE« RÜCKENLEIDEN

Unspezifische Rückenleiden gibt es nicht. Einem Schmerz, einer Dysfunktion liegen immer körperliche oder psychische Befunde zu Grunde. Gelingt es nicht, diese genau zu fassen, sprechen die Ärzte von »unspezifisch« oder beschränken sich auf die Beschreibung von Krankheitszeichen. Eine präzise Diagnose ist allerdings möglich, wenn alle Möglichkeiten ärztlicher Diagnostik genutzt werden: die exakte Beschreibung durch den Patienten, die differenzierte körperliche Untersuchung und, soweit erforderlich, technische Untersuchungen wie Laborwerte, Röntgenbilder, Computertomografie und Kernspintomografie.

Selbst der mit diesen Mitteln nicht aufzuklärende Rest von Rückenbeschwerden ist nicht wirklich »unspezifisch«, sondern eher

»von der Ursache her aktuell ungeklärt«. Wenn eine Krankheit, ein Schmerz, eine Gebrauchsstörung unklar ist, sollte das eigentlich den Ehrgeiz des Arztes anstacheln, den Ursachen auf den Grund zu gehen. Mit dieser aus praktischer Erfahrung gefestigten Meinung stelle ich mich gegen die Lehrmeinung: Laut Prof. D. Riede[21] von der Universität Halle-Wittenberg sind 94% aller Kreuzschmerzen »unspezifisch«. Hier zeigt sich der tiefe Graben zu einer Schulorthopädie, die sich den Erkenntnissen der Manuellen Medizin verschließt. Die überwiegende Mehrzahl von Rückenbeschwerden ist in der großen Vielfalt funktioneller Störungen des Stütz- und Bewegungsapparats begründet. Diese sind natürlich mit keinem technischen Verfahren zu ergründen. Sie erschließen sich dem in Manueller Therapie erfahrenen Arzt durch die körperliche Untersuchung.

DER »ISCHIAS«

Als »Ischias« wird im Volksmund der Kreuzschmerz mit Ausstrahlung ins Gesäß oder in die Beine bezeichnet. Der Begriff wird von dem der *Ischialgie* abgeleitet und bedeutet »Schmerz im Versorgungsgebiet des Ischiasnervs«. Eine *Ischialgie* entsteht durch Druck auf den Nerv, dieser Druck entsteht dort, wo die Rückenmarksnerven aus der Wirbelsäule austreten. Diesen Schmerz spürt man nicht am Ort der tatsächlichen Schädigung, sondern in seinem Versorgungsgebiet, das ist der Bereich, aus dem der zuständige Nerv Meldungen in Richtung Rückenmark und Gehirn sendet. Der Druck auf den Nerv kann auch von einem stark verspannten und verhärteten Muskel im Gesäß ausgehen: Der birnenförmige Muskel *(M. piriformis)* sitzt direkt auf dem Ischiasnerv und kann die Nervenfasern reizen. Häufiger als auf eine echte *Ischialgie* treffen wir auf Ausstrahlungsschmerzen, die einer echten *Ischialgie* ähnlich sind. Sie werden nahezu ausschließlich durch Blockierungen der Kreuz-Darmbein-Gelenke *(Iliosakral-Gelenke)* verursacht. Diese Blockierungen ge-

21 D. Riede (Martin-Luther-Universität, Halle-Wittenberg): »Irrungen und Verirrungen an Rückenpatienten«, in: Leitlinien zum modernen Rückenmanagement. W. Zuckerschwerdt Verlag, 2001, Seite 4–13

hen fast immer mit einer Verwringung des Beckens einher. Dadurch werden zahlreiche Strukturen des Beckenrings und der Beckenweichteile gereizt und die Bänder des Beckens überlastet. »Ischias« ist also keine Diagnose, sondern beschreibt einen Schmerz, der vom Kreuz ins Gesäß, in die Hüftregion oder in das Bein zieht. Kreuz- oder Rückenschmerzen können dabei auch ganz fehlen.

MUSKELSCHMERZEN UND SEHNENANSATZSCHMERZEN

Sie haben in der Medizin viele Namen, die allerdings mehr Verwirrung als Klarheit stiften. Besonders unzutreffend ist die immer noch gebräuchliche Bezeichnung »Weichteilrheuma«. Durch diesen falschen Begriff werden harmlose Überlastungsstörungen in die Nähe von echten rheumatischen Krankheiten gerückt, mit denen sie nichts zu tun haben. Aktuell gebräuchlich sind »*Myofasziale* Schmerzsyndrome« und *Myotendopathien*. Diese Unterscheidung ist für den Alltagsgebrauch sinnvoll, da sich praktische Konsequenzen für die Behandlung ableiten lassen.

Myofasziale Schmerzsyndrome sind Muskelschmerzen. Sie entstehen durch Überlastung, durch Fehlbeanspruchung und durch eine ängstliche Grundhaltung, die oft mit Muskelverspannung einhergeht. Schmerzhafte »Triggerpunkte« sind typisch und können eine Schmerzausstrahlung in benachbarte Bereiche verursachen. Sie kommen in fast allen Muskeln vor, sehr oft in der Muskulatur des Nackens und des Schultergürtels. Trapezmuskel und Schulterblattheber sind besonders häufig betroffen. Unbehandelt wird der Schmerz oft chronisch. Mit manuellen Triggerpunktbehandlungen, mit Dehntechniken und gezielten Infiltrationen lassen sich akute Beschwerden lindern. Fazienmassagen und Faszienübungen und Entspannungstechniken wie Autogenes Training oder Progressive Muskelrelaxation nach Jakobson unterstützen die Therapie, eine Heilung gelingt damit jedoch selten. Diese erreichen wir nach dem Abklingen akuter Beschwerden durch Kräftigungstherapie. Der intensiven Anspannung im Krafttraining folgt beim gesunden Muskel die Entspannung. Das nutzen wir auch für den kranken Muskel. Es gelingt, wenn wir die passende Reizstärke wählen. Wie in der medikamentösen Therapie kommt es auch beim Krafttraining auf die richtige Dosierung an.

Bei *Myotendopathien* haben die Schmerzen ihren Ursprung im Übergang von Muskel-Sehne-Sehnenansatz am Knochen. Sie werden auch als »Muskel- oder Sehnenansatzentzündungen« *(Insertionstendopathien)* bezeichnet. In diese Gruppe gehört der »Tennis-Ellbogen« ebenso wie der sehr häufige Spannungskopfschmerz.

CHRONISCHE SPANNUNGSKOPFSCHMERZEN

Spannungskopfschmerz ist die häufigste Kopfschmerzart. Ausgehend von Nackenmuskelverspannungen werden die Muskel-Sehnen-Ansätze am Hinterhaupt gereizt. Diese sind die Quellpunkte oder *Triggerpunkte* für die in den Kopf, ins Gesicht oder in die Ohrgegend strahlenden Schmerzen. Der Patient spürt Schmerzen im Nacken und am Hinterhaupt, teils mit eingeschränkter Beweglichkeit der Halswirbelsäule. Der Zusammenhang zwischen Nacken- und Kopfschmerz ist meist, aber nicht immer, offenkundig. Recht häufig und schwerer zu diagnostizieren sind Schmerzen identischer Ursache, die zu den Ohren, zur Schläfenregion, in die Jochbeine, in die Augenhöhlen und in die Stirn ausstrahlen. Gelegentlich begleitet ein wechselhafter, diffuser Schwindel das Bild. Vor einer manualmedizinischen oder orthopädischen Behandlung werden diese Patienten häufig vom HNO-Arzt, vom Zahnarzt, vom Neurologen und vom Augenarzt untersucht, jeweils mit unauffälligem Befund.

Der Arzt findet verspannte, verkürzte und druckempfindliche Nackenmuskeln, meist mit aktiven Triggerpunkten. Die Muskelansätze am Hinterhaupt sind stark schmerzhaft. Wenn sich durch Druck auf diese lokalen Schmerzpunkte eine Ausstrahlung in den vom Patienten beschriebenen Schmerzbereich auslösen lässt, ist der Typus »Spannungskopfschmerz« bewiesen. Andernfalls klärt eine lokale Infiltration der Muskelansatz-Bereiche mit einem

Lokalbetäubungsmittel die Frage, ob ein Spannungskopfschmerz vorliegt oder nicht: Lassen sich die Beschwerden auf diese Weise für Stunden bis einige Tage beseitigen, ist der Verdacht bestätigt.

Bei der Behandlung werden zuerst durch manuelle Triggerpunktbehandlungen, durch Tape-Verbände oder lokale Infiltrationen die Quellpunkte des Spannungskopfschmerzes ausgeschaltet: in dieser »künstlichen Ruhe« setzt die Kräftigungstherapie ein. Anfangs verfolgt sie das Ziel, die Spannung der Muskeln herabzusetzen und verkürzte Muskeln (Trapezmuskeln und Schulterblattheber) zu dehnen. Bei guter Verträglichkeit werden die Trainingsgewichte gesteigert, um eine gute statische und dynamische Stabilisierung zu erreichen. Bei Verkürzung der Nackenmuskeln lassen sich fast immer Blockierungen der Halswirbelsäulengelenke nachweisen.

CHRONISCHE NACKENSCHMERZEN

Blockaden sind meist nicht direkt verantwortlich für chronische Nackenschmerzen; die Blockaden sind vielmehr die Folge der krankhaften Veränderungen in der Muskulatur. Die verspannten und mit Triggerpunkten durchsetzten Muskeln stauchen die Gelenke ineinander, bis es zur Blockade kommt. Löst man die Blockaden, ohne die aktiven Triggerpunkte und die Dysbalancen zu beseitigen, sind Rückfälle unvermeidlich. Bei jungen Patientinnen und Patienten lösen sich Blockaden oft nach sechs bis zwölf Sitzungen in der Kräftigungstherapie spontan. Maßnahmen wie Fango und Massagen können an der richtigen Stelle ebenfalls gute Wirkung entfalten, die Heilung gelingt dann mit Kräftigungstherapie. Sie beseitigt langfristig Verspannungen und Verkürzungen ebenso wie muskuläre Schwäche. Nicht selten gelingt die Kräftigungstherapie auch ohne jede Vorbehandlung.

DER HANDY-NACKEN

Mehr als drei Stunden pro Tag sind Handy-Nutzer unter 30 pro Tag online. Der Kopf zieht – oder besser zerrt – nach einer Studie des New Yorker Wirbelsäulenchirurgen Kenneth Hansraj in der typischen, 45 bis 60° vorgeneigten Haltung mit bis zu 27 Kilogramm an der Halswirbelsäule. Anfangs wiederkehrende, später oft anhaltende Nacken- und Kopfschmerzen, teils mit Bewegungseinschränkungen infolge begleitender Halswirbelblockaden, sind die Folge. Wie stark sich diese Fehlbelastung auswirkt, haben australische Forscher 2016 in einer Studie nachgewiesen: Durch ständigen Muskelzug an den Hinterhauptknochen entstehen Knochenwucherungen oft über 20 Millimeter, im Extremfall bis zu 35 Millimeter messend. Diese »Osteophyten« belegen eindrucksvoll, dass schon die durchschnittliche Handynutzung ein ernsthaftes gesundheitliches Problem darstellt. Die wichtigsten Ratschläge laufen meist ins Leere: Weniger Onlinezeiten, den Kopf nicht so stark neigen, die Tablet- oder Handynutzung öfter unterbrechen, den Kopf zwischendurch in alle Richtungen bewegen, auf eine aufrechte Haltung von Rücken und Schultern achten. Abgesehen davon unterscheidet sich die Behandlung nicht von der bei Nackenschmerzen anderer Ursachen: Triggerpunkte auflösen, Muskeldysbalancen korrigieren, die Haltung verbessern und die intensive Kräftigung insbesondere der tiefen Nackenmuskeln.

FIBROMYALGIESYNDROM

Die Ursache des Fibromyalgiesyndroms ist bis heute ungeklärt, doch es ist charakterisiert durch allgemeine Muskel- und Muskelansatzschmerzen. Typisch sind sogenannte *Tenderpoints*, Druckpunkte am Übergang von den Muskeln zu den Sehnen. Depressive Symptome, rasche allgemeine und muskuläre Ermüdbarkeit und Morgensteifigkeit begleiten das chronische und sehr schwer zu behandelnde Leiden. Die übliche Physiotherapie und Infiltrationen sind ohne gesicherten Nutzen, doch Kräftigungstherapie nimmt im Behandlungskonzept eine wichtige Stellung ein, da sie der drohenden »Dekonditionierung«, dem Kraft- und Konditionsverlust mit zunehmend geringerer Belastbarkeit, entgegenwirkt: Eingestiegen wird mit geringer bis mittlerer Intensität, die langsam gesteigert wird. Dass das Training häufig verändert werden muss (die Trainingsgewichte und der Bewegungsumfang werden laufend angepasst), fordert Therapeuten, Trainer und Patienten. Gute Aufklärung und sorgsame Überwachung des Trainingsverlaufs sind Voraussetzung dafür, dass die Betroffenen langfristig effektiv mitarbeiten können. Bei guter Zusammenarbeit sind erfreuliche und anhaltende Besserungen möglich.

FUNKTIONELLE STÖRUNGEN DER WIRBELSÄULE

Blockierung der Kreuz-Darmbein-Gelenke

Synonyme: *Iliosakral*-Gelenkblockade (ISG-Blockade), SIG-Blockade

Der Patient, die Patientin erzählt von meist lange bestehenden und stark wechselnden Schmerzen im Kreuz, in den Hüften, im Gesäß, in den Leisten, teils auch mit Ausstrahlung in die Beine. Häufig ist die Nachtruhe gestört. Morgens beim Aufstehen, besonders nach langer Bettruhe am Wochenende, ist das Kreuz steif und schmerzt, bis nach dem Aufstehen die gestörten Gelenke »eingelaufen« sind. Langes Stehen oder Sitzen, insbesondere bei langen Autofahrten, verschlimmert, langsames Gehen ist oft auch schmerzhaft (etwa beim Stadtbummel), während flotte Bewegung fast immer gut tut. Hochgradig verdächtig weist es auf eine ISG-Blockade hin, wenn gleichzeitige Kreuz- und Leistenschmerzen oder Kreuz- und seitliche Hüftschmerzen oder Kreuz- und Gesäßschmerzen auftreten. Bei Frauen beginnen die Beschwerden oft »mit dem ersten Kind«, da die Blockierungsneigung während der Schwangerschaft erhöht ist, und kommen nie mehr richtig zur Ruhe. Ein buntes Bild: Die ISG-Blockierung ist ein Chamäleon der Medizin.

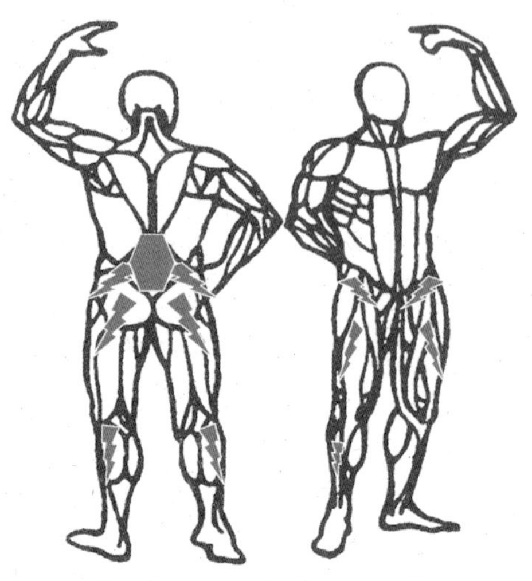
Schmerzlokalisation und Schmerzausstrahlung bei ISG-Blockierung mit Beckenverwringung

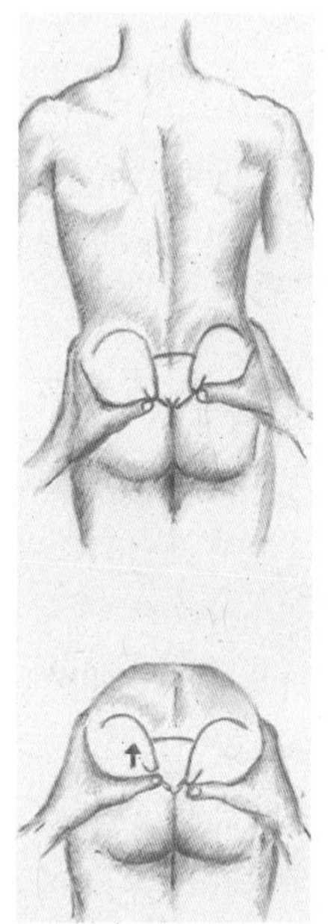
Vorlaufphänomen bei ISG-Blockierung

Der Arzt findet bei der Untersuchung im Stehen ein »positives Vorlaufphänomen« (Erklärung folgt im nächsten Absatz), im Liegen eine »variable Beinlängendifferenz«. In Bauchlage prüft er die Gelenkbeweglichkeit. Während direkte Prüfung und »Vorlauf« viel Erfahrung brauchen, damit man zuverlässige Resultate erhält, ist die Prüfung der Beinlängen im Sitzen und Liegen leicht durchführbar und so aussagekräftig, dass sich allein daraus ein gut begründeter Verdacht auf eine ISG-Blockade ableitet.

Der »Vorlauf« beruht auf einem sogenannten Mitnehmereffekt: Beugen wir uns nach vorn, wird ein Wirbel nach dem anderen abgerollt. Wenn die Bänder zum jeweils nachfolgenden Wirbel straff sind, folgt dieser der Bewegung. Das geschieht gleichzeitig, wenn die Gelenke beidseits frei beweglich sind. Ist eine Seite blockiert, geht das betroffene Gelenk sofort mit und erzeugt eben einen gut sichtbaren »Vorlauf«.

Bei der »variablen Beinlängendifferenz« werden die unterschiedlichen Beinlängen im Liegen und Sitzen geprüft. Dieses Phänomen ist auf den ersten Blick verblüffend, erklärt sich jedoch ganz einfach: Der Drehpunkt der Beckenschaufel liegt in der Rotationsachse des Kreuz-Darmbein-Gelenks. Die Hüftpfannen, in denen die Gelenkköpfe der Oberschenkelknochen aufgehängt sind, liegen deutlich tiefer und nach vorn verlagert. Diese »exzentrische« Lagerung der Hüftköpfe bewirkt zweierlei: Erstens wird die Hüftpfanne nach oben verlagert, wenn sich die Beckenschaufel nach hinten dreht (was bei einer Blockierung fast immer der Fall ist), zweitens wird die Pfanne gleichzeitig leicht nach vorn verlagert. Die sichtbaren Auswirkungen der Beckenverwringung werden nach dieser Analyse deutlich sichtbar: Im Liegen und Stehen erscheint das Bein auf der blockierten Seite zu kurz, im Sitzen zu lang. Da ein Bein nicht gleichzeitig zu kurz und zu lang sein kann, liegt der funktionelle Charakter der Störung auf der Hand, eine Blockierung mit Beckenverwringung lässt sich sicher diagnostizieren.

Die exakte Diagnostik bleibt dem geübten Manualtherapeuten vorbehalten. Nur die orientierende Diagnostik gelingt mit einfachen Mitteln. Verwirrung stiften allerdings die Befunde bei untypischer Blockierungsrichtung, bei doppelseitiger ISG-Blockierung und bei Kombinationsblockaden verschiedener Gelenke. Und massive Muskelverkürzungen oder die Kombination von anatomischer »echter« Beinlängendifferenz mit funktionell bedingten Längenunterschieden erschweren ebenfalls die Diagnostik. Eine orientierende Beurteilung erlaubt dem nicht spezialisierten Arzt oder Therapeuten immerhin eine sinnvolle Weichenstellung für weitere qualifizierte Maßnahmen.

Die Behandlung der ISG-Blockaden ist schwierig, werden Grundregeln verletzt, gelingt sie in vielen Fällen gar nicht. Das Problem ist nicht die Beseitigung der aktuellen Blockade – das gelingt dem erfahrenen und geübten Therapeuten immer schonend schmerzlos und frei von Risiken. Die Herausforderung liegt in der Überwindung der ungeheuer großen Rückfallneigung.

Bewährt hat sich folgendes Vorgehen:

1. Die Blockade mit einer der zahlreichen manualtherapeutischen Techniken lösen;
2. Eigenübungen zur Selbstmobilisation der Gelenke intensiv schulen;
3. häufig begleitend erscheinende Muskeltriggerpunkte und Muskeldysbalancen beseitigen;
4. Kraftdefizite des Rumpf-, Becken-, Hüft- und Beinbereichs beheben;
5. Störfeldern wie Störungen der Kiefergelenke durch Bissfehler korrigieren.

Eigenübungen sind hier unerlässlich. Diese finden Sie am Ende dieses Buches ab Seite 238.

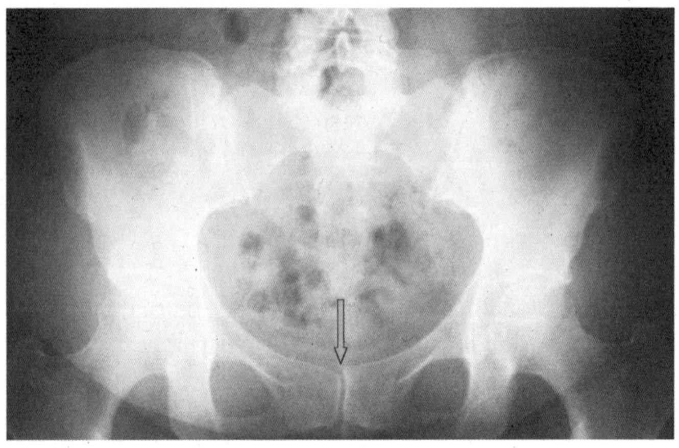

Beckenübersicht im Röntgenbild: der linke Schambeinast (Pfeil) steht bei einer ISG-Blockierung wegen der Drehung der linken Beckenschaufel etwas höher.

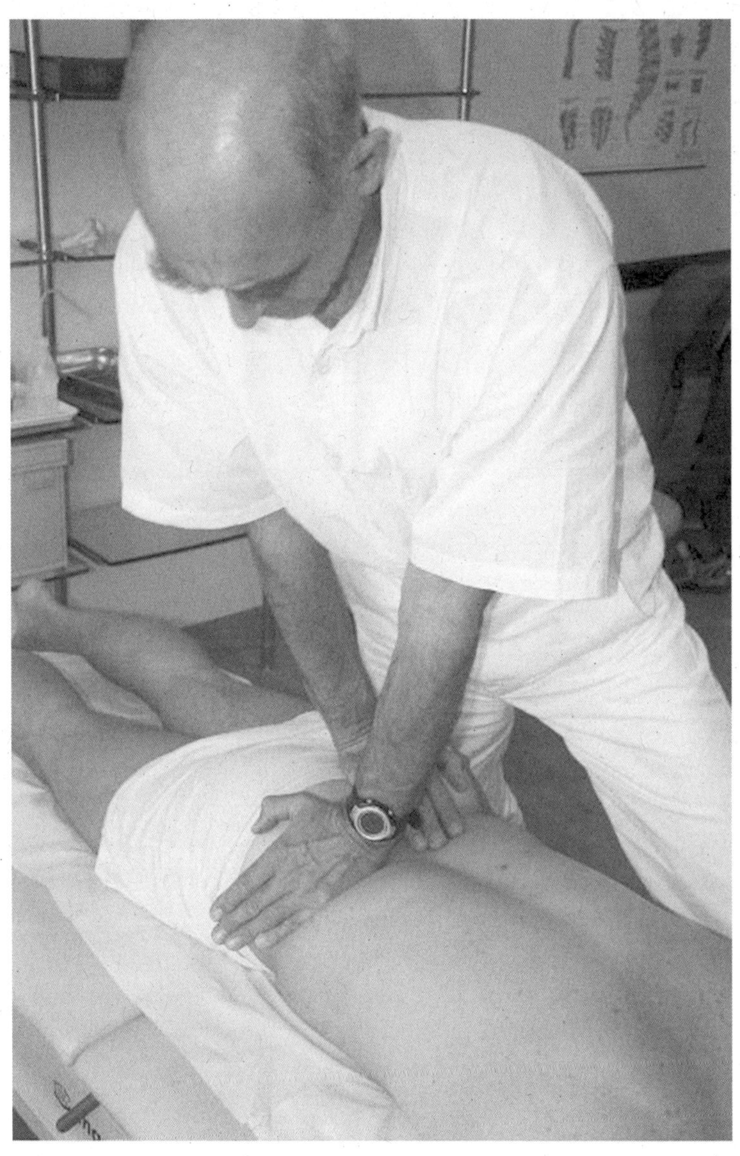

Chirotherapie bei ISG-Blockade

Die bei chronischer Störung der *Iliosakral*-Gelenke charakteristische Muskeldysbalance setzt sich aus folgenden Komponenten zusammen:

- Schwäche der Gesäßmuskeln (Hüftstrecker und Beckenaufrichtung),
- kraftlose Bauchmuskulatur (Beckenaufrichtung),
- Verkürzungen der Lenden-Darmbein-Muskeln (Hüftbeuger),
- Verkürzung der birnenförmigen Muskeln (Außendreher der Hüftgelenke).

Der birnenförmige Muskel *(M. piriformis)* zieht beidseits von den großen Rollhügeln zum Kreuzbein. Bei Verkürzung setzt er das zugehörige *Iliosakral*-Gelenk unter Druck und erhöht das Risiko einer Blockierung. Weitere Muskeldysbalancen, die Gefügelockerung in der Schwangerschaft und vermutlich vor allem die sitzende Lebensweise gehören zu den letztlich nicht vollständig geklärten Ursachen für diese häufige Funktionsstörung.

Die Auswirkungen einer gestörten Funktion der Beckengelenke sind vielgestaltig. Nicht nur lokale Kreuzschmerzen und Schmerzen mit Ausstrahlungen in Hüften, Gesäß und Beine sind Folgen einer solchen Störung, die gesamte Statik ist durch den Beckenschiefstand beeinträchtigt. Deshalb kann eine *Iliosakral*-Gelenkblockade an Störungen vom ersten Halswirbel bis zur Großzehe beteiligt sein. Das *Iliosakral*-Gelenk kann vom Kindes- bis ins Greisenalter Ärger bereiten. Betrachtet man seine mechanische Funktion, insbesondere die hocheffektive Stoßdämpfung, erscheint eine Beteiligung an degenerativen Veränderungen der unteren Bandscheiben ebenfalls plausibel. Wissenschaftlich erforscht sind diese Zusammenhänge allerdings bisher nicht.

Kräftigungstherapie bei Kreuzbeinstörungen

Vor einigen Jahren stellte ich einem meiner Lehrer in der Manuellen Medizin eine Frage, die mich schon lange beschäftigt hatte:

»Warum ist es mit der Kombination von Kräftigungstherapie und Chirotherapie so viel leichter, chronische Schmerzen am

Bewegungsapparat und damit einhergehende Blockierungen zu überwinden?« Obwohl er mit Kräftigung wenig zu tun hatte, fand er eine überzeugende Antwort: »Muskulatur ist der größte Schmerzdonator und zugleich der mächtigste Schmerzprotektor!«, das heißt: Muskulatur bereitet Schmerz und sie schützt gleichzeitig davor, je nachdem, in welchem Zustand dieses von Mensch und Medizin vergessen Organ ist.

Krafttraining bei ISG-Blockierungen mit Rückfallneigung zielt immer auf die Kräftigung sämtlicher Muskeln der Lenden-, Becken-, Hüftregion inklusive der Beckenbodenmuskeln, auf die Dehnung der Hüftbeuger und wird, falls nötig, physiotherapeutisch begleitet durch eine Dehnung der Hüftbeuger und der birnenförmigen Muskeln sowie durch die manuelle Therapie aktiver Muskeltriggerpunkte. Problematisch sind die von den Blockaden ausgehenden Nebenwirkungen:

ISG-Blockaden sind mit Abstand die häufigste Ursache für Kreuz-, Gesäß- und Hüftschmerzen in der Trainingstherapie. Werden sie erkannt und erfolgreich behandelt, steht dem Erfolg meist nichts mehr im Wege. Werden sie übersehen, kann das Training an der Blockade scheitern. Das Problem liegt dabei nicht in der Maschine, es sitzt im Körper und muss exakt analysiert und danach beseitigt werden.

In der Praxis wird hier leider oft der falsche Weg eingeschlagen: Die Trainingsgewichte werden bis zur Unwirksamkeit reduziert, die wichtigsten Übungen weggelassen oder das Training ganz abgebrochen und … das Problem bleibt. Die Zusammenhänge zwischen Gelenkfunktion und Trainingsverträglichkeit gehen so weit, dass manche Trainingsmaschinen wie »Diagnose-Apparate« eine Funktionsstörung anzeigen. Für das Kreuz-Darmbein-Gelenk ist das die »Spreizung im Hüftgelenk«. Dabei werden im Sitzen die Beine gegen einen Widerstand abgespreizt und wieder geschlossen.

Blockaden der Lendenwirbelgelenke

Die Blockaden der Lendenwirbel-Gelenke kommen ebenfalls häufig vor und machen, mit zunehmender Tendenz, erhebliche Beschwerden – je weiter unten sie liegen. Sie werden nur vom geübten Manualtherapeuten sicher erkannt. Blockaden in der Lendenwirbelsäule können mit sanften Techniken sicher und risikofrei gelöst werden und Kräftigungstherapie an hochwertigen Trainingsmaschinen erleichtert die Behandlung. Durch die mobilisierende Wirkung des dynamischen Trainings lösen sich Blockaden häufig spontan. Die einzige Ausnahme bildet hier das unterste Wirbelgelenkpaar zwischen dem 5. Lendenwirbel und dem Kreuzbein. Arthrose und Blockierung werden an dieser Stelle oft durch Entzündungen kompliziert, die manchmal eine Infiltrationsbehandlung erforderlich machen. Ist die Entzündung abgeklungen, kann die Blockade meist mit gutem Erfolg gelöst, danach die Trainingstherapie fortgesetzt werden. Ein gut ausgebildetes Muskelkorsett schützt nicht nur gesunde Gelenke vor Überlastung, auch oder gerade geschwächte Strukturen profitieren von einer guten muskulären Stütze.

Blockaden der Rippen- und der Brustwirbelgelenke

Ist es immer das Herz, wenn stechende oder ziehende Schmerzen im seitlichen Brustkorb oder nahe dem Brustbein auftreten? Zahllose Menschen mit Schmerzen in der Brust werden immer wieder von Herzspezialisten untersucht, das Ergebnis lautet: »Kein krankhafter Befund.« In solchen Fällen rühren die Schmerzen von der Wirbelsäule her. Werden diese Patienten zum Orthopäden geschickt, lässt der Arzt meist die Wirbelsäule röntgen. Doch nur sehr selten liefert das Röntgenbild eine Erklärung für die Schmerzen. In vielen Fällen handelte es sich bei unklaren Brustschmerzen nach Ausschluss einer Herzkrankheit um blockierte und gereizte Brustwirbel- und Rippengelenke.

Der Patient berichtet in solchen Fällen von Schmerzen, die typischerweise vermehrt in Ruhe auftreten, zum Beispiel bei langem

Sitzen oder langem Liegen. Der Nachtschlaf kann gestört sein. Der Unterschied zur *Angina pectoris,* dem typischen Schmerz bei Verengung der Herzkranzgefäße, liegt darin, dass die Schmerzen (Druck, Engegefühl, Brennen) in letzterem Fall meist unter körperlicher Belastung auftreten.

Der Blockierungsschmerz kann nur lokal entlang der Wirbelsäule spürbar sein, vor allem zwischen den Schulterblättern. Häufig strahlt er aber aus: in die Schultern, in den Brustkorb bis nach vorn zum Brustbein, häufig auch in die Arme bis hinein in die Finger. Die Stärke der Beschwerden lässt keine Rückschlüsse auf die Ursache zu. Herzschmerzen können sehr »diskret«, also unauffällig, und Blockierungsschmerzen können äußerst massiv sein, und umgekehrt. Die gründlich erhobene Vorgeschichte und – beim geringsten Zweifel an der Ursache – die zwingende Vorfahrt für den Herzarzt schützen vor üblen Überraschungen wegen voreilig gestellter Diagnosen.

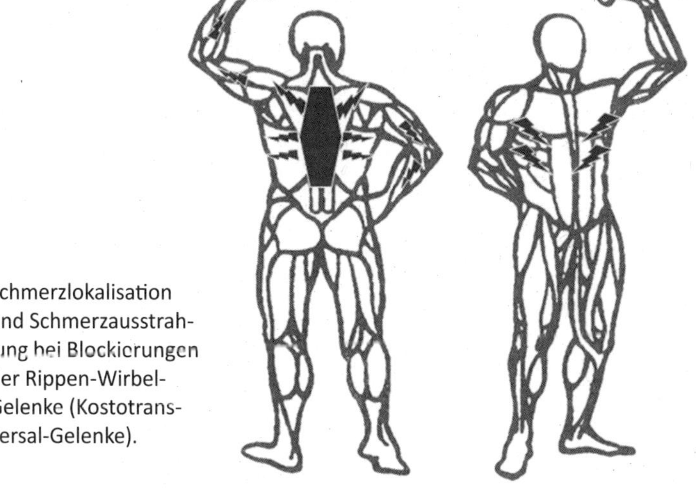

Schmerzlokalisation und Schmerzausstrahlung bei Blockierungen der Rippen-Wirbel-Gelenke (Kostotransversal-Gelenke).

Der Arzt findet bei einer differenzierten Untersuchung der Wirbelsäule und der Rippengelenke die Bewegungsstörung und beurteilt das Ausmaß von entzündlichen Reizerscheinungen in den Rippengelenken. Oft liegen die Ursachen in Form gestörter Haltung mit Rundrücken und verkürzter Brustmuskulatur ebenso auf der Hand wie der Blockierungs-Befund. Nicht nur eine Herzkrankheit ist auszuschließen, wenn Schmerzen in Brustkorb und linken Arm strahlen, auch andere orthopädische Ursachen für derartige Beschwerden müssen geprüft werden. Bei Schmerzen, die in den Arm hineinziehen, muss vor allem geprüft werden, ob Bandscheiben auf die Nervenwurzeln der Halswirbelsäule drücken oder ob es sich um aufgetriebene Wirbelgelenke handelt wie bei einer Arthrose. Der Nervenwurzel-Schmerz nimmt unter Belastung zu, strahlt fast immer nur in einen Arm und lässt sich häufig durch milden Zug auf die Halswirbelsäule sofort beseitigen. Ganz anders der Blockierungsschmerz: Er nimmt in Ruhe zu, je länger die Ruhe andauert, umso lästiger wird er, er lässt sich durch (intensive) Bewegung oft lindern und strahlt oft (und auch abwechselnd) in beide Arme.

Trotz der so unterschiedlichen Charakteristik von Herz- und Brustkorbschmerzen muss dringend vor diagnostischen Schnellschüssen gewarnt werden. Im Zweifel gilt: Vorfahrt für den Herzspezialisten!

Die Behandlung der Rippenblockaden folgt den bekannten Grundsätzen:

- Blockierungen lösen;
- Eigenübungen schulen, um einem Rückfall vorzubeugen;
- Haltungskorrektur durch Dehnung verkürzter und Kräftigung geschwächter Muskeln.

Werden Blockaden der Gelenke aufgelöst, schafft das nicht nur Linderung. Wichtiger noch ist die Klärung der Schmerzursache für Arzt und Patient. Für die Patienten ist es eine unerträgliche Last, mit den Beschwerden ohne die sichere Gewissheit zu leben, wovon

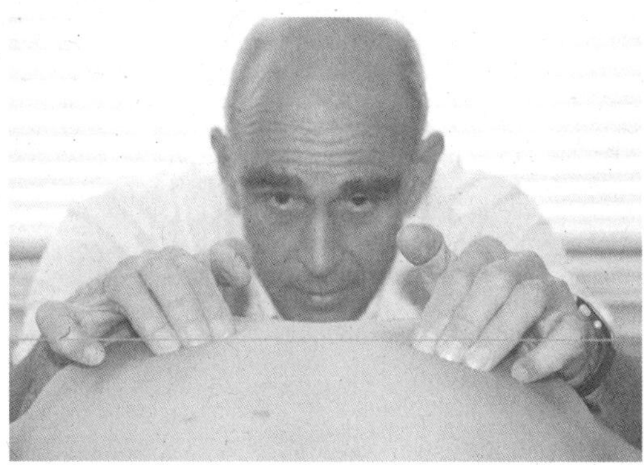

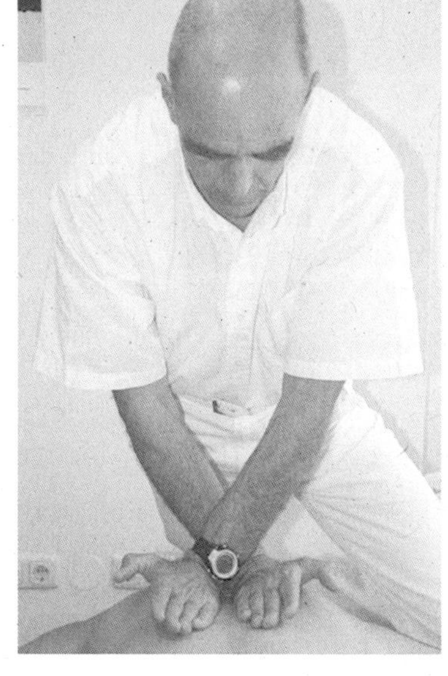

Diagnostik von Rippenblockaden. Bei vollständiger Ausatmung sinken blockierte Rippen nicht so weit in die Tiefe, wie frei bewegliche Rippen.
Meist sind mehrere Rippen gleichzeitig blockiert.

Chirotherapie blockierter Rippengelenke. In vielen Fällen gelingt die Mobilisierung mit diesem simplen Kreuzgriff.

Kontrollen nach Manipulation. Auf beiden Seiten sinken die Rippen bei der Ausatmung gleichmäßig in die Tiefe.

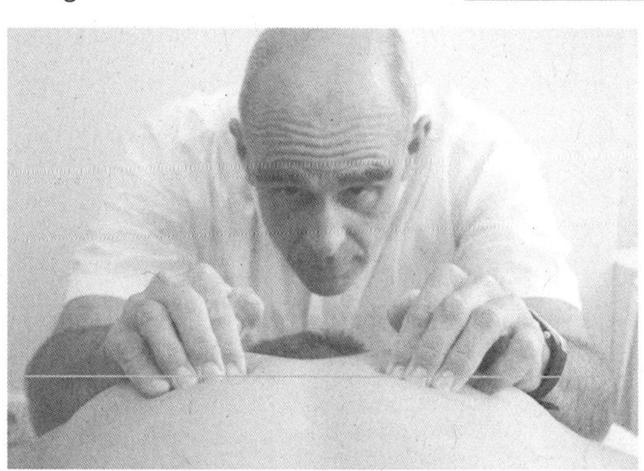

sie verursacht werden. Immer bleibt ein Zweifel, ob es nicht doch das Herz ist. Störungen der Rippenfunktion mit oder ohne Entzündung der Gelenke sind sehr häufig. Meist lassen sich die Blockaden sehr leicht lösen. Ein Problem in der Behandlung stellen die häufigen Reizzustände der kleinen Gelenke dar und vor allem die hohe Rückfallneigung. Die entzündlichen Reizungen werden mit Schmerzmedikamenten oder durch lokale Infiltrationen zur Ruhe gebracht. Für die Rezidivprophylaxe (also die Rückfallvorbeugung) nach der Chirotherapie eignen sich spezifische Mobilisierungstechniken und Sportarten, die mit intensiver Bewegung von Schultergürtel und Brustkorb verbunden sind, also zum Beispiel Tischtennis, Squash, Aerobic und Tanzen. Auch Tape-Verbände zur Haltungskorrektur und Entlastung der gereizten Gelenke haben sich bewährt.

Aus den mutmaßlichen Ursachen der Rippenblockaden lässt sich eine Erfolg versprechende Strategie zur Rückfallprophylaxe ableiten. Muskulär bedingte Haltungsschwäche, Fehlhaltungen im Beruf oder in der Freizeit (lange »Sitzungen« am Computer) und Bewegungsmangel sind die wohl wichtigsten Ursachen. Nach erfolgreicher Behandlung der aktuellen Schmerzen geht es an die Beseitigung der Ursachen. Wir müssen Bewegung in den erstarrten Brustkorb bekommen. Das Haltungsdefizit wird durch die Kräftigungstherapie behoben. Durch das Dehnen der Brustmuskulatur und die Kräftigung sämtlicher Muskeln, die an der Aufrichtung von Schultergürtel und Rücken beteiligt sind, wird die Statik korrigiert. Bei der typischen Fehlhaltung mit nach vorn fallenden Schultern, gebeugtem Rücken und Überstreckung der Halswirbelsäule lastet auf den Rippenansätzen am Brustbein ein zu hoher Druck, während an den Wirbelgelenken die Zugbelastung hoch ist. Bringt man den Körper durch Training zurück in eine ausbalancierte Haltung, unterstützt das die normale Funktion der Rippengelenke.

Die in der Physiotherapie bekannte und bei konsequenter Anwendung erfolgreiche »Brügger-Therapie« verfolgt mit anderen Mitteln das gleiche Ziel: Durch bewusstes Aufrichten des Körpers in allen Lebens- und Arbeitssituationen wurde der Ausgleich zwischen beugenden und streckenden Kräften gesucht. Wird diese anspruchsvolle Therapie durchgehalten, gehen die oben beschriebenen Beschwerden zurück. Doch durch den Ausgleich muskulärer Dysbalance bei gleichzeitiger Kräftigung der aufrichtenden Muskulatur wird mindestens das Gleiche erreicht: die ausgewogene Balance der auf den Körper einwirkenden Muskelkräfte.

Blockierte Brustwirbel-Gelenke verursachen vorwiegend lokale Beschwerden. Sie werden hier nicht gesondert besprochen, weil sie mit oben ausgeführtem Konzept meist ohne zusätzlichen Aufwand erfolgreich beseitigt werden. Viele Techniken der Manualtherapie und gute Eigenübungen mobilisieren Rippen- und Brustwirbelgelenke gleich gut.

Blockaden der Halswirbelsäule und Muskeldysbalance

Mehr noch als bei Blockaden in anderen Bereichen ist an der Halswirbelsäule das Umfeld zu beachten. Bei überlasteten Menschen treten fast immer Verspannungen mit aktiven Triggerpunkten und Verkürzungen der Nackenmuskeln auf. Betroffen sind vor allem die oberen Teile der Trapezmuskeln und die Schulterblattheber. Letztere entspringen an den oberen Schulterblattwinkeln und setzen an den oberen vier Halswirbeln an. Dr. med. Tom Laser[22] schreibt über diesen Muskel in *Fibromyalgie*:

Wie stark psychische Befindlichkeit bestimmte Muskelgruppen beeinflusst, lässt sich an einem typischen Beispiel darstellen: Betrachten wir den M. levator scapulae, der noch bis vor einigen hundert Jahren der wichtigste Lastenträger des Zweifüßlers war und mit dessen Hilfe schwere Bürden auf den Schultern transportiert wurden. Heute wird mithilfe des Schulterblatthebers nur noch in Ausnahmefällen eine körperliche Last auf den Schultern getragen, im Übrigen besitzt dieser Muskel nur noch im übertragenen Sinn die Funktion eines »Lastenträgers«. Man kann konstatieren, dass der Schulterblattheber in der heutigen Zeit die Aufgabe hat, das Tragen von Belastungen zu übernehmen, wobei der Muskeltonus messbar in direkter Abhängigkeit zum psychischen Druck steht.

22 Laser, Tom: Fibromyalgie, 3. Auflage, Seite 39 Thieme, 2007.

Der von Tom Laser eindrücklich beschriebene Wandel von lebensnotwendiger körperlicher Funktion hin zum Ausdruck psychischer Anspannung drückt sich deutlich im Untersuchungsbefund aus und hat weitreichende Folgen für die Funktion der Halswirbelsäule. Die oft drastisch verkürzten Schulterblattheber schränken die Beweglichkeit der Halswirbelsäule ein, bewirken Ansatz-Entzündungen am oberen Schulterblattwinkel und fördern das Entstehen von Blockaden der Halswirbelsäule. Passend zum Bild psychischer Überlastung setzen die verkürzten Muskeln die Halswirbelsäule wie in einem Schraubstock unter Druck. Diesen ursächlichen Zusammenhang von Blockaden und Muskeldysbalance zu erkennen ist für den Therapieerfolg äußerst wichtig: Werden immer nur die Blockaden manuell gelöst, scheitert die Behandlung. Rückfälle sind programmiert, wenn die ursächlichen Verkürzungen fortbestehen. Bei chronischen Blockaden muss zuerst einmal die Muskeldysbalance überwunden werden. Oft lösen sich dann nach Korrektur der Muskelbefunde die Blockaden wie von selbst – oder tatsächlich als Nebeneffekt der Kräftigungstherapie an guten Trainingsmaschinen.

Bei Halswirbelblockaden ohne Verkürzung der Nackenmuskulatur sind schwache Nackenstrecker und Überbeweglichkeit (Hypermobilität) häufige Ursachen von Blockaden. Oft werden überbewegliche jungen Frauen mit schwachem Muskelkorsett von schmerzhaften Blockaden geplagt. Die Kräftigungstherapie steigert hier nicht nur die stabilisierende Kraft, sondern löst meist gleichzeitig sämtliche Blockaden. Blockaden müssen nur dann manuell beseitigt werden, wenn das Training nicht vertragen wird. Betrachtet man Blockierungen als eine Art »Notbremse« des Körpers, wenn bei mangelnder Stabilität Schädigungen zu befürchten sind, so ist gut zu verstehen, warum ein kräftiges Muskelkorsett bei guter Muskelbalance Blockaden überflüssig macht. Die Mobilisierung in der Maschine trägt ihren Teil zur Heilung bei. Die Erfahrung zeigt, dass ein auf diese Weise überwundenes Blockierungsleiden in aller Regel nicht zurückkehrt.

Chondrose, Spondylose und Spondylarthrose

Chondrose (Höhenminderung der Bandscheibe), *Spondylose* (Knochenzacken an den Wirbelkörpern) und *Spondylarthrose* (Arthrose der Wirbelgelenke) sind die häufigsten Befunde, die bei Rückenschmerzen mit Röntgen, Computer- oder Kernspintomografie erhoben werden. In allen Lehrbüchern der Orthopädie wird davor gewarnt, diese optisch eindrucksvollen Befunde in der Diagnostik überzubewerten. In der orthopädischen Praxis passiert dennoch oft das Gegenteil. Trotz der gesicherten Erkenntnis über die eingeschränkte Bedeutung dieser degenerativen Veränderungen des Achsenskeletts werden sie häufig vom Befund zur Diagnose erhoben. Die Diagnose »*Lumbago* bei *Chondrose* und *Spondylose*« ist immer falsch. *Chondrose* und *Spondylose* verursachen keine Schmerzen. Sie sind lediglich die sichtbaren Begleiterscheinungen unvermeidlicher und individuell sehr unterschiedlich ausgeprägter Degeneration.

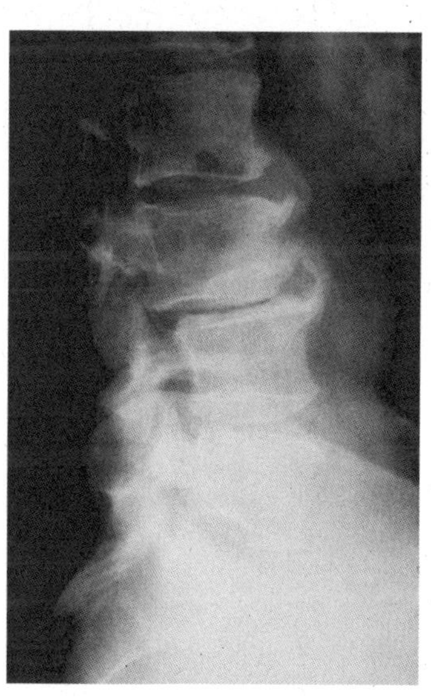

Schwere degenerative Veränderungen der Lendenwirbelsäule bei einem 61-jährigen Mann. Die ausgeprägte Degeneration lässt keine Rückschlüsse auf Beschwerden zu.

Dennoch sind diese Befunde keinesfalls bedeutungslos. Der Höhenminderung der Bandscheibe folgt die Überlastung der gestauchten Wirbelgelenke. Je nach Veranlagung kommt es zur *Arthrose* mit Verdickung der Gelenke. Schmerzhafte Entzündungen können die Folge sein. Nur selten sind die Wirbelgelenke so aufgetrieben, dass sie die Austrittslöcher der Nervenwurzeln einengen (*Foramenstenosen*) und Irritationen der betroffenen Nerven verursachen. Arthrose-Gelenke neigen nicht nur zu Entzündungen, sondern auch zu Blockaden. Diese müssen durch die körperliche Untersuchung erfasst werden, um die Diagnostik zu vervollständigen. Morphologische und funktionelle Diagnostik gehören bei Rückenpatienten untrennbar zusammen.

Radikuläre Schmerzsyndrome

Radikuläre Schmerzsyndrome der Hals- und Lendenwirbelsäule entstehen durch Druck auf die durch die Nervenaustrittslöcher ziehenden Nervenwurzeln. Ein frischer Bandscheibenvorfall ist die häufigste Ursache hierfür. Beim radikulären Schmerz drückt die vorgewölbte Bandscheibe auf die Nervenwurzel (*Radix*, Wurzel) des austretenden Nervs. Bereits die Höhenminderung der Bandscheibe engt das Nervenloch ein, doch Vorwölbung oder Vorfall der Bandscheibe in den Rückenmarkskanal, vor allem aber in das Nervenaustrittsloch, setzen das Rückenmark oder die Nervenwurzel unter Druck. Durch Arthrose verformte Wirbelgelenke und verdickte Bänder können ihren Teil zu der Platznot des Nervs beitragen.

Der Patient spürt Schmerzen im Versorgungsgebiet der irritierten Nerven. Sensibilitätsstörungen, Kraftminderung bis zur vollständigen Lähmung sind die Folgen.

Der Arzt findet eine schmerzhafte Bewegungseinschränkung der Wirbelsäule, verspannte Muskeln, häufig auch Blockierungen, die hier eher als Selbstschutzmaßnahme im Sinne einer Ruhigstellung des kranken Wirbelsäulen-Abschnitts zu betrachten sind. Wichtiger sind Befunde, die die Nervenkompression aufzeigen: Sichere Zeichen sind Kraftminderung bis zur Lähmung, Tast- oder Schmerzempfindungsstörungen und Ausfälle von Muskelreflexen. Sinnesempfindungen (Berührung, Schmerz und andere) werden zum Beispiel aus der rechten Hand über fest verschaltete Nervenbahnen ins Rückenmark und weiter in das für die Hand zuständige Hirnareal geleitet. Umgekehrt gehen Befehle für den Faustschluss der rechten Hand von immer den gleichen motorischen Nervenzellen im Gehirn über festgelegte Nervenleitungen an die ausführende Muskulatur. Diese feste Zuordnung von Leistungen des Nervensystems mit bestimmten Nervenbahnen ist für die Diagnostik nutzbar. Empfindet der Patient im rechten Daumen ein »Kribbeln«, ist zugleich der Bizepssehnenreflex ausgefallen und die Kraft des Armbeugers vermindert, lässt das den Schluss einer Schädigung der 6. Nervenwurzel zu. Die Kernspintomografie bestätigt dann nur noch den Befund. Auf die körperliche Untersuchung sollte man sich bei diesen »Verdachtsdiagnosen« nicht beschränken: Es kann auch ein Tumor sein, der auf den Nerv drückt, oder eine andere schwerwiegende Krankheit.

Pseudoradikuläre Schmerzsyndrome

Pseudoradikuläre Schmerzsyndrome entstehen bei funktionellen Störungen vor allem der Kreuz-Darmbein-Gelenke und der Rippen-Wirbel-Gelenke. Die Schmerzausstrahlung bleibt nicht auf die Versorgungsgebiete der sensiblen Nerven begrenzt. Die Schmerzen werden meist als »ziehend« empfunden, Intensität und Bereich sind sehr unterschiedlich. Charakteristisch ist die Linderung durch Bewegung und die Schmerzzunahme bei langem Sitzen oder Liegen. Obwohl sich diese Art von Beschwerden deutlich von radikulären Beschwerden unterscheidet, werden beide in der Praxis oft gleichgesetzt. Ein folgenschwerer Fehler, da Risiken und Therapiestrategien (und damit die Erfolgsaussichten) bei radikulären und pseudoradikulären Schmerzsyndromen sehr verschieden sind.

Frischer Bandscheibenvorfall an der Halswirbelsäule

Hier helfen in der Akutphase wiederholte, behutsame manuelle Traktionen (Zugbehandlungen) der Halswirbelsäule. Dabei wird die Halswirbelsäule im Sitzen oder – besser noch – im Liegen durch sanften Zug am Kopf entlastet. Das sieht einfacher aus, als es ist. Zugrichtung und Intensität müssen bei dieser »dreidimensionalen« Traktion gut aufeinander abgestimmt sein. Dadurch wird der Druck von den aus der Halswirbelsäule austretenden Nerven genommen, die Schmerzen klingen ab und kehren nach der Zugbehandlung oft nur mit geringerer Intensität zurück. Medikamente gegen Schmerz, Entzündung und Muskelverspannung sind in der Akutphase oft unentbehrlich. Mit einem »Cortisonstoß« lässt sich nicht selten eine rasche Linderung erzielen. Das erklärt sich durch die abschwellende Wirkung des Cortisons auf das entzündlich gereizte Gewebe. Die weit verbreitete Angst vor Cortison ist unbegründet: In der Kurzzeitbehandlung gibt es nur wenige Medikamente mit einem so hervorragenden Verhältnis von Wirkung und Nebenwirkungen wie Cortison. Die zu Recht gefürchteten Nebenwirkungen treten erst nach mehrwöchiger Therapie auf. Eine längerfristige Cortisonbehandlung ist bei Bandscheibenerkrankungen allerdings so gut wie nie sinnvoll oder erforderlich.

Mit der Medizinischen Kräftigungstherapie beginnt man sechs Wochen nach dem Vorfall. Ein kräftiges Muskelkorsett ersetzt die verminderte Stabilität. Selbst bei schwersten degenerativen Veränderungen (sogenanntem Verschleiß) der Halswirbelsäule kann die Kräftigungstherapie helfen. Gerade in diesen Fällen liegt oft durch langen Krankheitsverlauf ein weit fortgeschrittener Kräfteverfall (Dekonditionierungs-Syndrom) vor. Diesen zu korrigieren ist ein großer Schritt in Richtung »Heilung«.

An der Halswirbelsäule müssen bei der Behandlung besonders muskuläre Dysbalancen beachtet werden. Verspannte und verkürzte Muskeln stauchen die Halswirbelsäule, und der auf den Gelenken, den Bandscheiben und den Nervenwurzeln lastende Druck führt zu immer weiterer Schädigung. Dehnen und Kräftigen bilden gerade am Hals eine untrennbare Einheit, das kann größtenteils von einer passenden Kräftigungstherapie übernommen werden. Manuelles Dehnen verkürzter Muskeln und sanftes Lösen blockierter Gelenke werden bei ausgeprägten Funktionsstörungen zusätzlich eingesetzt. Durch diese Maßnahmen wird die Verträglichkeit der Trainingstherapie gesteigert, eine normale Gelenk- und Muskelfunktion wiederhergestellt und der Gesamterfolg gesichert.

Frischer Bandscheibenvorfall an der Lendenwirbelsäule

Meist werden in diesem Fall die Nervenwurzeln L5 oder S1 komprimiert. Der Patient spürt Schmerzen im Kreuz, die in ganz charakteristischer Weise in ein Bein ausstrahlen. Die Bandbreite reicht von leichter Pelzigkeit, einem Schweregefühl, Kribbeln bis zu bohrenden oder brennenden Schmerzen. Lokale Kreuzschmerzen können ganz fehlen. Liegen sie vor, muss geprüft werden, ob diese nicht auf eine (harmlose) andere Ursache zurückzuführen sind. Dazu kommen Muskelschwächen bis hin zu Lähmungen. Diese können aber auch alleiniges Zeichen des Vorfalls sein. Stolpert ein Mensch plötzlich gehäuft über alltägliche Hindernisse, lohnt es sich, Kraft und Reflexe zu prüfen. Nicht selten stellt sich schließlich ein schmerzloser Bandscheibenvorfall mit Druck auf motorische Nervenfasern heraus. Werden die Nerven zusammengepresst, funktioniert das Zusammenspiel zwischen Nerv und Muskel nicht mehr richtig. Vorübergehende oder andauernde Schwäche ist die Folge.

Der Arzt findet Ausfall oder Abschwächung von Muskelreflexen, vermehrte (anfangs) oder verminderte Berührungs- und Schmerzempfindlichkeit; einen meist heftigen Dehnschmerz des Ischiasnervs, wenn das gestreckte Bein angehoben wird, und als besonders sicheres Merkmal die Schwächung oder den Ausfall bestimmter Muskeln. Bei der Untersuchung nutzt der Arzt die Erkenntnis, dass jedem Rückenmarksnerv ein bestimmter Hautbereich und bestimmte »Kennmuskeln« zugeordnet sind. So kann er schon vor der notwendigen und klärenden Kernspintomografie eine präzise »Verdachtsdiagnose« erheben. Auch wenn der typische Fall leicht zu erkennen ist, so kann ein weniger typischer Verlauf doch in die Irre führen. Ein isoliertes Kribbeln am seitlichen Unterschenkel, ein Ziehen im Bein, Hüft- oder Knieschmerzen, eine kaum merkliche Schwäche der Fußhebermuskeln – all das kann Ausdruck eines echten Bandscheibenvorfalls mit Druck auf die Nervenwurzel sein. Entsprechend leicht entgehen sie der ärztlichen Aufmerksamkeit.

Unzählige ebenso teuere wie sinnlose technische Untersuchungen könnten unterbleiben, wenn nur bei begründetem Verdacht auf ein Bandscheibenleiden oder auf eine unklare Wirbelsäulenerkrankung die Computer- und Kernspintomografie zum Einsatz kämen. Bei Verdacht auf Bandscheibenvorfall ist die Kernspintomografie der Computertomografie überlegen, ein zusätzlicher Vorteil ist die fehlende Strahlenbelastung.

Die Therapie des akuten Vorfalls an der Lendenwirbelsäule richtet sich nach dem Ausmaß der Schmerzen und nach Art und Umfang der Nervenausfälle. Zu Beginn sind alle Maßnahmen auf Entlastung der bedrängten Nervenwurzel ausgerichtet. Medikamente, Lagerung, behutsames Strecken der Wirbelsäule (Extensionen), Infiltrationen sollen der bedrängten Wurzel Platz schaffen. Gelingt das nicht, muss eine entlastende Operation in Erwägung gezogen werden. In guten Kliniken wird heute sehr genau abgewogen, ob eine Frühoperation notwendig ist, um den Nerv zu retten, oder ob konservativen Maßnahmen und dem Faktor »Zeit« eine Chance zu geben ist. Zeit ist beim frischen Bandscheibenvorfall ein wichtiger Faktor. Das lernte man vor allem in Ländern mit langen Wartezeiten auf eine Operation. Früher, als man viel schneller als heute eine Operation für angezeigt hielt, sagten viele Patienten die Operation wegen spontaner Besserung oder Heilung ab. Daraus haben wir viel gelernt.

Nach der akuten Phase ist die Medizinische Kräftigungstherapie das richtige Mittel. Sie richtet sich nicht nur gegen den Schmerz. Die Ziele sind eine normale Funktion mit guter Beweglichkeit und Belastbarkeit für Beruf und Freizeit. »Rückenschule«, so wie sie früher ausgerichtet war, hat im Verbund mit Schonung viel Schaden angerichtet. Nur in der akuten Phase und wenige Wochen nach einer Operation haben die Verhaltensregeln der Rückenschule ihren Sinn. Die Wirbelsäule ist kein Stock, sie ist ein »Seriengelenk«; benachbarte Wirbelkörper sind über Wirbelgelenke und Bandscheiben miteinander verbunden. Wird sie muskulär gut stabilisiert, hält sie eine Menge aus und *soll* bewegt und belastet werden. Jede nicht genutzte

Körperfunktion bildet sich zurück. Schonung ist letztlich der Weg in die Invalidität. Dieser Entwicklung setzt sich die Kräftigungstherapie auch bei schwerer Krankheit entgegen. Im Schnitt sind die Rückenstreckmuskeln bei Patienten mit chronischen Rückenschmerzen um 50% schwächer als bei gleichaltrigen untrainierten Personen. Wie sollte das Leiden zu überwinden sein, wenn ein derartiges Defizit nicht ausgeglichen wird?

Chronische Bandscheiben-Leiden

Die Behandlung chronischer Bandscheibenleiden ist ein Stiefkind der Medizin. Soll erfolgreich behandelt werden, darf der Blick nicht an der Bandscheibe hängen bleiben. Sobald der Druck auf die Nervenwurzel nachlässt, schmerzt die Bandscheibe nicht mehr. Seltene Ausnahmen gibt es, wenn Gefäße und Nerven in die geschädigte Bandscheibe eingewandert sind oder wenn Operationsnarben drücken. Der Erfolg der Therapie chronischer Bandscheibenleiden steht auf drei Säulen:

- dem Lösen von Gelenkblockaden, der Korrektur von Muskeldysbalancen und der Behandlung von aktiven Muskeltriggerpunkten;
- der Beseitigung der Instabilität durch Aufbau eines kräftigen Muskelkorsetts und
- der körperlichen Aktivierung durch ADL[23] und Sport sowie der möglichst frühzeitigen Rückkehr ins Arbeitsleben.

Wer wegen eines Rückenleidens zwei Jahre oder länger krankgeschrieben ist, hat statistisch nur eine Chance von 2%, wieder ins Arbeitsleben hineinzufinden.

23 ADL steht für Activities of Daily Living, körperliche Aktivitäten des täglichen Lebens.

Arthrose der Wirbelgelenke

Wirbelgelenks-Arthrosen mit oder ohne Blockaden gibt es oft. Doch eine Arthrose allein schmerzt nicht, nur die entzündlich »aktivierte« Arthrose macht Probleme. Die Schmerzen quälen vor allem beim Heben und Tragen von Lasten sowie beim Bücken und wenn man sich wieder aufrichtet. Klärung und Linderung zugleich bringt die gezielte Infiltration der verdächtigen Wirbelgelenke mit einem Lokalanästhetikum. Sie gelingt am sichersten unter Röntgenkontrolle und schafft augenblicklich Sicherheit, ob das getestete Gelenk auch tatsächlich verantwortlich ist für die Beschwerden. Dabei kommt es weniger darauf an, direkt in das Gelenk zu infiltrieren, sondern mehr noch darauf, Gelenkkapsel und Bänder mit dem schmerz- und entzündungshemmenden Medikament zu erreichen. Die Beigabe von Cortison ist hier unbedenklich. In den meisten Fällen reichen wenige Injektionen, um die Entzündung zu beseitigen. Der Aufwand lohnt sich, weil er den Weg für eine gezielte Trainingstherapie frei macht, die oft spätere Injektionen und andere medizinische Maßnahmen entbehrlich macht. Die Kräftigungstherapie zielt über eine bessere Stabilisierung durch ein kräftiges »Muskelkorsett« der Wirbelsäule auf eine Entlastung der Gelenke ab.

Stenosen des Wirbelkanals *(Spinalkanalstenosen)* und Stenosen der Nervenaustrittslöcher *(Foramenstenosen)*

Die Verengung des Wirbelkanals, die in allen Bereichen der Wirbelsäule vorkommt, hat verschiedene Ursachen. Am häufigsten sind degenerativ bedingte Stenosen durch eine Kombination aus Bandscheibenvorwölbung oder Vorfall in Verbindung mit durch Arthrose verdickten Wirbelgelenken. Wie bei den anderen degenerativen Veränderungen dürfen auch die Stenosen nicht überbewertet werden. Häufig sind sie »stumm«, das heißt, sie verursachen keinerlei Beschwerden! Typisch für die symptomatische *Spinalkanalstenose* der Lendenwirbelsäule ist eine Schmerzausstrahlung in beide seitliche Oberschenkel. Eine Schmerzverstärkung bei Überstreckung der Lendenwirbelsäule (*Lordose*) weist auf die Enge der Nervenaustrittslöcher hin, da diese bei

Lordose verengt werden. Die Krümmung des unteren Rückens (etwa beim Fahrradfahren) lässt den Schmerz wieder abklingen. Die Behandlung orientiert sich an diesen Beobachtungen: Bauch und Rückenmuskeln werden gekräftigt und »Provokationshaltungen« (zum Beispiel Bauchlage, langes Stehen, abwärts Gehen, Sportarten mit häufiger Überstreckung der Lendenwirbelsäule) mit Hohlkreuz vermieden. Selbst wenn im Einzelfall eine Operation nicht zu umgehen ist, ist Kräftigung sinnvoll. Nach der Operation geht das Leben weiter. Auch eine operierte Wirbelsäule braucht ein kräftiges Muskelkorsett.

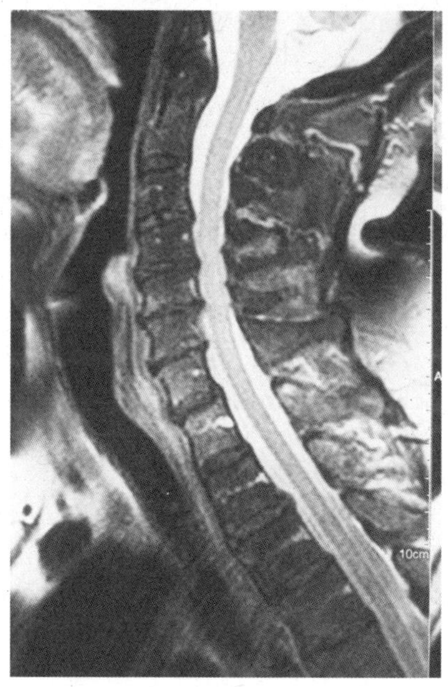

Wirbelkanalverengung (*Spinalkanalstenose*) der Halswirbelsäule. Von dieser eindrucksvollen Verengung des Wirbelkanals gehen bei der über 72-jährigen Patientin keine Beschwerden aus.

Wirbelgleiten *(Spondylolisthese)*

Das Wirbelgleiten mit und ohne *Spondylolyse* (Spaltbildung im Wirbelbogen) wird in seiner Bedeutung wegen des eindrucksvollen Röntgenbefunds häufig überschätzt. Die meisten Patienten sind beschwerdefrei. Wenn Schmerzen vorliegen, rühren diese oft von harmlosen Begleiterkrankungen her.

Zunehmendes oder ausgeprägtes Wirbelgleiten ist andererseits eine besondere Herausforderung für Therapeut und Arzt. Der Versuch, den Gleitvorgang mit Kräftigungstherapie zu stoppen, ist gerechtfertigt. Falls eine Operation nötig ist, stellt die Kräftigungstherapie eine optimale Vorbereitung auf die Operation dar; auch nach der Operation sollte zum Schutz der intakten Bandscheiben das muskuläre Korsett aufgebaut und langfristig erhalten werden. Nach operativer Stabilisierung *(Fusionsoperation, Spondylodese)* der instabilen Segmente werden die »Übergangs-Bandscheiben« zu den beweglichen Wirbeln vermehrt beansprucht und können rasch degenerieren. Der Schutz dieser gefährdeten Bandscheiben kann, wenn überhaupt, nur durch gute Muskeln gelingen.

Schleudertrauma

Bei Schleudertrauma der Hals- und Brustwirbelsäule ist bei chronischem Verlauf Kräftigungstherapie angesagt, aber heikel. Bestehen drei Monate nach dem Ereignis Schmerzen mit oder ohne Bewegungseinschränkungen fort, dann ist ein Therapieversuch sinnvoll. Die Trainingstherapie beginnt mit sehr geringer Intensität und wird nur ganz langsam intensiviert. Injektionen mit Lokalbetäubungsmittel und Cortison an die Muskelansätze am Hinterhaupt, verbessern die Verträglichkeit bei komplizierten Verläufen. Blockaden dürfen nach einem Schleudertrauma nur mit sanften Techniken gelöst werden. Jede zusätzliche Traumatisierung ist zu vermeiden. Die Erfolgsaussichten einer richtig gesteuerten Kräftigungstherapie sind gut. Die durch Schonung drohende Dekonditionierung (Kraft- und Funktionsverlust mit zunehmend geringerer Belastbarkeit) wird abgewendet.

Instabilität nach Verletzungen der Wirbelsäule

Hier wird in der Regel operiert. Im Einzelfall kann Kräftigungstherapie die Stabilität im Bewegungssegment mit gutem funktionellen Ergebnis verbessern. Bei häufigen Mikroverletzungen durch Fehlbelastung im Sport (Speerwerfen, Kunstturnen) sollte dagegen die Kräftigungstherapie wegen der sehr guten Erfolgsaussichten den operativen Maßnahmen vorgezogen werden.

Skoliose

Skoliose ist definiert als »Seitabweichung der Wirbelsäule, verbunden mit einer Drehung der Wirbelkörper«. Die sehr häufigen geringen Seitverbiegungen werden als »skoliotische Fehlhaltung« bezeichnet. Sie sind Varianten der Norm und haben mit Krankheit nichts zu tun, außer dass die Neigung zu Blockaden der Brustwirbel- und Rippengelenke vermutlich erhöht ist. *Skoliosen*, die während des Wachstums beginnen, müssen so früh wie möglich erkannt und konsequent von einem Team spezialisierter Ärzte und Therapeuten behandelt werden. Die Prognose ist schlechter, je früher sich die *Skoliose* manifestiert. Die vor der Pubertät beginnenden *Skoliosen* sind besonders bedrohlich. Die *Infantile Skoliose* beginnt im Kleinkindalter und schreitet rasch voran, die *Juvenile Skoliose* beginnt vor der Pubertät und verläuft langsamer. Die *Adoleszenten- Skoliose* beginnt während der Pubertät, zeigt einen milderen Verlauf und ist eine Indikation für Kräftigungstherapie. Vor Abschluss des Wachstums muss die Kräftigungstherapie in enger Zusammenarbeit mit dem behandelnden und in Skoliosetherapie erfahrenen Orthopäden erfolgen. Neben der muskulären Stabilisierung der Wirbelsäule sind weitere Trainingsziele der Ausgleich muskulärer Dysbalancen im Nacken-Schultergürtel-Bereich und die Mobilisierung von Wirbelsäulen- und Rippen-Wirbel-Gelenken, die bei *Skoliose* besonders zu Blockierungen und später zur Versteifung neigen. Häufig müssen bei *Skoliose* schmerzhafte Blockaden manuell beseitigt werden. An Trainingsmaschinen, die eine Streckung der Wirbelsäule bewirken, wird die Dekompression, also die »Entstauchung« der Wirbelsäule unterstützt. Ob und in welchem Umfang der Krümmungswinkel bei *Skoliose* durch Medizinische Kräftigungstherapie zu beeinflussen ist, ist nicht bekannt.

Auch beim Erwachsenen kann die Skoliose instabil werden: Im Lendenbereich kann es zu einem »Drehgleiten« mit seitlichem Abrutschen eines Wirbelkörpers kommen. Ein starkes Muskelkorsett bietet relativen Schutz. Augenfällig ist bei Skoliose-Patienten die positive Auswirkung der Kräftigungstherapie auf das Selbstwertgefühl, *Skoliose*-Patienten profitieren also auch subjektiv von einem starken Rücken.

Scheuermann-Krankheit (Adoleszentenkyphose)

Die Scheuermann-Krankheit ist eine Wachstumsstörung der mittleren Brustwirbelsäule bis zur oberen Lendenwirbelsäule. Männer sind davon doppelt so häufig betroffen wie Frauen. Die Krankheit beginnt im Schulalter und erreicht in der Pubertät ihre volle Ausprägung. Vermindertes Wachstum der vorderen, noch knorpeligen Randleisten führt über die keilförmige Verformung der betroffenen Wirbelkörper zum Rundrücken (*Kyphose*). Nach Abschluss des Wachstums ist der erkrankte Abschnitt versteift. Die Kräftigungstherapie zielt auf begleitende Funktionsstörungen (muskuläre Dysbalancen, Rippenfunktionsstörungen) und auf die Stabilisierung der angrenzenden Wirbelsäulen-Abschnitte ab. Die Kräftigung der Muskulatur für die Aufrichtung von Rumpf und Schultergürtel beugt dem Haltungsverfall im Alter vor. Um den aufrechten Gang zu sichern, wird der Scheuermann-Buckel durch vermehrte Überstreckung von Hals- und Lendenwirbelsäule kompensiert. Bandscheiben und Gelenke der Hals- und Lendenwirbelsäule sind also eher von Überlastung bedroht als der vormals erkrankte, später fixierte Abschnitt. Wird die Nacken- und Schultergürtelmuskulatur aufgebaut, verbessert sich das Erscheinungsbild und leistet über ein besseres Selbstwertgefühl einen wichtigen Beitrag zur Behandlung.

ENTZÜNDLICHE ERKRANKUNGEN DER GELENKE UND DER WIRBELSÄULE

Zu den primär entzündlichen rheumatischen Krankheiten gehören die *Rheumatoide Arthritis*, die Bechterew-Krankheit *(Spondylitis ankylosans)* sowie zahlreiche weitere Formen mit Beteiligung der Wirbelsäule und der peripheren Gelenke. Entzündungen von Gelenkschleimhaut, Sehnenscheiden und Schleimbeuteln ziehen Deformierungen (Verformungen) und Einschränkungen der Bewegung nach sich, das kann bis zur Zerstörung von Gelenken und Wirbelsäulen-Abschnitten mit Gefährdung der Stabilität gehen. Die medikamentöse und gegebenenfalls operative Behandlung sollten erfahrene Spezialisten durchführen.

Krafttraining zielt bei solchen Erkrankungen darauf, eine normale Gelenkfunktion zu erhalten oder wiederzuerlangen. Die verbesserte muskuläre Stabilität entlastet die erkrankten Strukturen des Gelenks. Bei rheumatischen Erkrankungen kommt es noch weitaus mehr als bei anderen Krankheiten auf die Qualität guter *Trainingsmaschinen* an, denn die Übereinstimmung der Gelenkachse mit der Achse des Bewegungsarms reduziert die Gelenkbelastung, die größtmögliche Bewegungsamplitude in Beugung und Streckung erhöht die Beweglichkeit, die feine Abstufung der Trainingsgewichte und das minimale Einstiegsgewicht schützen vor Überlastung. Bei entzündlichem Rheuma ist die enge Kooperation mit dem gut informierten Patienten und dem behandelnden Rheumatologen Voraussetzung für das Gelingen der Therapie. Wissenschaftliche Studien belegen, dass auch bei rheumatischen Krankheiten ein intensives Trainingsprogramm, das aus Kraft- und Ausdauertraining besteht, sinnvoll ist; durch die Trainingsbelastung sind keine zusätzlichen Gelenkschäden zu befürchten. Im Gegenteil: Die Forscher berichten über geringere Schäden an den Gelenken trainierter Patienten.

Rheumatoide Arthritis (Chronische Polyarthritis)

Die *Rheumatoide Arthritis* ist die häufigste Form der systemischen *Polyarthritis*. Sie führt zu entzündlichen Veränderungen fast sämtlicher kleiner Gelenke der Hände, der Ellenbogen-, Schulter-, Hüft-, Knie- und Sprunggelenke sowie der Kiefer- und Wirbelsäulen-Gelenke. Der Befall ist meist symmetrisch. In Folge chronischer Entzündung kommt es zur Zerstörung von Gelenkstrukturen mit Deformierung. In 5 bis 10% der Fälle wird durch eine aggressive Entzündung der Bandapparat der Kopfgelenke gelockert. Zudem gefährden gelockerte Wirbelgelenke die Stabilität. Handdeformationen beeinträchtigen Alltagsverrichtungen ebenso wie das Training. Häufige Begleiterkrankungen sind ein ausgeprägter Kräfteverfall, ein gestörter Zuckerstoffwechsel sowie eine *Osteoporose*. Letztere ist bedingt durch krankheitsbedingte Schonung und durch den oft nötigen Einsatz von Cortison, denn bei langfristiger Therapie erweist sich Cortison als Knochenräuber. Der Vermeidung von *Osteoporose* muss bei *Polyarthritis* gleiche Aufmerksamkeit geschenkt werden wie dem Rheumaleiden selbst.

Bei *Frühformen* kann man damit rechnen, dass die Kräftigungstherapie gut vertragen wird, zumal die hier häufig eingesetzten entzündungshemmenden Schmerzmittel nicht nur Beschwerden lindern, sondern auch die Verträglichkeit des Trainings erhöhen. Nach Einstieg mit sehr geringen Trainingsgewichten im schmerzfreien Bewegungsumfang wird betont langsam gesteigert. Nur so kann auf die entzündliche Reizung der Gelenke durch Überlastung rechtzeitig reagiert werden.

In *fortgeschrittenen Fällen* ist ein sehr sensibles Vorgehen nötig. Gelenke mit akuter Entzündung oder chronischen Ergüssen müssen bis zum Abklingen der Entzündungszeichen ausgespart bleiben. Bei starker Müdigkeit oder Muskelschwäche nach dem Training muss die Therapie unterbrochen werden. Das Tragen stabilisierender Bandagen kann die Verträglichkeit positiv beeinflussen. Zusätzlich sollte bei Polyarthritis ein Ausdauertrainingsprogramm absolviert werden. Krafttraining schafft dafür gute Voraussetzungen.

Bechterew-Krankheit (Spondylitis ankylosans)

Die Bechterew-Krankheit ist von allen rheumatischen Erkrankungen einer aktivierenden physikalischen Therapie am besten zugänglich. Entzündliche Schübe lassen sich medikamentös gut beeinflussen. Der Langzeitverlauf ist oft mild. Als therapeutische Ziele sind gleichwertig die Aufrichtung des Rumpfes und die Mobilisierung der Wirbelsäule sowie der Hüft- und Kniegelenke anzusehen. Wenn schon die Wirbelsäule unweigerlich versteift, sollen wenigstens die benachbarten Gelenke gut beweglich bleiben. Das Grundprinzip der physikalischen Therapie bei Bechterew lautet: So lange wie möglich mobilisieren; wenn eine Versteifung nicht abzuwenden ist, sollte diese in einer funktionell günstigen Position eintreten, also in einer aufrechten Haltung. Langfristiges Krafttraining in hoher Intensität zwei bis dreimal pro Woche lässt auch einen Schutz vor *Osteoporose* erwarten – die bei Bechterew gehäuft auftritt.

Andere rheumatische Erkrankungen

Bei allen anderen rheumatischen Erkrankungen gelten die gleichen Grundsätze. Wird Kräftigungstraining im entzündungsfreien Intervall, im schmerzfreien Bewegungsumfang und in der Intensität strikt nach Verträglichkeit gesteuert, ist mit einer positiven Auswirkung auf den Langzeitverlauf der Erkrankung zu rechnen.

Die Erfolge der Kräftigungstherapie bei rheumatischen Erkrankungen sind wissenschaftlich gut belegt. Gebessert werden Muskelkraft, Schmerzen, Gelenkstabilität, Gleichgewicht und Gangsicherheit. Alltagsverrichtungen gelingen leichter. Hinzu kommen positive Auswirkungen auf Knochen-, Fett- und Zuckerstoffwechsel. Nicht zu unterschätzen sind die günstigen Einflüsse auf das psychische Befinden der von Invalidität bedrohten Patienten. Kräftigungstherapie trägt erheblich dazu bei, die Selbstständigkeit im Alter zu erhalten.

KRANKHEITEN DER GROSSEN GELENKE UND IHRER UMGEBUNG

Bei *Arthrosen* großer Gelenke wirkt das Krafttraining durch den Aufbau stabilisierender Muskulatur entlastend; eine bessere Balance beugender und streckender Kräfte vergrößert die Beweglichkeit und reduziert den Zug an den Sehnenansätzen; Sehnenansatzreizungen klingen ab. Die Ernährung des gesunden und des geschädigten Knorpels braucht Bewegung *und* Belastung. Die spitzenfreie und achsengerechte Einwirkung von Krafttraining an guten Trainingsmaschinen ist dafür gut geeignet. Bei geschädigten Gelenken kommt es besonders auf die Übereinstimmung von Gelenkachse und Maschinenachse, auf den variablen Widerstand und auf gute Dosierbarkeit der Trainingsgewichte (Doppelgewichtsblock) an.

Schulterkrankheiten

Die kranke Schulter fordert Ärzte und Therapeuten mehr als andere große Gelenke. Arthrosen gibt es hier nur selten, weil das Gelenk nicht statisch belastet wird. Das Schultergelenk steht nur über ein kleines Gelenk in Verbindung mit dem Skelett. Das wenige Quadratzentimeter messende Gelenk zwischen Schulterhöhe und Schlüsselbein (*Schultereck-Gelenk*) vermittelt den Kontakt zum Brustbein und damit zum Skelett des Brustkorbs. Das Schulterblatt »schwimmt«, geführt durch Muskulatur, auf dem Brustkorb; dieser losen Verankerung und der flachen Gelenkpfanne verdankt es seine große Beweglichkeit. Die Gelenkkapsel ist weit und dünn und kaum durch Bänder verstärkt. Wie kein anderes Gelenk (abgesehen von der Wirbelsäule) ist die Schulter deshalb auf gut funktionierende Muskulatur angewiesen.

Wie beim Rücken, so ist auch bei der Schulter das gute Zusammenwirken ärztlicher Maßnahmen mit einer gezielt ansetzenden Kräftigungstherapie wichtig. Richtig angewandtes Krafttraining kann die ganze Bandbreite seiner Wirkung zeigen. Es schafft:

- stabilisierenden Halt für das Gelenk;
- Zentrierung des Oberarmkopfs über der Gelenkpfanne;
- Sicherung des Raums zwischen Schulterdach und Oberarmkopf (*subakromialer* Raum);
- Stärkung der Muskel-Sehnen-Ansätze;
- Ausgleich von Muskeldysbalancen;
- höhere Belastbarkeit bei beruflicher oder sportlicher Beanspruchung und
- mechanischen Schutz gegen äußere Krafteinwirkung.

Die trainingsmedizinische Behandlung von Schulterkrankheiten unterscheidet sich stark. Deshalb werden die häufigsten Krankheiten der Schultergelenke und ihre Therapie im Folgenden einzeln vorgestellt:

Muskelansatzentzündungen

Sie entstehen durch Überlastung am Übergang von Sehne und Knochen. Die Belastbarkeit ist für tatsächliche Beanspruchung zu gering. Betroffen sind vor allem die Ansätze der Innen- und Außendreher (Unterschulterblatt- und Untergräten-Muskel) und der abspreizenden Muskeln (Obergräten- und Deltamuskel). Solange nur die Ansätze gereizt sind, ist die Therapie einfach: Durch lokale Maßnahmen (Physiotherapie, Tape-Verbände oder Infiltrationen) wird die Entzündung zum Abklingen gebracht. Die mild einsetzende Kräftigung stärkt nicht nur die Muskeln; langsam, aber mit gleicher Zuverlässigkeit, werden Sehnen und Sehnenansätze gestärkt und im Alltag belastbarer. Krafttraining macht aus Schwachpunkten am Bewegungsapparat »Starkstellen«. Um solche Ziele zu erreichen, braucht man gute Maschinen, einen behutsamen Einstieg, um das alte Leiden nicht zu reaktivieren, und schließlich auch einen konsequenten Aufbau mit Steigerung der Trainingsgewichte. Das Training kranker Strukturen ist eine Gratwanderung. Zu viel kann schaden, zu wenig lässt keinen Nutzen erwarten.

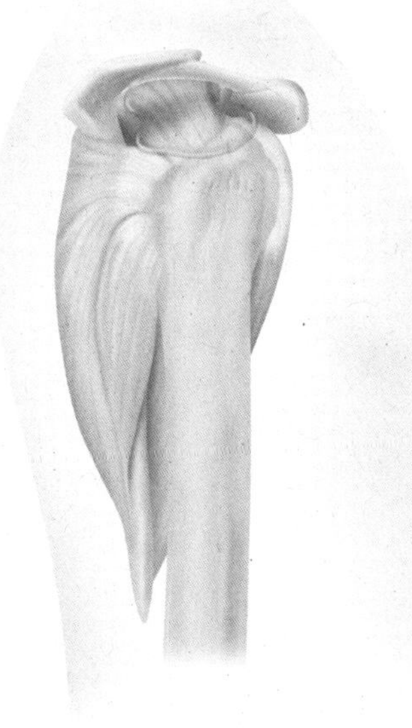

Seitliche Ansicht der Rotatorenmanschette mit dem kleinen Rundmuskel, dem Untergrätenmuskel, dem Obergrätenmuskel und dem Unterschulter blattmuskeln. Die Rotatorenmanschette sichert unter statischen und dynamischen Belastungen die Zentrierung des Oberarmkopfs über der Gelenkpfanne.

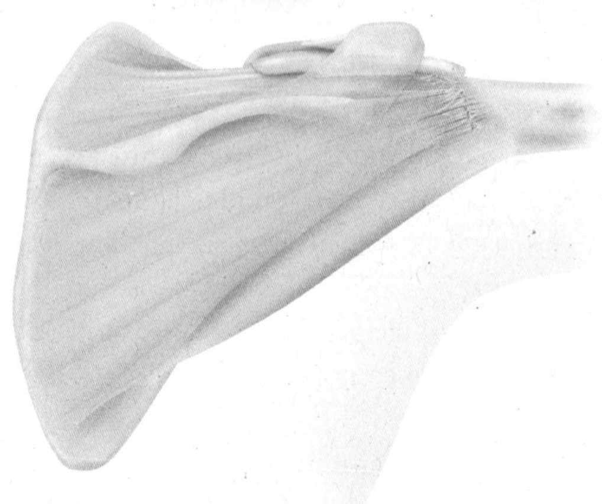

Der Blick von hinten auf die Rotatorenmanschette mit ansatznahen Läsionen des Untergrätenmuskels (*M. infraspinatus*) und des Obergrätenmuskels (*M. supraspinatus*).

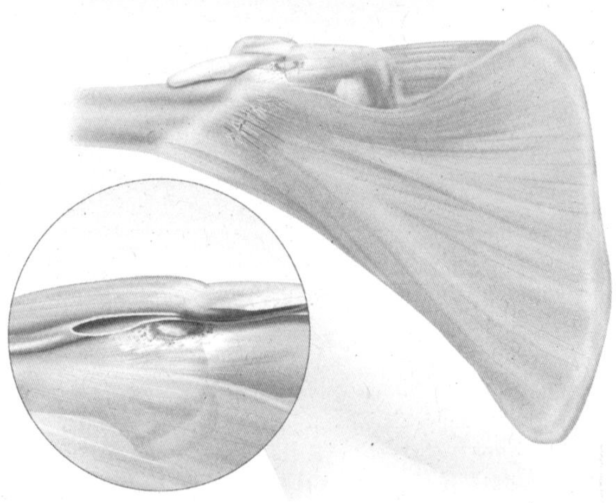

Ansicht von vorne mit Darstellung des Unterschulterblattmuskels (*M. subscapularis*) und des Obergrätenmuskels mit ansatznahen Sehnen-Läsionen.

Krankheiten der Rotatorenmanschette

Bei dieser Erkrankung sind Teile der den Oberarmkopf umhüllenden Muskeln degeneriert. Einzelne Sehnen können einreißen oder ganz abreißen. Neben den Innen- und Außendrehern spielt der Obergrätenmuskel eine bedeutende Rolle: Er zieht von der oberen Mulde des Schulterblatts unter dem Schulterdach zum Oberarmkopf und hilft beim Abspreizen des Arms. Viel wichtiger ist aber eine andere Aufgabe: Er sichert den Oberarmkopf in der Gelenkpfanne. Anders ausgedrückt, verhindert der Obergrätenmuskel das Hochsteigen des Oberarmkopfes, wenn sich der Deltamuskel anspannt. Ohne diese Sicherung (etwa nach Abriss der degenerierten Sehne) presst der Deltamuskel den Oberarmkopf unter das Schulterdach und komprimiert die ohnehin kranken Strukturen. Entzündung, Schmerz und Bewegungseinschränkung sind häufige Folgen. Bei *frischen Rissen der Rotatoren* kann eine Operation sehr gute Erfolge bringen.

Bei *chronischer Degeneration* wählt man Schmerztherapie, Physiotherapie und gezielte Kräftigungstherapie. Die Kräftigungstherapie verlangt nach Fingerspitzengefühl, um zu guten Ergebnissen zu kommen. Die Kräftigung des Deltamuskels, der das Gelenk wie ein Schutzpanzer umgibt, ist wünschenswert. Nur bei problemloser Verträglichkeit dürfen Deltamuskel und Obergrätenmuskel trainiert werden. Für Innen- und Außendreher gilt das Gleiche: Kräftigung ist sinnvoll, erlaubt ist sie nur bei guter Verträglichkeit und wenn es möglich ist, die Ausgangspositionen in den Trainingsmaschinen schmerzfrei einzunehmen.

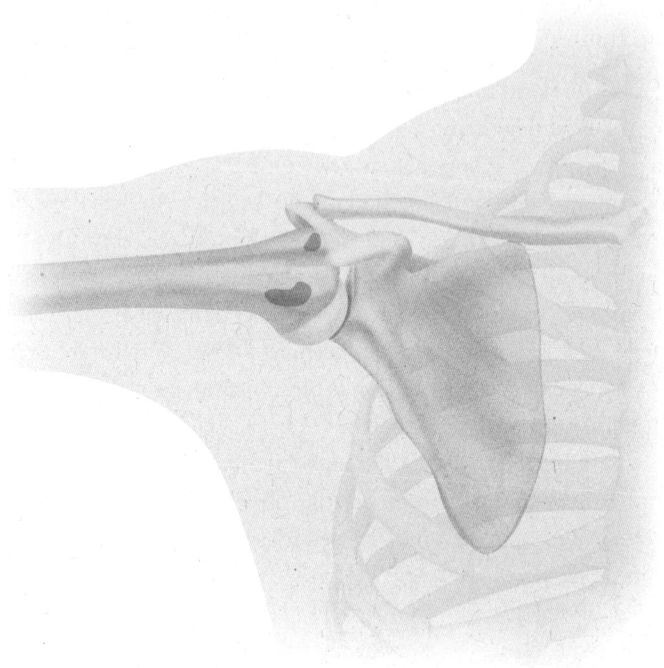

Schulterskelett, Ansicht von vorne mit abgespreiztem Arm. Der Muskelansatzhöcker für den Obergrätenmuskel taucht beim abgespreizten Arm unter das Schulterdach und verengt den Raum. Sehen, Muskeln und Schleimbeutel geraten unter Druck.

SCHULTERENGE (IMPINGEMENTSYNDROM)

Fließend sind die Übergänge vom »Rotatorenmanschetten-Syndrom« zur Schulterenge (*Impingementsyndrom*). Beim seitlichen Abspreizen des Armes und bei Über-Kopf-Bewegungen tauchen die Knochenhöcker für die Muskelansätze am Oberarmkopf unter das Schulterdach. So geraten die vorgeschädigten Muskel-Sehnen-Platten unter Druck. Entzündung und Schmerz sind Folgen der degenerativen Schädigung. Eine oft damit einhergehende Schleimbeutelentzündung verschlimmert die Enge; Formabweichungen der Knochen des Schulterdachs begünstigen sie. Im Alltag werden bei häufiger Arbeit über Kopf, bei manchen Sportarten (Aufschlag beim Tennis) und bei der ungünstigen Überkopflagerung des Armes im Schlaf Beschwerden provoziert.

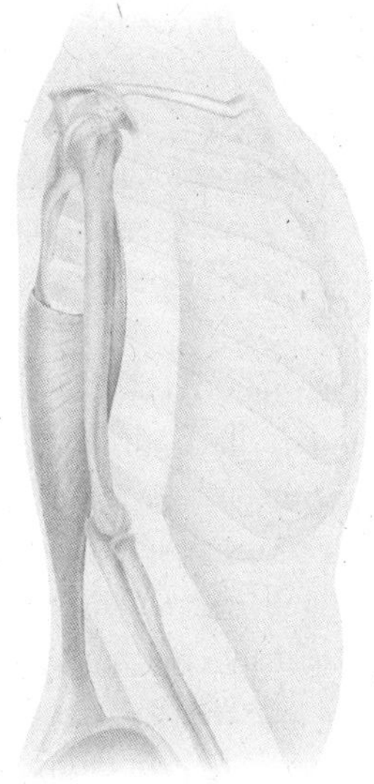

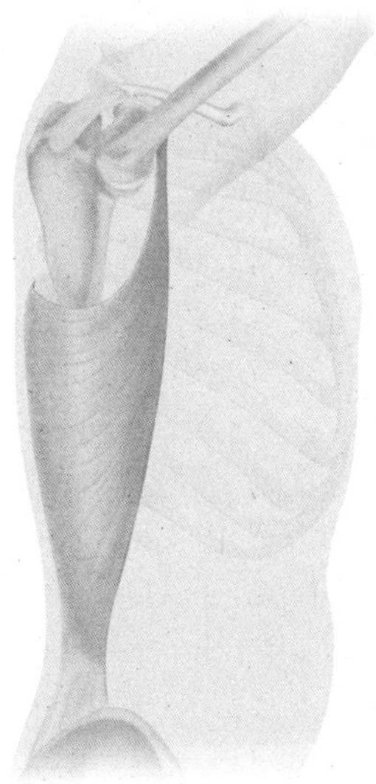

Der breite Rückenmuskel (*M. latissimus dorsi*) entlastet das Schultergelenk. Dieser große Muskel hält, sofern er kräftig genug ist, den Raum unter dem Schulterdach offen. Das Training des Latissimus ist bei Schulterenge eine besondere Herausforderung. Üblicherweise wird er mit Klimmzügen, Liegestützen oder der so genannten Latzug-Maschine trainiert. Diese Methoden sind bei Schulterenge allesamt ungeeignet.

Die Trainingstherapie beim Impingement baut auf den Trainingsregeln bei Störungen der Rotatorenmanschette auf: Der Erfolg steht und fällt damit, ob es gelingt, die Muskeldysbalance zu korrigieren. Der Oberarmkopf steht beim Impingement zu hoch und setzt die Weichteile unter Druck, dadurch schreitet die Degeneration immer weiter voran. Es gibt nur einen Muskel, mit dem die Balance der Kräfte wiederhergestellt werden kann: Der breite Rückenmuskel *(M. latissimus dorsi)* hat ein großes Ursprungsfeld und setzt knapp unter dem Oberarmkopf am Oberarm an. Ein starker *Latissimus* zieht den Oberarmkopf aus der Pfanne nach unten und entlastet die entzündeten Strukturen.

Der *Latissimus* stellt hohe Anforderungen an die Trainingstechnologie. Üblicherweise wird er durch Klimmzüge, Liegestütze oder die »Latzug-Maschine« trainiert. Zwar sind Gesunden diese Methoden zumutbar, die Effektivität ist allerdings wegen der fehlenden Isolierung des Zielmuskels gering. Kranken nutzen diese Trainingsformen leider nichts, sie vertragen die Übungen bei Vorschädigung der Schulter nicht. Die Erfahrung zeigt, dass ein isoliertes Training des *Latissimus,* eingebaut in ein sinnvolles Trainingsprogramm, oft ohne weitere Maßnahmen zu einem Abklingen der Beschwerden und einer besseren Beweglichkeit führt.

Das Training in der dargestellten »Delphex-Maschine« (Überzug – Pullover) muss abgewandelt werden. Bei der Beugung im Schultergelenk dürfen die Handgelenke die Stirnhöhe nicht wesentlich überschreiten. Sonst wird auch in dieser Maschine ein *Impingement* erzeugt. Wegen der großen Beweglichkeit der Schulter bedeutet diese Änderung keine nennenswerte Einschränkung des Trainingseffekts. Über-Kopf-Aktivitäten des erkrankten Arms müssen im Beruf, in der Freizeit, beim Nachtschlaf (!) und im Training strikt vermieden werden, sonst kommt es nicht zur Heilung. Nach vollständiger Ausheilung beginnt das zunächst milde Training der Rotatoren und des Deltamuskels. Uneingeschränkte Verträglichkeit ist Voraussetzung für den Erfolg.

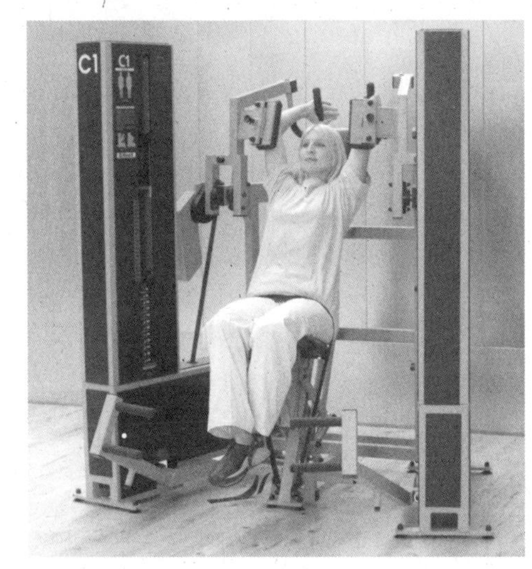

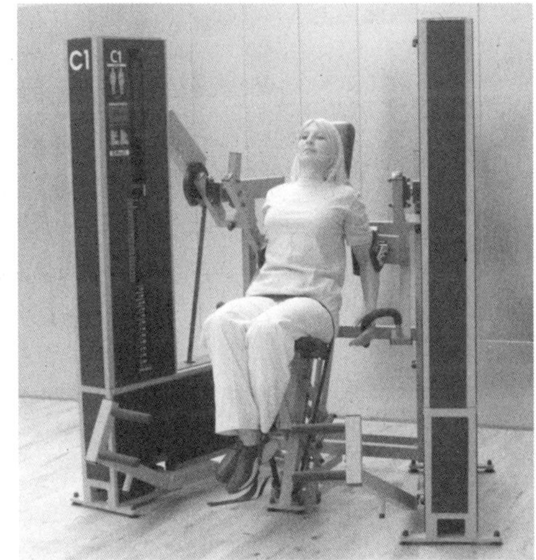

Die Pullover (Überzug – C1) im Kieser Training. In der von Arthur Jones entwickelten »Pullover« lässt sich der Latissimus isoliert und dadurch sehr effektiv trainieren. Nach oben, in die Beugung der Schulter, muss die Bewegung so eingeschränkt werden, dass die Muskelansatzhöcker nicht unter das Schulterdach eintauchen können. Das ist gesichert, wenn die Handgelenke nicht über Stirnhöhe nach oben geführt werden.

Luxationsneigung

Von großer Bedeutung ist die Luxationsneigung des Schultergelenks. Dabei springt der Oberarmkopf, meist bei einer plötzlichen Abspreizbewegung mit Drehung nach außen, aus der Pfanne. Rasches und schonendes Einrenken vermeidet die Druckschädigung von Nerven und Blutgefäßen. Durch häufige Luxationen leiern allerdings Gelenkkapsel und Bänder aus, es kommt zur Schulterluxationsneigung, der »rezidivierenden Schulterluxation«, bei der schon eine geringe Fehlbeanspruchung zur Luxation führt. Oft können sich die Patienten wegen der schlaffen Weichteile selbst einrenken. Doch die Luxationsneigung nimmt mit der Häufigkeit der Luxationen zu. Wenn Dysplasien (Fehlbildungen) des Schultergelenks und ein schwaches Bindegewebe Ursache häufiger Luxationen sind, spricht man von »habituellen Schulterluxationen«.

In der Kräftigungstherapie steht der Aufbau der »primären Stabilisatoren« an erster Stelle. Deltamuskel und weitere Muskeln von Schulter und Schultergürtel ergänzen das Programm. Die primären Stabilisatoren, Muskeln der Rotatorenmanschette, also Innen- und Außendreher sowie der Obergrätenmuskel, umhüllen den Oberarmkopf schützend und zentrieren ihn über der Gelenkpfanne. Da die Luxationsneigung bei habituellen Schulterluxationen hauptsächlich jüngere Menschen mit wenig Degeneration betrifft, sind die Verträglichkeit und der Erfolg des Trainings fast immer gewährleistet. Operationen werden durch eine effektive Kräftigungstherapie oft unnötig. Andernfalls war die Mühe nicht umsonst. Auch nach einer Operation ist eine kräftige Schultermuskulatur wichtig.

Blockierung des Schultereckgelenks

Das kleine, aber funktionell wichtige Schultereckgelenk (*Acromioclavikular*-Gelenk, ACG) zwischen Schlüsselbein und Schulterhöhe ist häufig blockiert, durch Überlastung gereizt oder zeigt eine *Arthrose*, die zu Entzündungen neigt. Zwar ist das Gelenk klein, seine funktionelle Bedeutung aber groß, weil der ganze Schulterapparat nur über dieses Gelenk Kontakt zum knöchernen Skelett hat. Die Behandlung ist wegen ständiger Reizungen oft frustrierend. Einen wichtigen Beitrag leistet die Kräftigungstherapie: Dehnung der verkürzten Brustmuskeln und eine entschiedene Kräftigung der den Schultergürtel aufrichtenden Muskulatur entlasten das Gelenk und tragen zum Ausheilen schmerzhafter Entzündungen bei. Rückfälle vermindern sich durch eine aufrechte Haltung aufgrund starker und gut balancierter Muskeln.

Fortgeleitete Schulterschmerzen

Häufig treten auch fortgeleitete Schulterschmerzen auf, die aus anderen Bereichen des Stütz- und Bewegungsapparats oder von inneren Organen kommen. Sehr häufig werden Schmerzen bei Störungen der Halswirbelsäule (Bandscheibenleiden, *Arthrosen*, Blockierungen) und der Brustwirbelsäule (Rippenblockaden) in die Schulter geleitet. Nicht übersehen werden sollten Schulterschmerzen bei Herzkrankheiten (*Angina pectoris*, Herzinfarkt) oder Erkrankungen von Gallenblase und Gallenwegen. Bei unklaren Befunden oder ausbleibendem Behandlungserfolg muss auch an einen Tumor gedacht werden.

Der »Tennisarm« – Prototyp eines Leidens

Der Ellbogen hat im Gegensatz zur Schulter eine gute Knochenführung. Im Ellbogen sind drei Gelenke vereint: Beugung und Streckung laufen zwischen Elle und Oberarmknochen einerseits und zwischen Speiche und Oberarmknochen andererseits; die Drehung nur zwischen Elle und Speiche. Es gibt keine Alltagsbewegung des Armes ohne kombinierte Bewegungen im Ellenbogen. Drei Krankheitsbilder, ausgelöst durch Überlastung der Muskelansatzbereiche, trifft man in der Praxis häufig an: Die Reizung der nach außen gekehrten Muskelansätze der Handgelenksstrecker und Außendreher kennzeichnen den *Tennisellbogen*. Ist die nach innen gerichtete Ansatzregion der Beuger und Einwärtsdreher gereizt, spricht man vom *Golferellbogen*. Zu keinem besonderen Namen hat es die Ansatzreizung des Armbeugers (*Bizeps*) gebracht, die tief in der Beuge gelenknah an der Speiche zu tasten ist.

Bei *akuten Ansatzreizungen* haben sich Triggerpunktbehandlungen und Tape-Verbände sehr gut bewährt. Auch Infiltrationen eines Lokalanästhetikums mit Cortison können sinnvoll sein. Sie beseitigen die Beschwerden und stellen sicher, dass ein Zustand erreicht wird, in dem die Kräftigungstherapie verträglich ist. Der Einsatz von Cortison sollte sich wegen der möglichen Nebenwirkungen auf wenige Anwendungen beschränken.

Hauptaufgabe der Trainingstherapie ist nach dem Abklingen akuter Beschwerden sowie bei chronischen Ansatzreizungen die Stärkung von Sehne und Sehnenansatz. Das gelingt ebenso gut wie die Kräftigung der Muskulatur. Der wesentliche Unterschied liegt im Zeitverlauf. Während Muskeln innerhalb weniger Monate deutlich stärker werden, erfolgt das bei Sehnen und Sehnenansätzen nur bei einem kontinuierlichen Training über viele Monate. Genaue Zeitangaben sind bei großen individuellen Unterschieden nicht möglich. Sind die Reizungen ausgeheilt, ist ein langfristiges Erhaltungstraining dringend anzuraten. Bei Sehnenansatzreizungen muss man stets nach Muskelverkürzung suchen. Muskelverkürzung und chronische Muskelverspannung erhöhen den Zug am Übergang von der Sehne zum Knochen. Bleiben die Verkürzungen bestehen, kommt es, auch nach zunächst erfolgreicher Therapie, oft zu Rückfällen.

Beim Tennisellbogen sind oft die Strecker des Handgelenks und der Oberarmspeichenmuskel verkürzt. Je nach Zielmuskel gelingt das Dehnen als Nebenprodukt des Krafttrainings an guten Trainingsmaschinen, wenn Spieler und Gegenspieler (zum Beispiel Beuger und Strecker) über den vollen Bewegungsumfang nicht nur einen Kräftigungsreiz erhalten, sondern auch einen Dehnreiz. Beim Tennisellbogen ist das der Fall, bei anderen Verkürzungen ist begleitende Physiotherapie mit Schulung für häusliche Dehn- und Entspannungsübungen sinnvoll.

Diese drei Beispiele für Muskelansatzentzündungen stehen für eine große Zahl namenloser Reizungen an verschiedenen Knochen. Die Prinzipien sind bei allen Varianten gleich. Wird die Muskelansatzreizung als Schmerzursache nicht erkannt, ist die Behandlungschance vergeben. Solche Erkrankungen lassen sich meistens durch eine Kombination lokal entzündungshemmender Maßnahmen mit langfristiger Kräftigungstherapie ausheilen.

HÜFTSCHMERZEN

Schmerzen in der Hüfte gehen häufiger von den umgebenden Weichteilen und Blockierungen der Kreuz-Darmbein-Gelenke aus als von einer Hüftgelenksarthrose. Sogar bei Arthrose kommt ein Teil der Schmerzen oft aus der Umgebung des Gelenks.

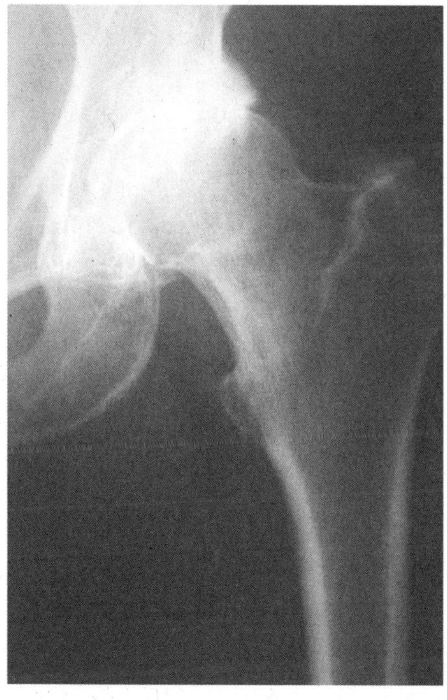

Schwere Hüftgelenksarthrose (Coxarthrose) bei einer 73-jährigen Patientin. Die Patientin konnte trotz schwerer Arthrose (der Gelenkspalt ist kaum noch sichtbar) die Operation um Jahre hinausschieben und sich mit Kieser Training optimal auf die Operation vorbereiten.

Hüftgelenksarthrose

Bei Hüftgelenksarthrose ist meist die Muskelbalance gestört. Zum typischen Muster gehören die Verkürzung der Hüftbeuger (Lenden-Darmbein-Muskel), der Adduktoren (Heranzieher) der Oberschenkel, die Schwäche der Hüftstrecker (großer Gesäßmuskel) und eine Schwäche der Muskeln, die die Hüfte abspreizen.

Die *Muskeldysbalance* bei Hüftarthrose kann enorme Ausmaße annehmen und zu einem völlig veränderten Gang führen. Bei Schmerzen im seitlichen Hüftbereich ist oft der große Rollhügel druckempfindlich, ein wulstiger Knochenhöcker, an dem sieben Muskeln ansetzen, die bei Überlastung Ansatzreizungen verursachen. Ein Schleimbeutel reduziert die Reibung zwischen Sehnen und knöcherner Unterlage. Häufig wird bei Druckschmerz über dem Rollhügel eine Schleimbeutelentzündung (*Bursitis*) angenommen. Nach meiner Erfahrung ist diese Diagnose jedoch meist falsch. Ursache der Schmerzen sind dann Muskelansatzreizungen. Das ist für die Behandlung wichtig, weil damit der Zustand der beteiligten Muskeln in den Mittelpunkt rückt, also wieder die muskuläre Balance.

Fast immer findet sich gleichzeitig eine *Blockierung der Kreuzdarmbeingelenke* mit Beckenverwringung. Die Verwringung verändert die Spannung sämtlicher Muskeln im Beckenbereich und damit die auf den Rollhügel einwirkenden Zugbelastungen. Früher habe ich die Beschwerden mit lokalen Infiltrationen und Physiotherapie bekämpft, heute mache ich das kaum noch. Werden die Beckengelenkblockierungen gelöst, dann löst sich auch die Verwringung. Bleiben die Beckengelenke frei, klingen die Ansatzreizungen und damit die Beschwerden meist spontan ab. Schmerzen in der vorderen Hüftregion, also in der Leiste, haben oft die gleiche Ursache. Immer muss nach einer Beckenfehlstellung gesucht werden.

Die Behandlung der Hüftgelenksarthrose schließt die umgebende Muskulatur und die Nachbargelenke mit ein. Das Ausmaß der Arthrose ist für die Beschwerden nicht allein entscheidend: Eine geringe Arthrose kann von einer sehr schmerzhaften Entzündung begleitet werden, umgekehrt kann eine auf dem Röntgenbild sichtbare massive Arthrose fast frei von Entzündung und Schmerz sein. Kräftigungstherapie lindert die Muskeldysbalance und beseitigt die Instabilität. Begleitende Physiotherapie ist sinnvoll.

Falls aber trotz Kräftigung operiert werden muss, bringt das Training immer noch großen Nutzen, denn die Rehabilitation nach einer Operation gelingt rascher und besser, wenn die Muskeln vorher gut trainiert werden. Und auch nach der Operation bleibt das Training wichtig. Ein künstliches Gelenk ersetzt nur das kranke Gelenk – nicht die Muskeln!

Eine Operationsvorbereitung mit Schwerpunkt »Krafttraining«, bei Bedarf ergänzt durch gezielte Physiotherapie, ist meine dringende Forderung an die Ärzteschaft. Abzuwarten, bis eine Gelenkersatz-Operation nicht mehr zu vermeiden ist, und dabei zuzusehen, wie Kraft, Kondition und Lebensfreude schwinden, ist keine gute Strategie für die vielen teils recht jungen Senioren, die ein künstliches Gelenk brauchen.

KNIESCHMERZEN

Knieschmerzen entstehen im Gelenk, im Gleitlager der Kniescheibe, an den Sehnenansätzen rund um die Kniescheibe sowie an den Sehnenansätzen der Strecker und Beuger. Das Kniegelenk ist kompliziert aufgebaut, wird im Alltag hoch belastet und ist für schwer vereinbare Aufgaben zuständig: Beim gestreckten Bein bildet es eine stabile Stütze, mit zunehmender Beugung wird es beweglicher und damit empfindlicher für Verletzungen. Die Kombination aus heftiger Drehung und Streckung stellt ein hohes Risiko für *Meniskus-* und Bandverletzungen dar. Weitere Schwachstellen sind die Kniescheiben. Sie übertragen beim Heben und Tragen von Lasten hohen Druck auf das Gleitlager. Fehlformen der Kniescheiben, Muskelschwäche und Muskeldysbalance vermindern die Belastbarkeit und bilden den Boden für die sehr häufigen schmerzhaften

Reizungen der Rückfläche der Kniescheibe. Daraus kann eine *Arthrose* der Kniescheibe entstehen. Diese *Retropatellararthrose* macht oft mehr Beschwerden als die eigentliche Kniegelenkarthrose selbst. Die stark verformbaren und elastischen Knorpelscheiben zwischen Ober- und Unterschenkelknochen (Innen- und Außenmeniskus) stellen den Kontakt zwischen der planen Gelenkfläche des Schienbeins und den halbrunden Gelenkpartnern des Oberschenkelknochens her. Und so sind die Menisken anfällig für Verletzungen. Die Stabilität wird seitlich durch Innen- und Außenbänder gesichert, nach vorn und hinten, sowie für Drehbewegungen, durch die Kreuzbänder. Verletzungen dieser Bänder mit nachfolgend eingeschränkter Stabilität erhöhen das Risiko für eine *Arthrose*. Lässt sich *Arthrose* auf eine Verletzung zurückführen, spricht man von »posttraumatischer Arthrose«. Intakte Bänder und ein starkes Muskelkorsett bieten den Kniegelenken größtmöglichen Schutz. Wie bei allen Arthrosen spielt die genetische Veranlagung eine große Rolle. Die Materialqualität des Knorpels ist sehr unterschiedlich. Ein Blick in die Krankheitsgeschichte der Familie lohnt sich, will man das eigene Risiko abschätzen.

Für die Behandlung gibt es klare Regeln: Band- und Meniskusverletzungen müssen fachgerecht versorgt werden. Bei korrekter Indikationsstellung und guter Operationstechnik stellt die orthopädische Chirurgie nach *Bandverletzungen* die Stabilität wieder her und sichert die Belastbarkeit des Gelenks. Gleichzeitig wird einer posttraumatischen Arthrose vorgebeugt. Von *Meniskusverletzungen* geht durch mechanische Reibung und chronische Entzündung das Risiko der Knorpelschädigung aus. Bei frühzeitiger Operation ist der verletzte Meniskus meist so gut wiederherzustellen, dass seine wichtigen Funktionen erhalten bleiben. Die heute schonenden arthroskopischen Operationstechniken senken die Risiken des Eingriffs und verkürzen die Heilungszeit.

In der konservativen Behandlung spielt die Kräftigungsmedizin eine bedeutende Rolle: Bei *Arthrose des Kniegelenks* trägt kräftige Muskulatur zur Entlastung bei. Zugleich dient regelmäßiges Training an guten Trainingsmaschinen der Ernährung des kranken Knorpels.

Auch beim geschädigten Knorpel geschieht der Austausch von Stoffen nur über regelmäßige Be- und Entlastung. Die gleichmäßige Belastung ohne Belastungsspitzen in hochwertigen Trainingsmaschinen wirken sich bei Arthose besonders günstig aus. Kommt eine *Kniescheibenarthrose* dazu, wird die Kräftigungstherapie wegen der oft eingeschränkten Verträglichkeit anspruchsvoller. Bei schwacher Muskulatur wird die Kniescheibe bei Streckung gegen Widerstand nach außen gezerrt und wird dort an der Unterseite überlastet. Der innere Kopf des vierköpfigen Kniestreckers (*M. vastus medialis*) sichert die Kniescheibe nach innen und entlastet dadurch das Gleitlager. Diesen gilt es intensiv zu kräftigen.

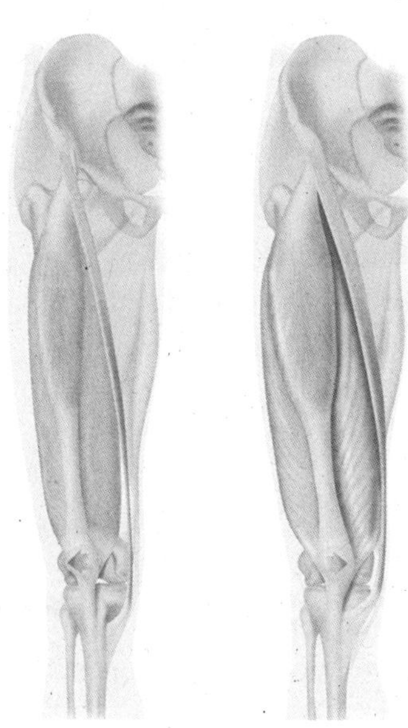

Auf der rechten Abbildung hält ein kräftiger innerer Kopf des vierköpfigen Schenkelstreckers *(M. vastus medialis)* die Kniescheibe in der richtigen Position. Die linke Abbildung zeigt das seitliche Abweichen der Kniescheiben bei Muskelschwäche.

Um die Verträglichkeit zu sichern, schauen wir den Gewichthebern auf die Füße: Ihre Fußspitzen zeigen beim Stehen etwas nach außen. Dadurch wird das Gleitlager der Kniescheiben während der Beugung und der Streckung mechanisch entlastet. Die Erfahrung zeigt, dass Krafttraining bei Drehung der Beine um 15 bis 20° nach außen deutlich besser vertragen wird. Der Druck auf dem Gleitlager hängt auch vom Zustand des Kniestreckers ab. Ist der

Gerade Schenkelstrecker verkürzt, muss dieser durch Physiotherapie oder im Rahmen der Trainingstherapie (vollständige Beugung der Kniegelenke gegen Widerstand in Bauchlage) gedehnt werden. Unbedachtes Training kann speziell am Knie mehr Schaden als Nutzen anrichten, umgekehrt wird, bei sorgfältiger Feineinstellung, eine gute Entlastung mit Rückgang von Beschwerden und besserer Belastbarkeit erzielt. Bei *Instabilität nach vorderem Kreuzbandriss* übernehmen teilweise starke Beuger die Funktion des verletzten Bands. Umgekehrt mildern die Kniestrecker die Funktionsminderung beim seltenen *hinteren Kreuzbandriss*.

Nach einer *Gelenkersatz-Operation* ist Krafttraining nach kompletter Heilung erfahrungsgemäß problemlos möglich. Wie beim eigenen Gelenk dient das Training einer guten Funktion bei hoher Belastbarkeit und dem Schutz des künstlichen Gelenks.

Fußball als Leistungssport ist für die Kniegelenke so belastend, dass kaum ein Profi seine Karriere ohne Blessuren übersteht. Selbst bei starker Schädigung können die Sportler über lange Zeit auf hohem Niveau weiterspielen. Neben der intensiven sportärztlichen Betreuung ist die Ursache dafür vor allem das starke Muskelkorsett, das fast jeden Fußballer auszeichnet. Starke Muskeln schützen nicht nur Profis: Zahllose Sportverletzungen könnten durch vorbeugendes Krafttraining vermieden werden. Neben dem Schutz vor Verletzung steigen die sportliche Leistung und die Freude am Sport. Es liegt in der Verantwortung der Trainer, dem Krafttraining den ihm gebührenden Platz im Trainingsplan einzuräumen.

Die Abbildung zeigt einen vollständigen Riss des vorderen Kreuzbands. Das Schienbein schiebt vermehrt nach vorn, die Drehung des gebeugten Unterschenkels nach innen wird durch das funktionslose Band nicht gebremst. Die Instabilität bei nicht versorgtem Riss stellt ein hohes Risiko für eine spätere Arthrose dar.

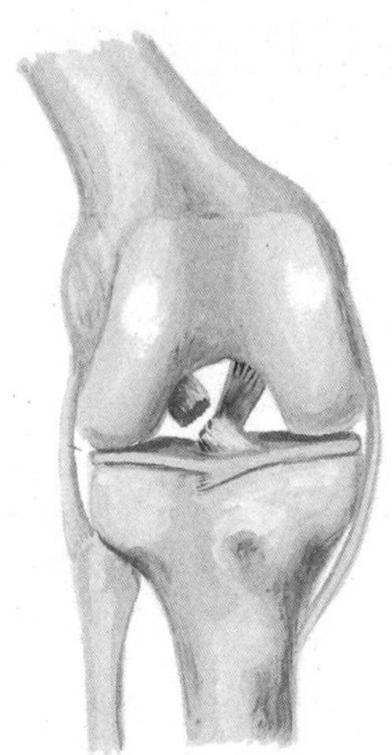

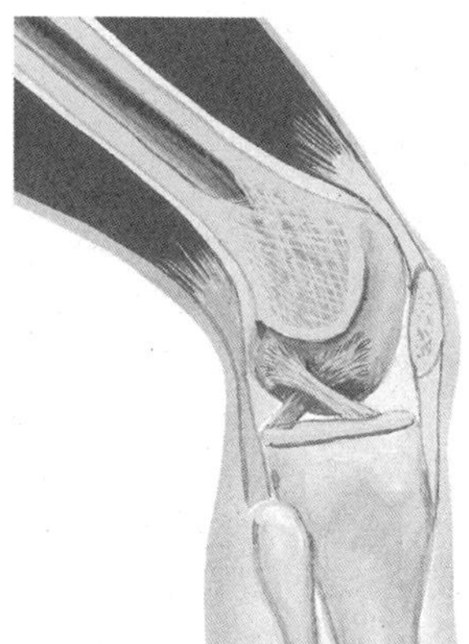

Kreuzbänder und Muskeln des Kniegelenks

Synergie der Kreuzbänder mit der Muskulatur. Die Schenkelbeuger unterstützen das vordere Kreuzband in seiner Funktion, die Kniestrecker das hintere Kreuzband. Starke Muskeln können den Funktionsverlust dieser wichtigen Bänder allenfalls mildern.

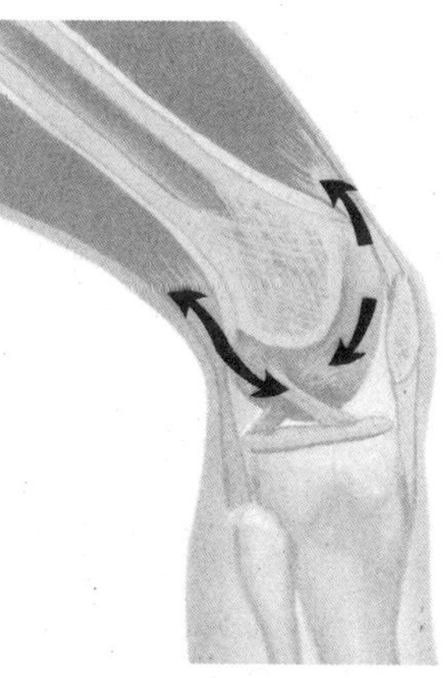

ACHILLESFERSE

Die Achillesferse plagt vor allem Athleten, die sich bei ihrem Sport lang anhaltend belasten (Langstreckenläufer) oder Belastungsspitzen aussetzten (Tennis, Basketball). Nahe dem Übergang zum Muskelbauch des Zwillingswadenmuskels gibt es einen schlecht durchbluteten Bereich, der bei Dauerbelastung zur Schwachstelle wird. Oft begleiten Verkürzungen und Verdickungen der Sehne das Leiden mit Schmerzen, die bei Belastung wiederkehren … bis die Sehne reißt. Auch ohne Vorwarnung kann bei Menschen über vierzig Jahre die Achillessehne bei Spitzenbelastungen reißen. Ist sie ganz gerissen, muss operiert werden, da sonst ein erheblicher Funktionsausfall droht.

Rechtzeitig einsetzende und über Jahre durchgeführte Trainingstherapie mit Dehnung und Kräftigung der Muskeln und Sehnen lässt die Beschwerden oft auf Dauer abklingen. Bei akuter Entzündung ist eine monatelange Trainingspause meist nicht zu vermeiden. Nach dem Abklingen der Entzündung kann niedrig dosiertes Krafttraining mit gleichzeitiger Dehnung beginnen. Besonders gut gelingt der Einstieg in die Kräftigung mit »Negativtraining«. Dabei wird der Gewichtsblock mit dem gesunden Fuß angehoben, die isometrische Haltephase übernimmt der kranke Fuß und senkt diesen dann langsam und vollständig ab. Wie bei allen Entzündungen der Sehnen- und Sehnenansätze soll durch die Kräftigung aus einer Schwachstelle eine »Starkstelle« gemacht werden. Regelmäßige Reize in richtiger Dosierung am erwünschten Ort verfehlen ihre Wirkung selten.

KRANKHEITEN DER INNEREN ORGANE

Im Folgenden sollen nur Krankheiten vorgestellt werden, die durch Trainingstherapie – meist aus einer Kombination von Kraft- und Ausdauertraining – positiv beeinflusst werden können. Ausdauertraining wird schon lange empfohlen (aber leider wenig durchgeführt),

Krafttraining ist bei der Prävention und Therapie dieser Leiden ein neues Element. Der wissenschaftliche Nachweis ist so eindeutig, dass amerikanische Fachgesellschaften bei allen hier genannten Krankheiten Krafttraining als Teil eines ausgewogenen Trainingsprogramms empfehlen. Krafttraining ist dabei in zweifacher Hinsicht ein wesentliches Element, denn

- die eigenständigen Auswirkungen von Krafttraining unterscheiden sich wesentlich von denen des Ausdauertrainings und sind durch dieses nicht zu ersetzen und
- Krafttraining bereitet schwache ältere Menschen auf das Ausdauertraining vor.

DAS METABOLISCHE SYNDROM (SYNDROM X, INSULINRESISTENZSYNDROM)

Zum Metabolischen Syndrom gehören folgende Befunde und Erkrankungen:

- Übergewicht mit Betonung des Bauchfetts gegenüber Fetteinlagerung im Unterhautgewebe
  – Maßgeblich ist die *Waist to Hip Ratio* (WHR), das Verhältnis
- von Taillenumfang zu Hüftumfang in Zentimetern. Bei Frauen sollte der Wert unter 0,85; bei Männern unter 0,9 liegen.
  – Beim bauchbetonten, androiden Risikotyp spricht man von der »Apfelform«.
  – Beim hüftbetonten, gynoiden Typ mit einem vergleichsweise geringen Risiko von der »Birnenform«.
- erhöhte Blutfettwerte
  – Erhöhte *Triglycorid* Werte
  – Niedriger »Schutzcholesterin«-Wert (HDL)
- erhöhter Blutdruck
- erhöhtes Risiko für
  – Herzinfarkt
  – Schlaganfall

– Arterienverkalkung
– *Diabetes mellitus* Typ2

- erhöhte Entzündungsparameter *(CRP, Fibrinogen, Interleukin-6, Tumornekrosefaktor-alpha)*

Alle zum Metabolischen Syndrom gehörenden Krankheiten haben eines gemeinsam: Sie kommen in Überfluss-Gesellschaften stark gehäuft vor, also in den reichen Industrienationen, und sie betreffen weniger gebildete Menschen mehr als gebildete. Diese grundlegenden Tatsachen liefern einen Schlüssel für das Verständnis dieser Massenkrankheiten, die bei den Todesursachen an erster Stelle stehen:

Mehr als die genetische Veranlagung entscheidet der Lebensstil über die Auswirkungen auf die Gesundheit. Medikamentöse Korrekturen der aus dem Ruder gelaufenen Labor- oder Blutdruckwerte sind zwar sinnvoll, der Gesundheit und damit dem Risikoprofil ist aber besser gedient, wenn den Ursachen durch mehr Bewegung und eine gesunde Ernährung im wahrsten Wortsinn zu Leibe gerückt wird.

DIABETES MELLITUS TYP 2 (»ALTERSZUCKER«, »INAKTIVITÄTSZUCKER«)

Diabetes mellitus Typ 2 tritt unter den körperlich entlastenden Lebensbedingungen zivilisierter Länder zunehmend häufiger und in immer jüngeren Jahren auf. Ursächlich hierfür ist, dass die Muskelzellen auf den Botenstoff Insulin, der die Aufnahme von Glucose (Zucker) in die Zelle erleichtert, weniger ansprechen. In den Zellen liefert Glucose Energie für die Muskelarbeit und für andere Stoffwechselprozesse. Doch Muskelfaser ist nicht gleich Muskelfaser: Grob lassen sich die Fasern in rote *slow-twich* (langsam zuckende) Typ-I-Fasern und in weiße *fast-twich* (schnell zuckende) Typ-II-Fasern unterteilen. Bei körperlicher Schonung und mit zunehmendem Alter nimmt der Anteil an Typ-I-Fasern zu. Diese verbrauchen weniger Energie, insbesondere weniger Zucker

(Glucose), als Typ-II-Fasern. Die Stoffwechselaktivität sinkt also, die Muskulatur reagiert weniger auf Blutzucker senkendes Insulin, Insulin- und Blutzuckerspiegel steigen und stellen die gemeinsame Ursache der häufig fatalen Langzeitfolgen der Zuckerkrankheit dar.

Das Krafttraining wirkt nun auf mehreren Wegen:

- Typ-I-Fasern werden zu Typ-II-Fasern umgewandelt, das heißt, Kraft und Energieverbrauch steigen.
- Die Zellen reagieren besser auf Insulin und insulinunabhängige Rezeptoren, dadurch werden die Zuckermoleküle rascher in die Muskelzellen aufgenommen.
- Auch unabhängig vom Insulin steigt durch Krafttraining die Zuckerverwertung, da im trainierten Muskel vermehrt Rezeptoren (Glut-4-Rezeptoren) zur Verfügung stehen, die Zucker ohne die Mithilfe von Insulin in die Zellen schleusen.
- Der Zuckerspiegel sinkt ebenso wie der überhöhte Insulinspiegel.
- Die Gelenkstabilität wird verbessert, die Verletzungsgefahr bei Bewegung im Alltag und im Sport sinkt.
- Kraft und Ausdauer nehmen zu, Bewegungsfreude und die Fähigkeit für ausdauernde Bewegung steigen.
- Muskelmasse wird auf-, Fettmasse abgebaut. Der Grundumsatz steigt.
- Alle Einflüsse zusammen erhöhen den Energieverbrauch. Somit fällt die Gewichtskontrolle leichter.

In der Rehabilitation von Zuckerkranken sollten der Aufbau verloren gegangener Muskulatur und deren langfristiger Erhalt noch vor der erstrebenswerten Gewichtsreduktion stehen. Diese Forderung leitet sich aus den Ergebnissen der finnischen »Diabetes-Präventionsstudie« ab, ist somit wissenschaftlich gut belegt: Eine bessere Fitness steht in der Bedeutung – wenn es um langfristige Erfolge geht – vor der Kontrolle des Übergewichts.

HERZ-KREISLAUF-ERKRANKUNGEN

In früheren Jahren behandelte man Herz-Kreislauf-Erkrankungen überwiegend mit Ausdauertrainingsprogrammen, oder es wurde Schonung, insbesondere bei Herzmuskelschwäche, empfohlen. Die Forschungsergebnisse für die positiven Auswirkungen von Krafttraining sind so eindeutig, dass alle Fachgesellschaften in den USA ihre Richtlinien für die Rehabilitation angepasst haben. Krafttraining geringer bis hoher Intensität, je nach Schwere der Erkrankung, wird nun als effektive, sichere und unentbehrliche Maßnahme angesehen. Die Verbesserung der Lebensqualität und »Herz-Kreislauf-Fitness« sind nicht auf eine Steigerung der Herzleistung zurückzuführen. Den individuellen Fortschritt bewirkt die bessere Funktion des Halte- und Bewegungsapparats. Dies unterstützt unsere Auffassung, dass die optimierte »Werkzeugfunktion« des gestärkten Körpers ähnlich wie eine bessere Stabilisierung von Rumpf und Rücken auch für das Herz eine bedeutende Rolle spielt. Die Ökonomisierung der Muskelarbeit bringt eine dauerhafte Entlastung für das Herz. Eine Verschlechterung der Herzleistung oder eine Zunahme von Beschwerden wie Atemnot oder vermehrte Herzrhythmusstörungen werden bei richtig durchgeführtem Krafttraining nicht beobachtet. Nach heutiger Kenntnis erklärt sich die gute Verträglichkeit des Krafttrainings durch eine im Vergleich zum Ausdauersport relativ geringe Herz-Kreislauf-Belastung. Die Anzahl der Herzschläge pro Minute (Herzfrequenz) steigt viel geringer an als bei Ausdauerbelastungen. Der Blutdruck steigt deutlicher an, aber weit weniger als beim schweren Hanteltraining. Das Druck-Frequenz-Produkt (= Blutdruck x Anzahl der Herzschläge pro Minute) ist maßgeblich für den Sauerstoffverbrauch des Herzmuskels und erreicht damit höchstens die Werte von mildem Ausdauertraining. Der relativ geringe Frequenzanstieg sorgt zudem für eine gute Durchblutung der Herzkranzgefäße, der Anstieg der »Stresshormone« bleibt gering.

Nach Professor Schober, Universitäres Herz- und Gefäßzentrum Hamburg, wirkt sich Krafttraining, im Vergleich zum Untrainierten, auf das Herz folgendermaßen aus:

- Bei trainierten Muskeln wird, zum Beispiel beim Treppensteigen, ein deutlich geringerer Anteil der Muskelfasern aktiviert;
- Puls und Blutdruck steigen dadurch wesentlich weniger;
- der Sauerstoffbedarf für das Herz ist um bis zu 40% geringer;
- das Herz wird bei Alltagsbelastungen durch starke Muskeln geschont.

Die ärztlichen Fachgesellschaften empfehlen, bei den ersten Trainings Blutdruck und Frequenz zu überwachen. Unerwartete Reaktionen mit überschießendem Anstieg von Blutdruck oder Herzfrequenz werden auf diese Weise frühzeitig erkannt, entsprechende Risiken können ausgeschlossen werden.

Bluthochdruck

Bei Bluthochdruck ist Krafttraining sinnvoll, wenn der Blutdruck ausreichend eingestellt ist. Bei Werten unter 160 zu 100 mm Hg und fehlenden Komplikationen muss das Training unter anfänglicher Kontrolle des Blutdrucks allenfalls leicht abgewandelt werden. Wichtig ist, dass die Regeln, die auch für Gesunde gelten, eingehalten werden: keine Pressatmung, langsame ruckfreie Bewegungen, keine Anspannung von Muskeln, die bei der jeweiligen Übung nicht trainiert werden, insbesondere kein unnötiger Faustschluss! Bei Risikopatienten kann der Anstieg des Blutdrucks durch das Training von jeweils nur einem Arm oder nur einem Bein wegen der halbierten Muskelmasse stark begrenzt werden. Die Beachtung dieser Regeln hält den Anstieg des Drucks in Grenzen und verhütet auf diese Weise Komplikationen. Bei Bluthochdruck mit Komplikationen soll nur mit Zustimmung der behandelnden Ärzte trainiert werden. Die Intensität des Trainings muss im Einzelfall vom Arzt festgelegt werden. Der Nutzen einer erfolgreichen Trainingstherapie ist deutlich: Der Ruheblutdruck sinkt bei regelmäßigem Training um etwa 5 mm Hg, Alltagsverrichtungen wie Treppensteigen können mit einem geringeren Anteil der verfügbaren Maximalkraft bewältigt werden. Je geringer die Anstrengung, desto geringer der Druckanstieg. Das ist auch für die Risikoabschätzung wichtig: Im Training muss das Herz-Kreislauf-System maximal zweimal pro Woche für 1.200 Sekunden (10 Übungen zu je 90 bis 120 Sekunden) einen maßvollen Anstieg des Blutdrucks verkraften. Die übrige Zeit wird es durch einen gut trainierten Körper entlastet.

Verboten ist Krafttraining, ebenso wie Ausdauertraining, bei »instabilen« Herz-Kreislauf-Erkrankungen wie

- *Angina pectoris* (Brustenge) oder Luftnot in Ruhe oder bei körperlicher Belastung;
- Blutdruck über 160 systolisch (oberer Wert), über 100 diastolisch (unterer Wert);
- schweren Herzklappenerkrankungen (Verengung der Aortenklappe!);
- erheblicher Aussackung der Hauptschlagader (*Aortenaneurysma*).

CHRONISCH OBSTRUKTIVE ATEMWEGSERKRANKUNGEN (CHRONISCHE BRONCHITIS, ASTHMA BRONCHIALE, LUNGENEMPHYSEM)

Atemwegserkrankungen sind gekennzeichnet durch Luftnot, Kurzatmigkeit und eine verminderte körperliche Leistungsfähigkeit. Infekte der Atemwege und der Lungen kommen häufig vor. Das höhere Alter dieser Patienten und die krankheitsbedingte körperliche Schonung führen zum Abbau von Muskelmasse bis hin zu häufig ausgeprägtem Muskelschwund (*Sarkopenie*). Die allgemeine Kraftlosigkeit und die Schwäche der Atemhilfsmuskulatur schränken die Leistungsfähigkeit erheblich ein. Die Atemhilfsmuskulatur verbindet den Schultergürtel mit dem Brustkorb und unterstützt die Einatmung, der breite Rückenmuskel (*M. latissimus dorsi*) die Ausatmung. Kraft und Ausdauer dieser Muskeln haben zum Beispiel bei einem anhaltenden Asthmaanfall Einfluss auf die Schwere der Atemnot.

Im Verlauf chronischer Atemwegserkrankungen sind sie durch die Doppelbelastung – sie sind Atemhilfsmuskeln und werden gleichzeitig bei alltäglichen Verrichtungen eingesetzt – besonders gefordert … und damit oft auch *über*fordert. So liegt es nahe, durch Training sowohl der Hilfsmuskulatur als auch der übrigen Muskeln, die allgemeine und spezielle Leistungsfähigkeit der Muskulatur zu steigern.

Atemgymnastik kann bei diesen Erkrankungen nicht durch Krafttraining ersetzt werden. In einer gut angeleiteten Atemgymnastik wird die Kontrolle von Ein- und Ausatmung verbessert, die unvermeidliche Angst bei Atemnot lässt sich eher beherrschen. Trainingstherapie darf sich trotz der großen Wirksamkeit nicht selbst überschätzen. Bei den chronischen Atemwegserkrankungen leistet sie einen begrenzten, aber lohnenden Anteil. Falls wegen der Grunderkrankung häufig oder auf Dauer Cortison (außer zur Inhalation als Dosieraerosol) verwendet wird, ist Krafttraining schon wegen der drohenden »Cortison-Osteoporose« dringend zu empfehlen.

Das Krafttraining gestaltet sich wie folgt: Je nach Schwere der Atemnot beginnen wir mit sechs bis acht Übungen bei geringer bis mittlerer Intensität. Die Länge der Pausen zwischen den Übungen wird von der nötigen Erholungszeit bestimmt. Umfang und Intensität werden gesteigert, wenn die Verträglichkeit es zulässt. Ziel ist auch in dieser Patientengruppe ein Training von mittlerer bis hoher Intensität, da nur für diesen Trainingsmodus eine Stärkung der kraftvollen Typ-II-Fasern (auch im Alter) gesichert ist. Übungsschwerpunkte bilden die Hilfsmuskeln, die Rumpf- und Rückenmuskulatur und die Beinmuskeln. Ergänzendes Ausdauertraining und Atemgymnastik sind anzuraten. Unter Cortison-Medikation gelten daneben dieselben trainingstherapeutischen Regeln wie bei der Behandlung von Osteoporose.

Die Verträglichkeit ist fast immer gut. Der Grund liegt in den Pausen. Während Ausdauerbelastung nur kontinuierlich über eine längere Zeitspanne wirkt, gelten beim Krafttraining Regeln, die den

Patienten mit Atemwegserkrankungen entgegenkommen: Optimal ist eine Spannungsdauer pro Übung zwischen 90 und 120 Sekunden – das schafft auch eine schwache Lunge. Die Länge der Pausen zwischen den einzelnen Übungen ist für den Erfolg weniger wichtig, die vollständige Erholung steht im Vordergrund.

ÜBERGEWICHT UND ADIPOSITAS (FETTSUCHT)

Bei Übergewicht und Fettsucht sind die Empfehlungen für Ernährung und körperliches Training widersprüchlich, denn die Auffassungen darüber, welches der »richtige Weg« ist, sind unterschiedlich. Und sehr unterschiedlich sind auch die Auswirkungen des Trainings in Abhängigkeit von Alter und Geschlecht.

In der Jugend und im mittleren Alter zeigen intensive Ausdauertrainingsprogramme, am besten in Kombination mit *eiweißreicher* Nahrung, vorübergehend gute Erfolge. Der Preis ist ein Verlust von Muskelmasse. In Zeiten des Hungers sinnvoll, in Zeiten des Überflusses weniger willkommen ist die Tatsache, dass beim Hungern nicht nur die Fettreserven, sondern in großem Umfang auch die Muskulatur als Energielieferant herhalten muss. Nach der Hungerkur ist der Energieverbrauch geringer als zuvor, weil eine geringere Muskelmasse ja auch weniger Grundumsatz bedeutet. (»Grundumsatz« ist die Energiemenge, die der Körper in Ruhe bei Zimmerwärme verbraucht.) Den Erfolg zu halten, wird unter diesen energetisch reduzierten Lebensbedingungen schwer. Der bekannte Jojo-Effekt ist zum Teil Folge des Verlusts an Energie verbrauchender Muskelmasse. Dass Gewichtsreduktion durch Diät Muskelmasse abbaut, ist unstrittig. Wichtig ist die Beobachtung, dass auch intensives Ausdauertraining diesen Verlust nicht aufhält. Extremer Ausdauersport zieht sogar Muskelschwund nach sich. Wenn die Energiezufuhr nicht nachkommt, verdaut sich der Körper selbst – eine Perversion von Sport und Training.

Im höheren Alter enttäuschen wissenschaftlich und empirisch alle Versuche, über Ausdauertraining eine Gewichtsreduktion herbeizuführen. Untrainierte ältere übergewichtige Menschen suchen nach dem täglichen Ausdauerprogramm, sofern sie dazu motiviert werden können, umso mehr Ruhe! Der Energieverbrauch über 24 Stunden steigt nicht an. Ältere und alte Menschen haben in der Regel einen großen Teil ihrer Muskelmasse eingebüßt. Untrainierte verlieren zwischen ihrem vierzigsten und ihrem siebzigsten Lebensjahr im Durchschnitt 33% – also ein Drittel – der ursprünglichen Muskulatur. Ohne vorangehende Rehabilitation der Muskulatur ist die Empfehlung von Ausdauertraining nahezu sinnlos, die Erfolge bleiben regelmäßig weit hinter den Erwartungen zurück. Im Gegensatz dazu wurde schon in den ersten Studien über Krafttraining bei älteren und alten Menschen eine spontane Zunahme der Gehgeschwindigkeit über den ganzen Tag mit entsprechend erhöhtem Energieverbrauch beobachtet. Kraft hat viel mit Bewegungsfreude zu tun; mit der Fähigkeit, sich zu bewegen, und mit der Sicherheit bei ausdauernder Bewegung. Eine gute Muskulatur allein lässt die Pfunde natürlich nicht schwinden, aber sie schafft eine der Voraussetzungen für ein vernünftiges Abspeckprogramm.

Auf diesen Erkenntnissen begründet sich die Empfehlung, in Therapie und Prävention von Übergewicht und Fettsucht Krafttraining in jeder Altersgruppe dauerhaft zu integrieren. Gerade bei starkem Übergewicht halten wir uns an den heute auch von Wissenschaftlern propagierten Grundsatz, dass Fitness vor Gewichtsreduktion kommt. Das Training zielt auf Aufbau und Erhalt von Muskelmasse, dadurch steigt der Grundenergieumsatz, Gelenke und Rücken werden stabiler und oft auch beweglicher, die Bewegungsfreude nimmt zu, Kraft *und* Ausdauer steigen, der Alltag wird aktiver, früher ausgeübte Ausdauersportarten werden reaktiviert, neue erobert. Niedergeschlagenheit, Depression und Einsamkeit können durch erneute soziale Kontakte geringer werden. In anderen Worten: Krafttraining macht eine Bewegungstherapie mit Ausdauerbelastung oft erst möglich, die dann ihre positiven Auswirkungen entfalten kann.

Die Trainingsprogramme bei Übergewicht richten sich nach folgenden Regeln: Angestrebt wird hochintensives Training zwei- bis dreimal pro Woche. Es werden vor allem große Muskelgruppen trainiert. Schwerpunkte sind der Rücken und alle Muskeln, die für den sicheren Stand und die Fortbewegung zuständig sind. Gelenke, die bei ausgeübten oder geplanten Sportarten besonders belastet sind, müssen, am besten vor Beginn neuer Aktivitäten, intensiv trainiert werden. Freude an Bewegung und Schutz vor Überlastung und Verletzung sind die wichtigsten Trainingsziele.

TEIL IV
DIE BEWEGLICHKEIT ERHALTEN

ÜBUNGEN ZUR MOBILISIERUNG DER WIRBEL-GELENKE, DER RIPPEN-WIRBEL-GELENKE UND DER KREUZ-DARMBEIN-GELENKE

EIGENÜBUNGEN

Bei Blockierungen sind Diagnose, Therapie und besonders die Rückfall-Prophylaxe für Ärzte und Therapeuten eine Herausforderung. Die hier vorgestellten Mobilisierungsübungen haben sich im Alltag bewährt und leisten einen wichtigen Beitrag zur langfristigen Besserung von Blockierungsbeschwerden. Sie helfen nur bei korrekter Ausführung. Deshalb sollten Sie sich zu Beginn die Unterstützung eines Physiotherapeuten holen. Viel Erfolg!

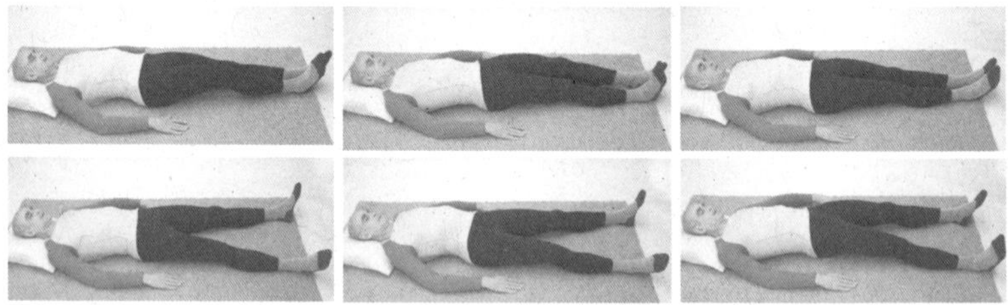

Hüften rauf und runter: In Rückenlage ziehen Sie die Hüften abwechselnd nach oben und unten, ohne dabei die Hüft- und Kniegelenke zu beugen. Die Bewegung findet in der Horizontalebene statt und wird im größtmöglichen Bewegungsumfang durchgeführt – bis zum Anschlag. Das machen Sie mit geschlossenen, dann mit hüftbreit geöffneten und schließlich wieder mit geschlossenen Beinen.

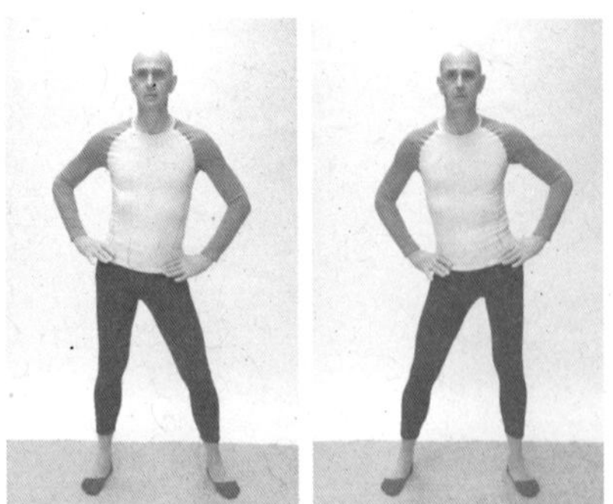

Beim **Ententanz** schwingen Sie Ihre Hüften energisch nach links und rechts bis zum Anschlag. Die Taille knickt dabei ein und die Knie weichen aus. Diese einfache Übung sollten Sie sehr häufig für jeweils zirka 10 Sekunden in Ihren Alltag einbauen.

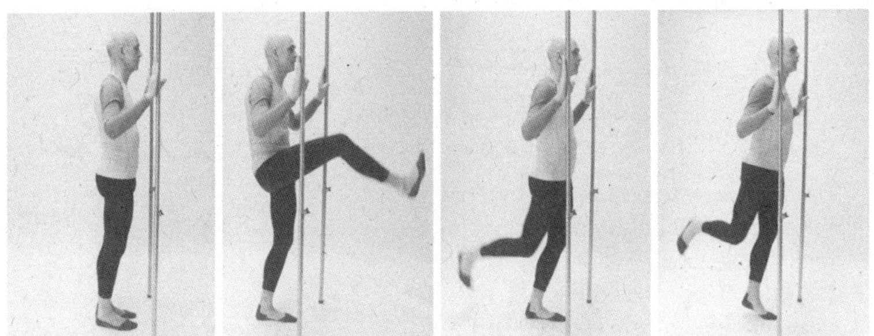

Pendeln ist bei der typischen ISG-Blockierung die Übung mit der größten Effektivität, aber auch anspruchsvoll in der Durchführung. Stellen Sie sich nah an eine geöffnete Tür und greifen Sie in Schulterhöhe an den Türrahmen. Dann holen Sie mit einem Bein nach vorne aus und lassen es locker (!) nach hinten durchschwingen. In dem Augenblick, in dem der Oberschenkel des Schwungbeins hinten an der Hüftgelenkspfanne anstößt, entsteht nach vorne ein Drehmoment auf die Beckenschaufel und mit etwas Glück löst sich das blockierte ISG. Im Moment des Anstoßes sollte sich die Ferse des Standbeins etwas anheben. Dadurch wird der plötzliche Ruck sanfter vom Körper aufgenommen. Mit dem Oberkörper dürfen Sie nicht nach vorne ausweichen und das Schwungbein darf nicht angespannt oder steif sein.

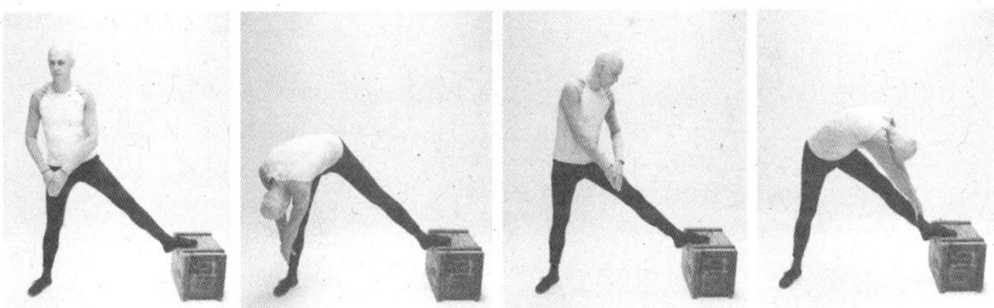

Mobilisierung der Kreuz-Darmbein-Gelenke und der Lendenwirbelsäule nach Dr. Teller: Ein Bein mit gestrecktem Knie auf einer niedrigen (zirka 40 cm), rutschfesten Unterlage abstützen; den Oberkörper auf der Seite des Standbeins so weit wie möglich zur Seite und nach vorne beugen; die übereinanderliegenden Hände liegen dem Standbein seitlich an und bewegen sich bei federnden Impulsen des Rumpfs spiralförmig in Richtung Ferse; nach dem Aufrichten des Oberkörpers wird die Übung analog auf der Seite des aufgestützten Beins und dann nochmal auf der Standbeinseite durchgeführt.

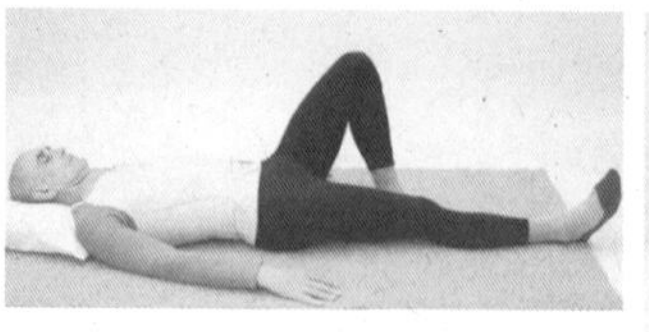

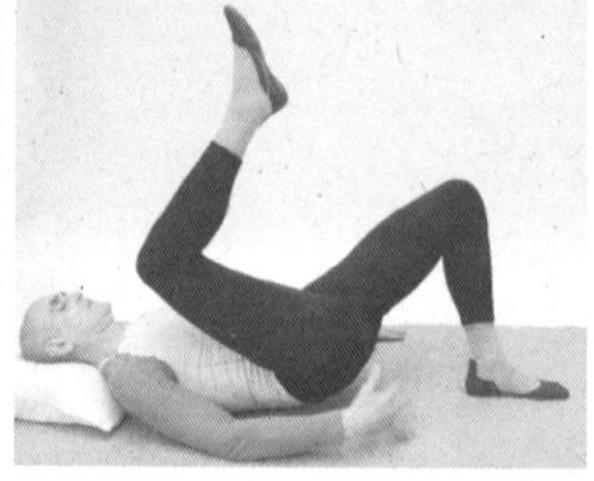

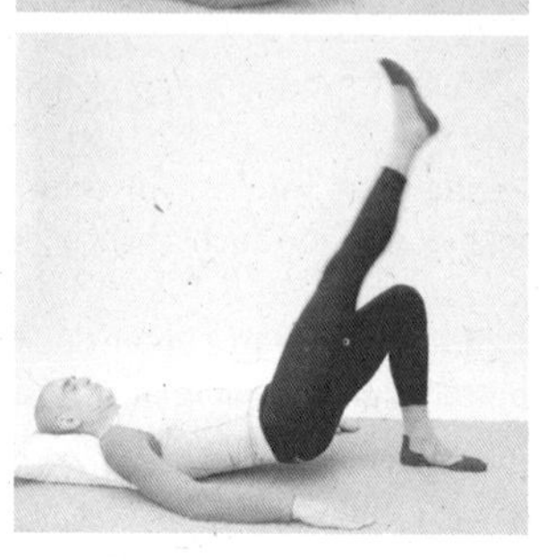

Das **Rad vorwärts** ist eine sehr dynamische Übung für das Kreuz-Darmbein-Gelenk. Sie liegen flach auf dem Rücken, das linke Bein ist so aufgestellt, dass der linke Fuß neben dem rechten Knie auf der Unterlage steht. Dann starten Sie mit dem rechten Bein eine möglichst große Bewegung, wie beim Rad fahren vorwärts. Sie gehen dabei voll in die Hüftbeugung, führen die Bewegung weit nach oben, dann nach unten, beugen schließlich das Knie, um die Bewegung erneut zu beginnen. Nach wenigen Umdrehungen kommt eine dynamische Komponente dazu: Aus der vollen Hüftbeugung heraus lassen Sie Ihr Hüftgelenk nach vorne-oben springen, bremsen die Bewegung ab, gehen wieder langsam in die volle Hüftbeugung und wiederholen diesen kurzen Sprung aus der Hüfte einige Male. Die Hüfte der Gegenseite bleibt dabei auf der Unterlage liegen.

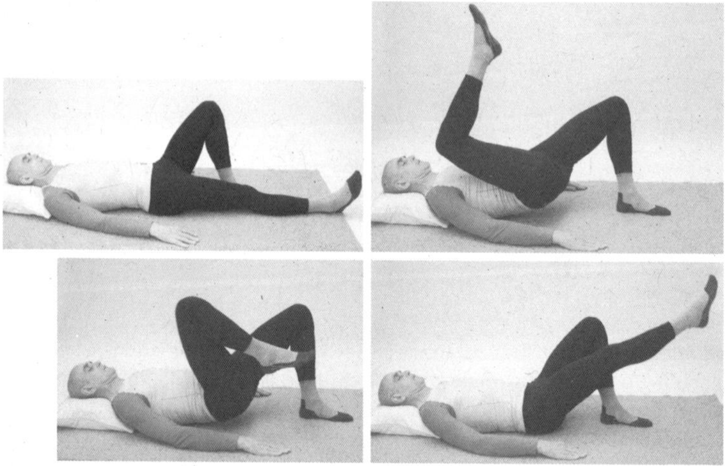

Beim **Rad rückwärts** ist bei gleicher Ausgangsstellung die große Bewegung rückwärts. Sie gehen dabei so weit in die Hüftbeugung, dass Ihr Gesäß von der Unteralge abhebt. Dadurch hebeln Sie am Kreuz-Darmbein-Gelenk und mobilisieren es. Ein dynamisches Element wie beim Rad vorwärts gibt es nicht. Die Bewegung wird langsam und großräumig durchgeführt.

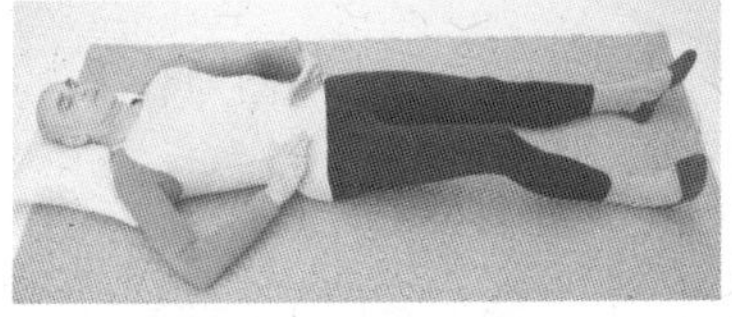

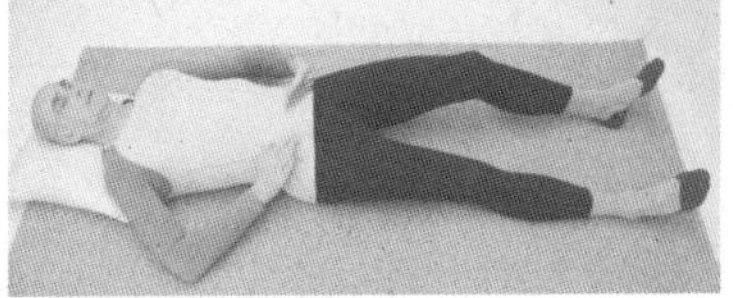

Die **Selbstbehandlungstechnik für die Kreuz-Darmbein-Gelenke*** eignet sich nicht nur zur gezielten Vorbeugung, sondern kann auch aktuelle Blockaden lösen. Sie liegen entspannt auf dem Rücken, die Beine sind hüftbreit geöffnet. Mit der rechten Hand umfassen Sie das rechte Hüftbein von unten, ziehen die Handkanten so weit nach oben, bis Sie einen festen knöchernen Widerstand spüren (Darmbeinstachel). Dort haken Sie sich ein und setzen damit einen festen Anker, der es Ihnen erlaubt, durch Druck mit dem Handballen der linken Hand von oben auf das Hüftbein eine Spannung im knöchernen Beckenring zu erzeugen. In diese Spannung hinein wirkt eine lockere Bewegung der Oberschenkel – die Knie gehen etwa zehn Zentimeter rauf und runter – sehr gut mobilisierend auf die Beckengelenke. Dann führen Sie die Übung symmetrisch mit Druck auf das Hüftbein nach unten auf der rechten Seite und Gegenzug auf das Darmbein von unten auf der linken Seite durch. Die Übung ist schwierig und wird nur nach gründlicher Einweisung durch Ihren Arzt oder Physiotherapeuten gelingen.

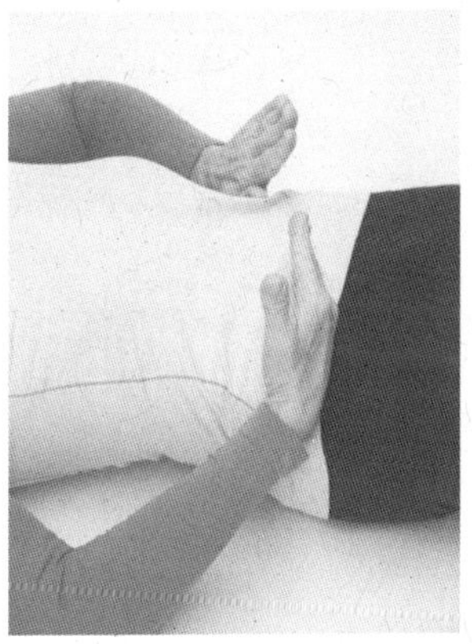

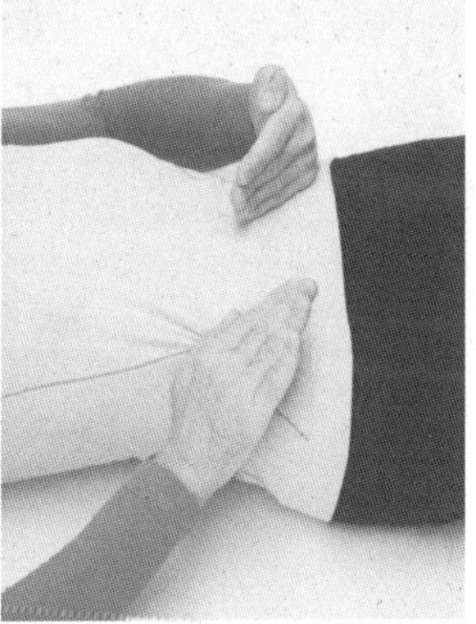

Die **Detailfotos** zeigen die Handhaltung. Schub und Gegenzug sind parallel ausgerichtet. Dadurch optimieren Sie die Wirkung.

Hinweis: Lassen Sie durch eine zweite Person prüfen, welches Bein bei einer ISG-Blockade in der Rückenlage kürzer erscheint. Diese Verkürzung wird durch die Beckenverwringung vorgetäuscht. Nach dieser Voruntersuchung können Sie die Übung gezielt durchführen. Sie schieben auf der verkürzten Seite die Hand nach unten und halten auf der Gegenseite die Spannung nach oben.

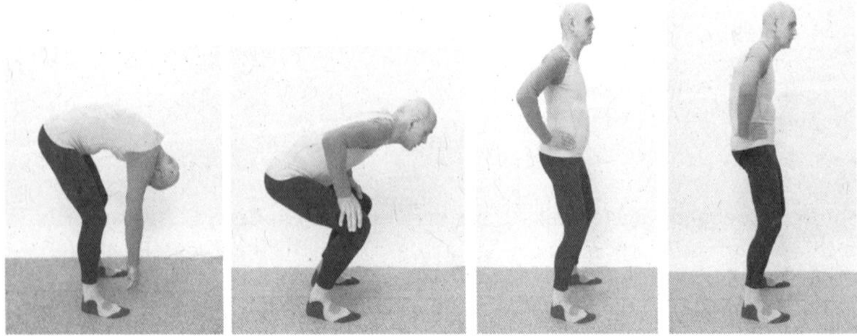

* Diese Übung verdanke ich Herrn Dr. Anton Hack, Gaggenau.

Bei der Übung **Aushängen** öffnen sich die Wirbelgelenke. Lassen Sie dabei Oberkörper, Schultern, Arme und den Kopf frei hängen. Leichtes Wippen verstärkt den mobilisierenden Effekt. Um wieder in die Ausgangsstellung zu gelangen, gehen Sie zuerst in die tiefe Hocke und stützen sich beim Aufstehen mit Armen und Händen auf den Oberschenkeln ab.

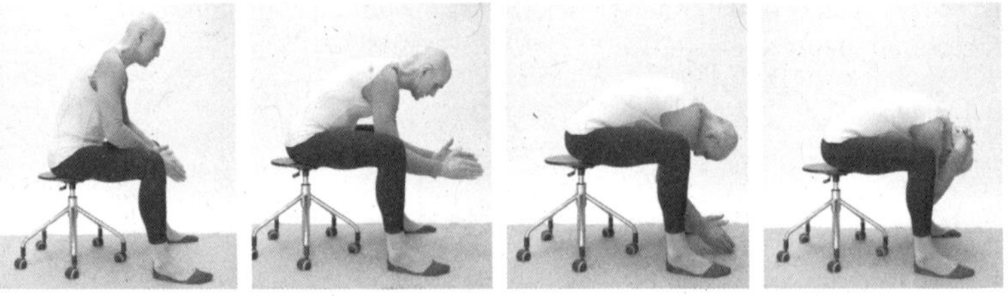

Beim **Becken kippen** werden die Gelenke der Lendenwirbelsäue geöffnet und geschlossen. Sie umfassen dabei Ihre Hüften und unterstützen mit beiden Händen die Bewegung, bei der Sie mehrfach vom Hohlkreuz in einen tiefen Rundrücken wechseln.

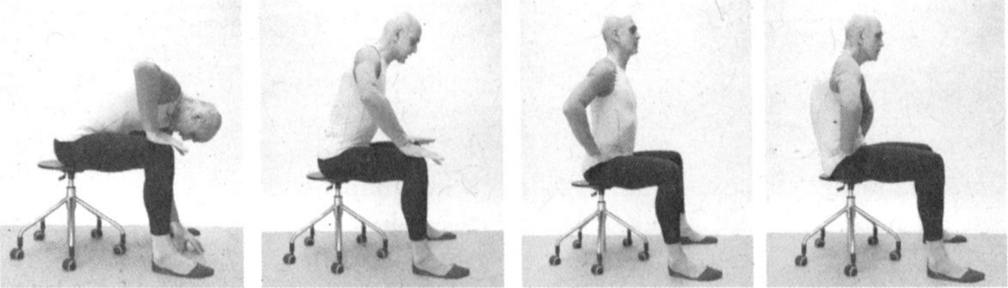

Noch intensiver wirkt das **Aushängen im Sitzen**. Abgestützt auf den Oberschenkeln gleitet der Oberkörper zwischen den geöffneten Beinen nach unten. Die Finger werden verschränkt und die Hände im Nacken eingehakt. Unter dem Einfluss der Schwerkraft öffnen sich die Wirbelgelenke maximal.

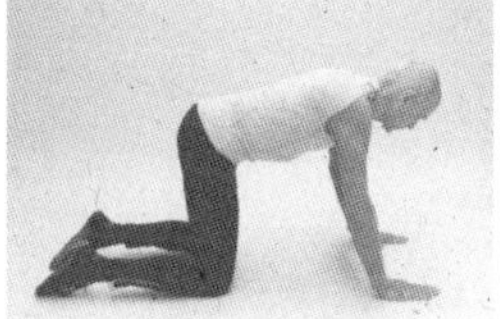
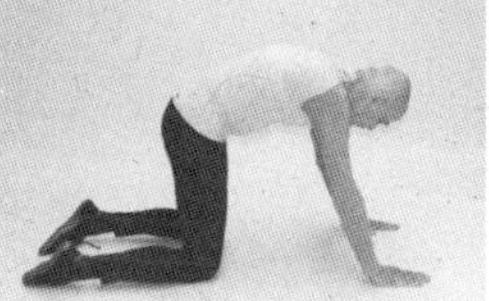
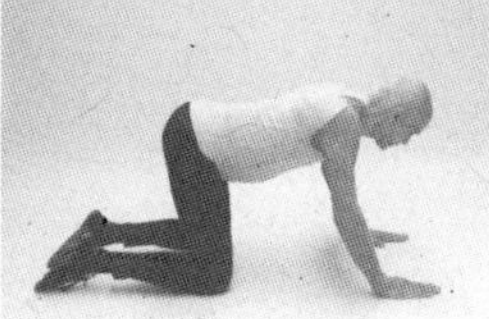

Bleiben Sie etwa zehn Sekunden in dieser Position.
Beim Wiederaufrichten entlasten Sie die Wirbelsäule, indem Sie sich mit den Händen am Boden und auf den Oberschenkeln abstützen. Anschließend kippen Sie das Becken wie oben beschrieben.
Bei der **Mobilisierung der Lendenwirbelsäule im Vierfüßlerstand** bewegen Sie den unteren Rücken zuerst so gut es gelingt nach oben und unten, dann

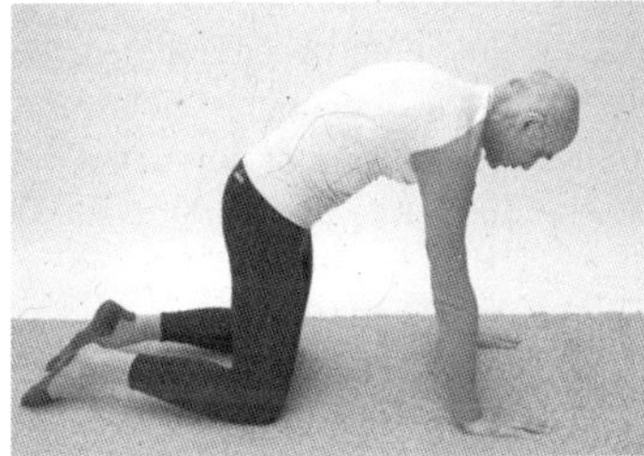
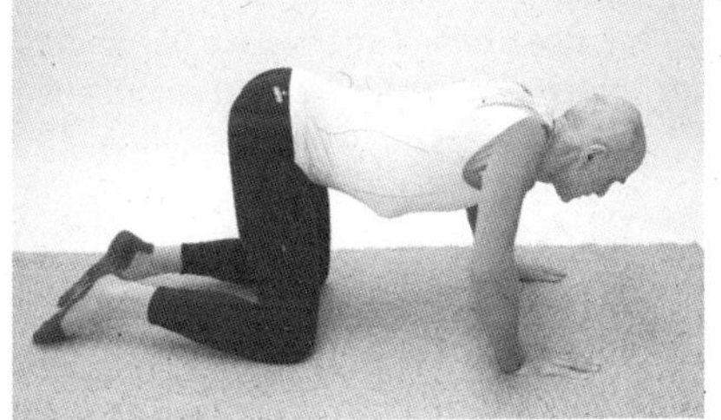

wackeln Sie während des Absenkens kräftig mit dem Gesäß nach links und nach rechts, um anschließend die Lendenwirbelsäule erneut mehrfach nach oben und unten zu bewegen.

Im **Vierfüßlerstand** (Handgelenke senkrecht unter den Schultergelenken, Kniegelenke senkrecht unter den Hüftgelenken) machen Sie zuerst einen »Katzenbuckel« und atmen tief ein. Dann lassen Sie Ihren Brustkorb zwischen den Schultern durchhängen, federn kräftig nach und atmen dabei aus. Die Ellbogen sind leicht gebeugt, sodass die Arme als federnde Stützen wirken.

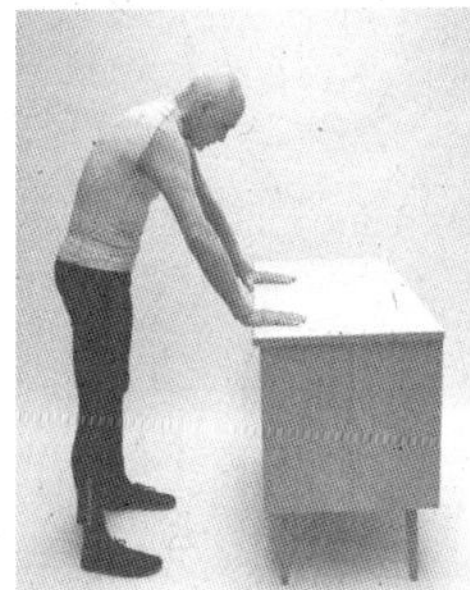
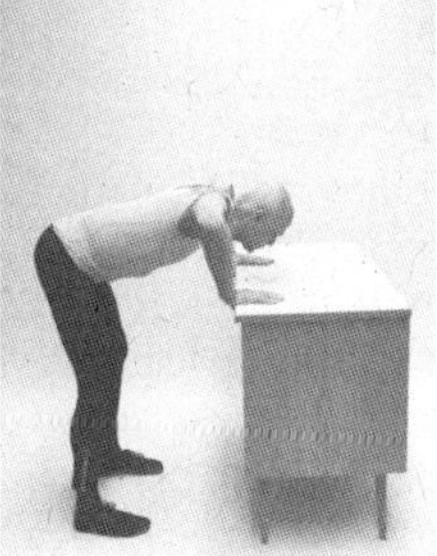

Mit der Übung **Federn nach unten** mobilisieren Sie die oberen Rippen-Wirbel-Gelenke: Sie stützen sich mit beiden Händen auf einer etwa hüfthohen

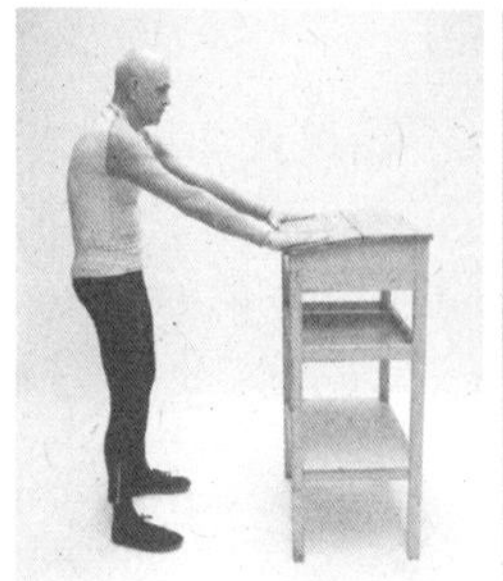
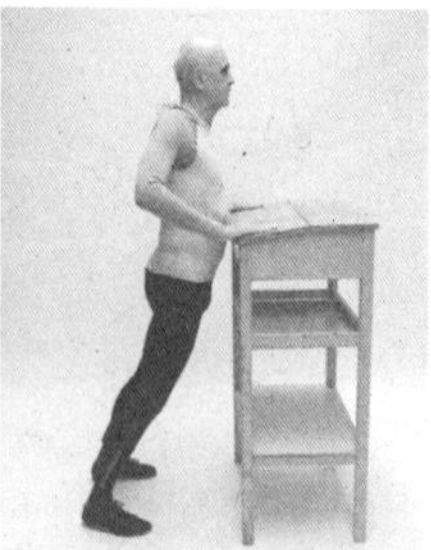

Unterlage ab; auch ein Waschbecken eignet sich dafür sehr gut; Sie wölben den oberen Rücken nach oben und atmen dabei tief ein, dann lassen Sie die Brustwirbelsäule nach unten kräftig durchfedern und atmen zugleich aus. Mit der Übung **Federn nach vorne** mobilisieren Sie die mittleren und unteren Rippen: Sie stützen sich auf einem etwa brusthohen Möbel oder in einem Türrahmen ab, dann wölben Sie Ihren Rücken nach hinten und atmen dabei tief ein, anschließend federn Sie kräftig nach vorne durch und atmen dabei aus.

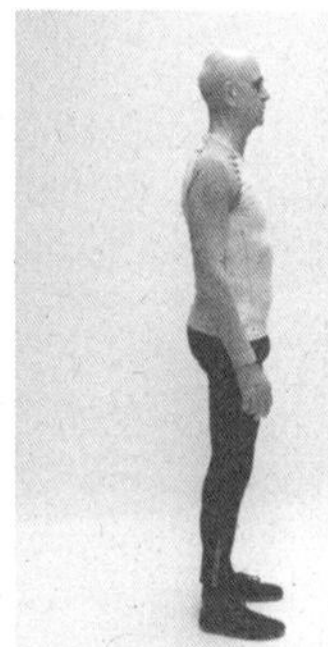
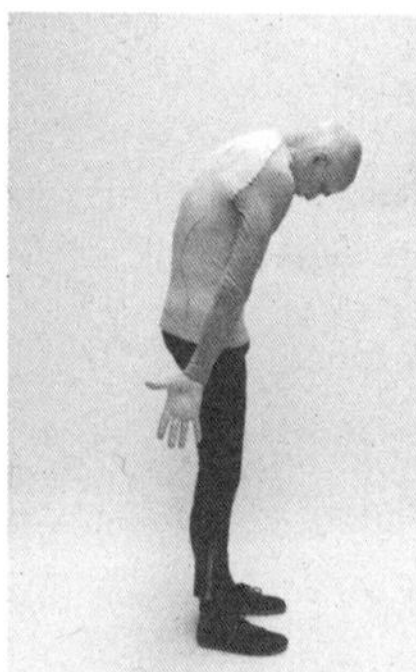
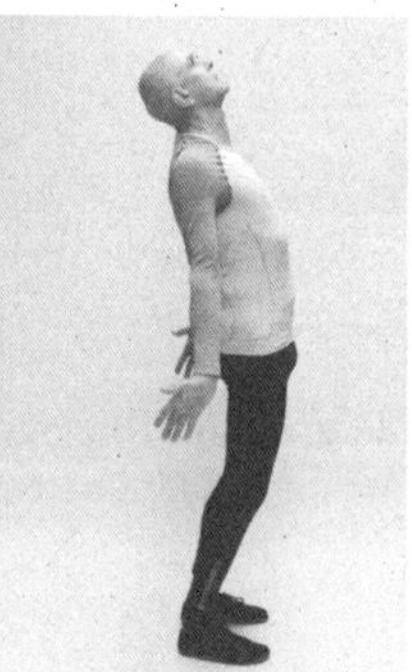

Die Übung **Einrollen und Aufrollen** mobilisiert die oberen und mittleren Brustwirbelgelenke. Sie rollen Ihre Arme kraftvoll nach innen, sodass die Schultern und der Brustkorb dieser Bewegung folgen; Kopf und Hals beziehen Sie aktiv in die Bewegung ein, da Sie nur so die verfügbare Bewegung voll ausschöpfen; dann richten Sie – wieder über den Antrieb der nach außen drehenden Arme – Ihren Brustkorb auf, bis die Schulterblätter zusammenstoßen; am Ende aus Aufrollens geht der Blick zur Decke, am Ende des Einrollens zum Boden; Sie können die Atmung einbeziehen, indem Sie während des Aufrollens ein- und beim Einrollen ausatmen.

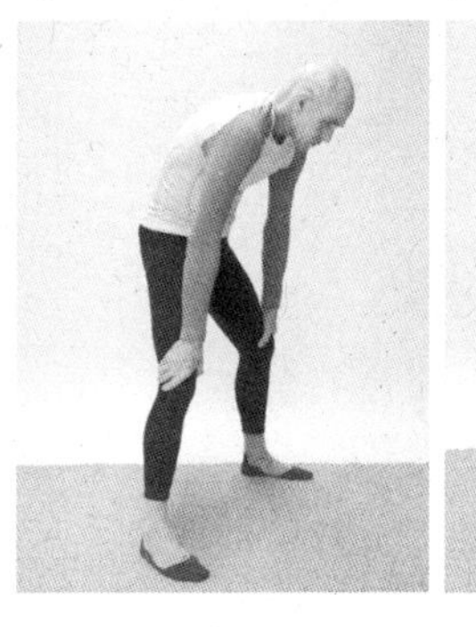

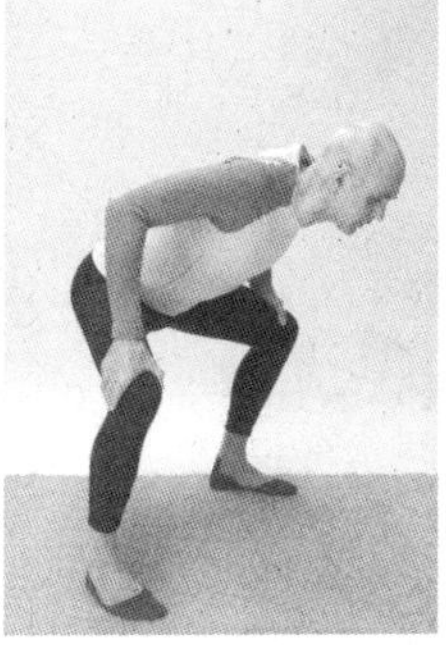

Im **Kniestand** gelingt diese Übung ebenso effektiv. Der Oberkörper muss gut nach vorne gebeugt sein, sodass die Schwerkraft das Durchfedern erleichtert. Im Vierfüßlerstand und im Kniestand werden die Schulterblätter nach hinten gezogen, nicht nach oben!

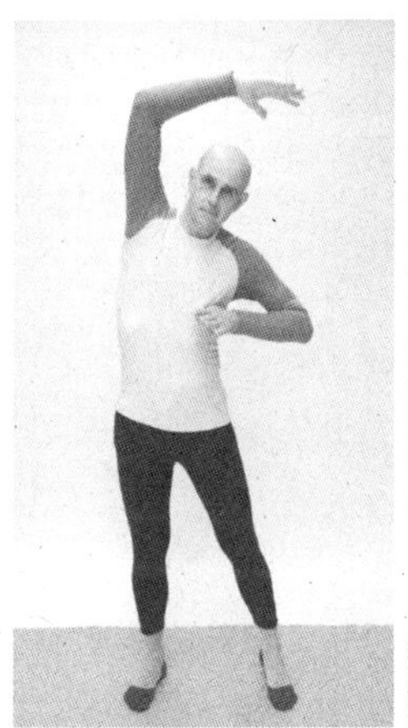

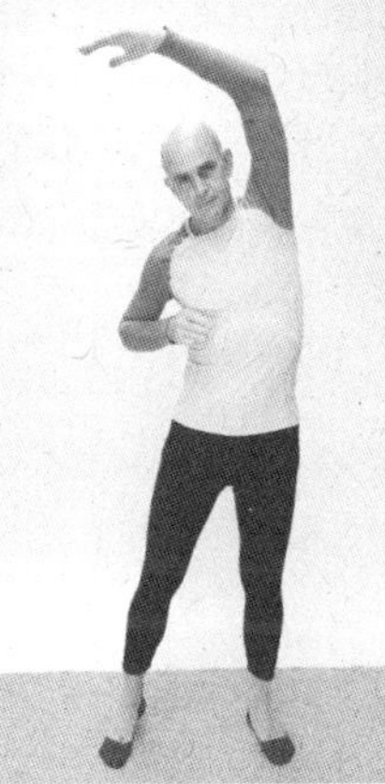

Die Übung **Sterne pflücken** öffnet die Rippen am seitlichen Brustkorb und mobilisiert zugleich BWS- und Rippengelenke. Eine Hand greift soweit wie möglich nach oben und über die Mittellinie, sodass die Rippen am seitlichen Brustkorb bestmöglich gespreizt werden. Es entsteht eine deutliche Spannung. Unterstützt wird das Öffnen der Rippen durch die Hand, die auf der Gegenseite durch kräftigen Druck das Spreizen der Rippen unterstützt.

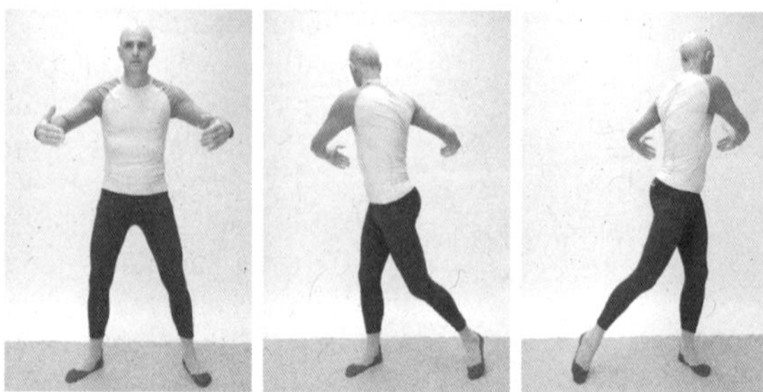

Beim **Seitschwingen** werden die gesamte Brustwirbelsäule sowie alle Rippen- gelenke mobilisiert und zugleich wird das Gleichgewicht geschult. Sie sollten diese dynamische Übung nur im Stehen durchführen, wenn Sie sich dabei sicher fühlen. Ecken und Kanten sollten außer Reichweite sein, da ein Sturz nicht ausgeschlossen ist. Für sicheren Stand sorgen Sie durch eine breite Grätsche. Bei leicht gebeugten Knien ist der Schwerpunkt gering nach vorne verlagert. Mit hängenden Schultern halten Sie beide Arme vor dem Brustkorb. Jetzt holen Sie nach einer Seite aus und schwingen kräftig zur Gegenseite bis zum Anschlag durch. Die Gegenbewegung wird durch die gespeicherte Weichteilspannung eingeleitet und Sie merken, dass Ihre Arme Sie wie ein Fliehkraftmotor zur Gegenseite ziehen. Sie sollten immer in Bewegungsrichtung blicken, um bei dieser schwungvollen Übung das Gleichgewicht zu halten. Wenn Sie die Schultern zu hoch halten, verliert sich der Effekt in den Schulterblättern und gelangt nicht bis in die Rippen- und Wirbelenke.

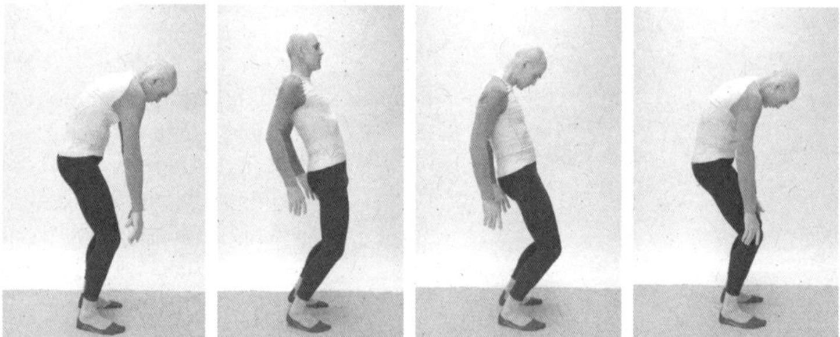

Die **Welle** ist eine Bewegung, die durch den gesamten Körper fließt. Zu Beginn halten Sie den Rücken krumm. Kopf, Schultern und Arme hängen locker herab. Dann ziehen Sie Schultern und Arme zuerst nach oben, dann nach hinten und drücken die Brust nach vorne heraus. Schultern und Arme tauchen dann nach unten ab und zugleich rollen Sie den Rücken energisch ein. Am Ende dieser absteigenden Bewegung ziehen Sie die Schultern zuerst nach vorne, dann nach oben und öffnen dabei den Brustkorb. Die locker gebeugten Knie folgen dem harmonischen Bewegungsablauf. Diese Übung dürfen Sie nicht mit »Schulterkreisen« verwechseln. Das Zentrum der Bewegung liegt im Brustkorb und drückt sich in der Auslenkung der Wirbelsäule nach vorne (Brust raus) und hinten (Rundrücken) aus.

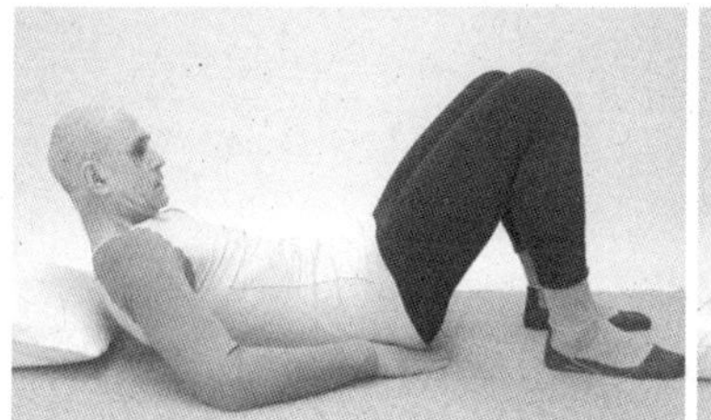
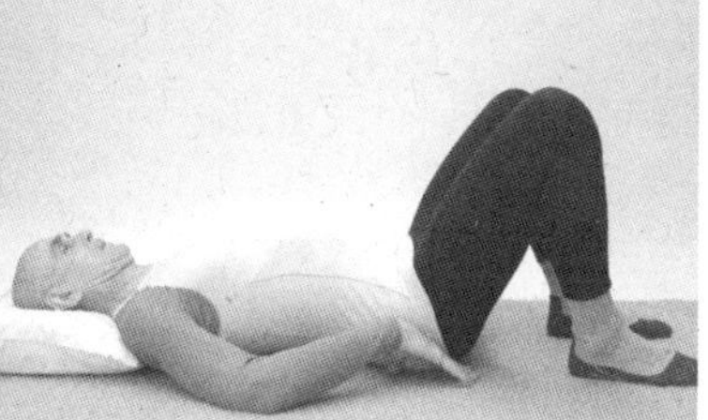

Bei der **Mobilisierung im Liegen** krümmen Sie den oberen Rücken und ziehen zugleich die Schultern kräftig nach vorne. Anschließend ziehen Sie die Schultern nach hinten und drücken die Brust nach vorne heraus. Die Übung gelingt besser, wenn Sie sich mit den Unterarmen auf der Unterlage abstützen.

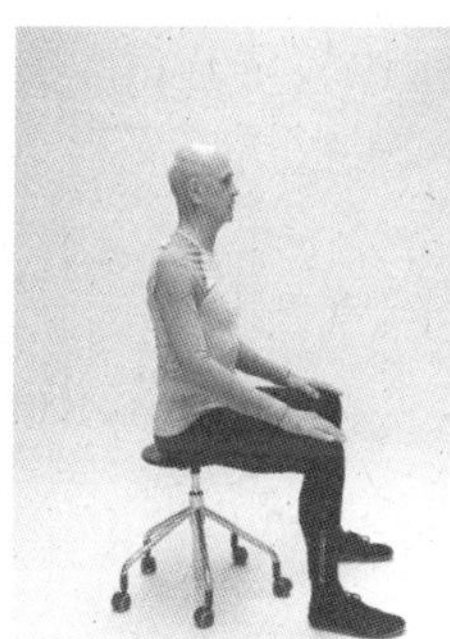
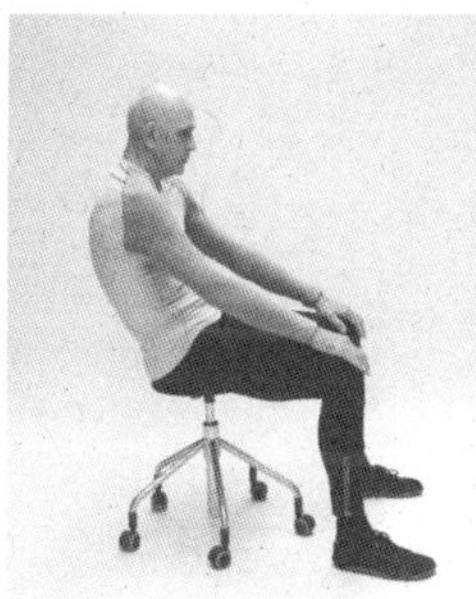
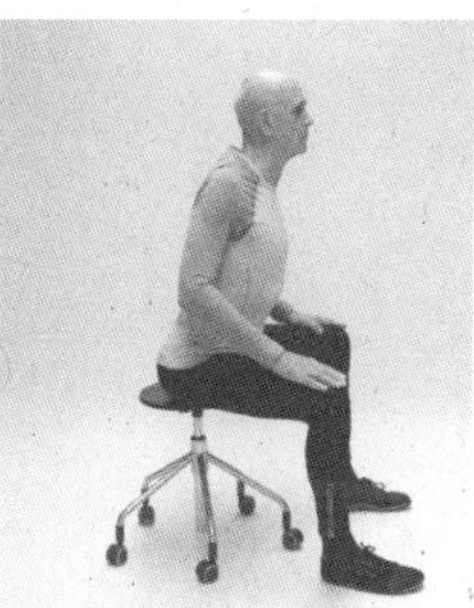

Mit der Übung **Brust raus** unterbrechen Sie möglichst oft sitzende Tätigkeiten, um ihren Brustwirbel- und Ihren Rippen-Wirbel-Gelenken Bewegung anzubieten: Sie lassen ihren Rücken nach hinten/unten durchhängen und Federn dann den Brustkorb kräftig nach vorne durch. Sie können die Atmung einbeziehen, indem Sie beim Durchhängen ein- und beim nach vorne Federn ausatmen.

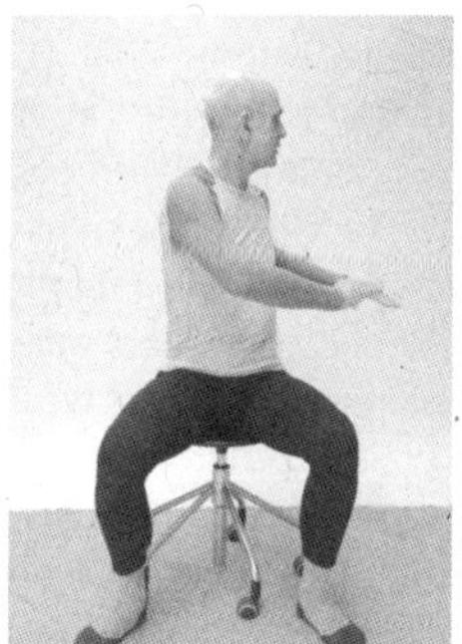
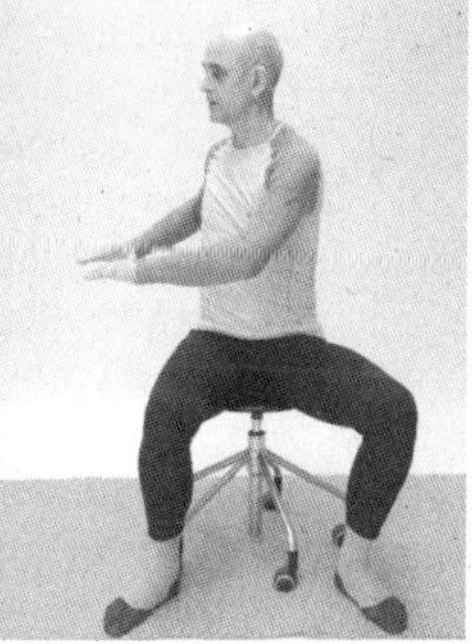

Beim **Seitschwingen im Sitzen** schwingen Sie den Oberkörper bis zum Anschlag nach beiden Seiten durch. Ihr Blick folgt der Bewegung und die Schultern hängen herab, da der mobilisierende Effekt in den Schulterblättern sonst stoppt und weder Wirbel- noch Rippengelenke erreicht. Diese Übung empfiehlt sich, wenn die Übung »Seitschwingen im Stehen« nicht gelingt oder wegen Sturzgefahr zu gefährlich ist.

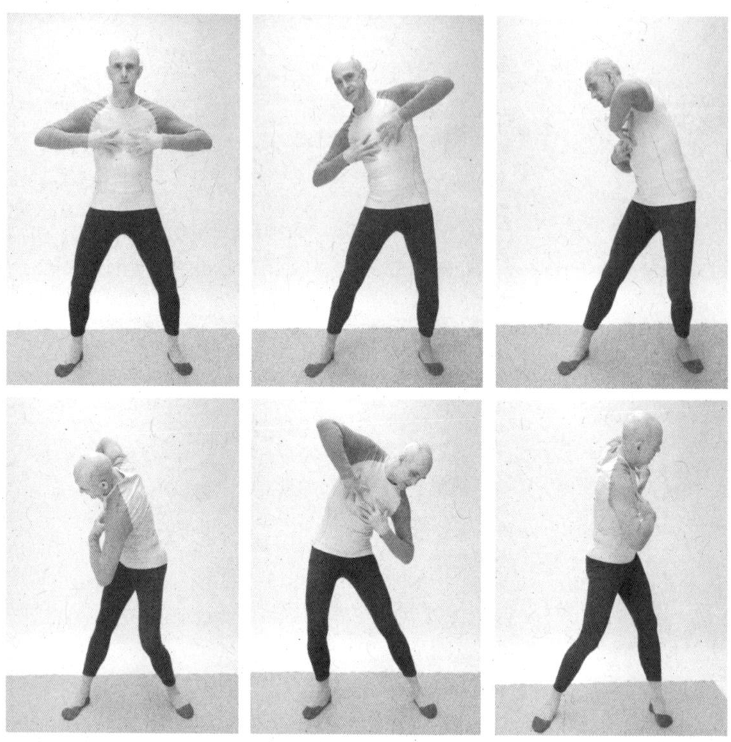

Der Flieger* ist eine sehr wirksame, aber anspruchsvolle Übung. Sie benötigen einen sicheren Stand mit breiter Grätsche und leicht gebeugten Knien. Den Schwerpunkt verlagern Sie etwas nach vorne. Diesen Sicherheitsstand brauchen Sie, um bei dieser turbulenten Übung das Gleichgewicht zu halten. Ihre Hände legen Sie bei hängenden Schultern und abgespreizten Armen an oder unter die Brust. Jetzt neigen Sie den Brustkorb nach rechts und drehen den Oberkörper so weit wie möglich zur gleichen Seite. Erst am Ende (!) dieser Bewegung kippen Sie den Brustkorb nach links und leiten die Drehbewegung nach links ein. Wieder am Ende der Drehung ändern Sie erneut die Seitneigung und führen diese Bewegungen mehrfach fort. Häufig wird die Seitneigung bereits während der Drehung aufgehoben und die Übung damit unwirksam. Wenn Sie die Bewegung aus den Schultergelenken holen, geht die Übung am Zweck vorbei, da die Rippen- und Wirbelgelenke mobilisiert werden sollen, nicht die Schultergelenke. Schließlich hängt der Erfolg davon ab, dass Seitneigung und Drehung bestmöglich ausgeschöpft werden. Machen Sie die Übung bis Sie den Bewegungsablauf gelernt haben vor dem Spiegel. So erkennen Sie leichter die anfangs unvermeidlichen Fehler.

* Diese Übung verdanke ich Herrn Dr. Anton Hack, Gaggenau.

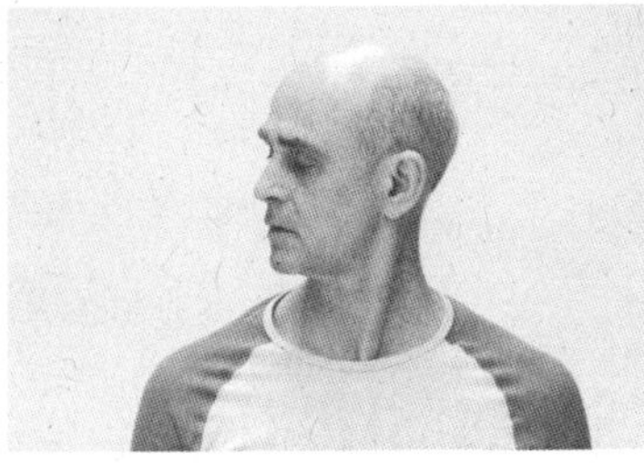
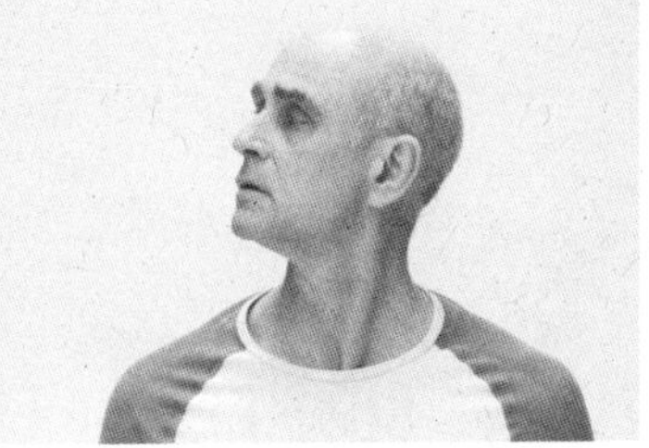

Bei der Übung **Nicken** drehen Sie den Kopf so weit wie möglich zu einer Seite und nicken mit dem Kopf wie beim Grüßen. Durch die vollständige Drehung ist die Halswirbelsäule unterhalb des zweiten Wirbels »verriegelt«, sodass nur die Nickbewegung zwischen Schädel und erstem Halswirbel möglich ist.

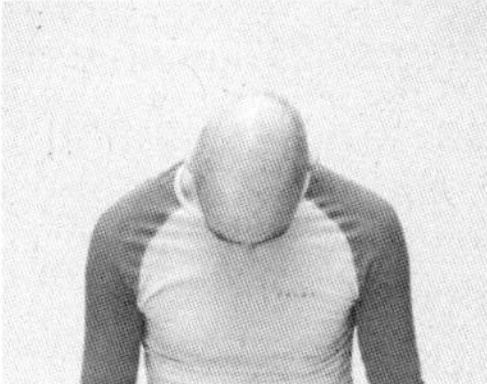
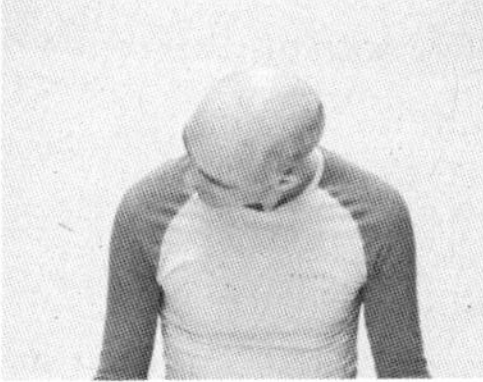
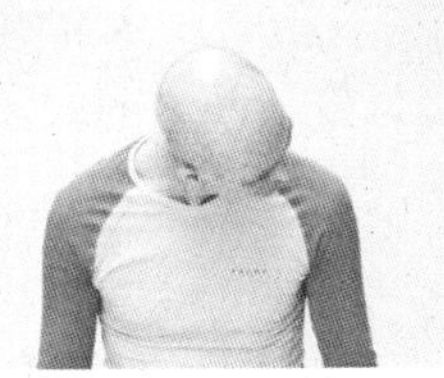

Beim **Schwingen** lassen Sie den Kopf nach vorne hängen und verriegeln damit die Gelenke unterhalb des zweiten Halswirbels. Sie lassen den Kopf bis zum Anschlag nach beiden Seiten durchschwingen und mobilisieren damit die Gelenke zwischen erstem und zweitem Wirbel.

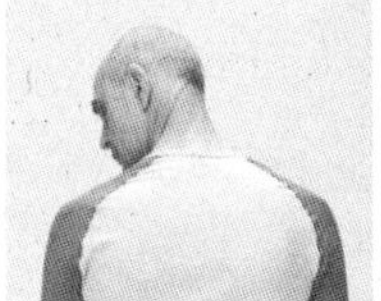
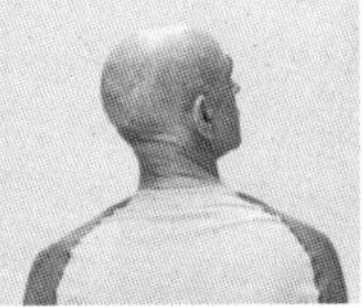
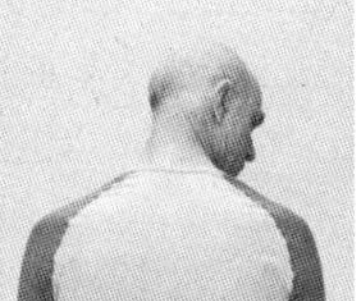
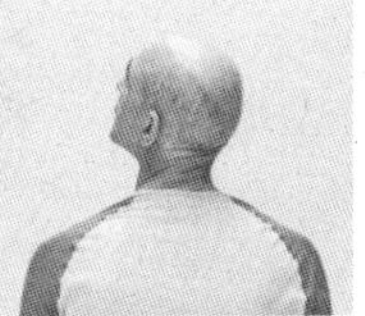

Mit der Übung **Himmel und Hölle** mobilisieren Sie alle Halswirbelgelenke unterhalb des zweiten Wirbels. Sie blicken zuerst nach links unten und drehen dabei den Kopf in Blickrichtung. Dadurch öffnen Sie die Halswirbelgelenke auf der rechten Seite. Dann führen Sie Ihren Blick und Ihren Kopf so weit wie möglich nach rechts oben. Anschließend machen Sie die gleiche Übung für die linke Seite. Die Bewegungen laufen also über die Diagonalen. Das Öffnen der Gelenke ist schonend und kann mit Nachdruck geschehen. Das Schließen der Gelenke kann zu Reizungen führen und soll behutsam ausgeführt werden.

GUTE REISE – EIN SCHLUSSWORT

Eine gute Reise in Richtung »Gesundheit« wünsche ich Ihnen, liebe Leserinnen und Leser, trotz unseres derzeitigen Gesundheitssystems. Für den einzelnen Menschen ist es eigentlich leicht, die Weichen für eine deutlich verbesserte Gesundheit zu stellen. Es gilt nur ein paar einfache Regeln einzuhalten:

- auf das Rauchen von Tabak und auf den Konsum anderer Drogen verzichten;
- Wein oder Bier mit Freude, aber mäßig genießen;
- gesund essen und
- regelmäßig Sport treiben, begleitet und ergänzt durch Krafttraining.

Aber warum halten sich nur so wenige Menschen an diese einfachen Regeln und wie könnte es gelingen, aus einer gesund und lange lebenden Minderheit eine Mehrheit zu machen? Hier möchte ich Ihnen meine Antworten auf diese Fragen geben:

- Die Wissenschaft hat erst in den letzten fünfundzwanzig Jahren die Grundlagen für sinnvolle Empfehlungen zu einer gesunden Lebensweise geschaffen.
- Eine gesunde Lebensweise ist in unserer Kultur nicht verankert.
- Eine Änderung des Lebensstils ist mühsam, erfordert Bildung durch sachliche Information, reichlich Motivation und (professionelle) Unterstützung.
- Politik, Gesundheitsbehörden, gesetzliche Krankenkassen und private Krankenversicherungen, Schulen, Kliniken, Ärzte und Therapeuten setzen das vorhandene Wissen nicht oder nur unzureichend um.

- Viele Maßnahmen erreichen nur immer wieder diejenigen, die schon gesund leben.
- Bildung für Gesundheit kann am besten in Kindergärten und Schulen vermittelt werden; sie müssen diesen Auftrag erhalten und entsprechend ausgestattet werden.
- Hausärzte und Fachärzte müssen die engen Grenzen der durch Medikamente und Operationen dominierten Medizin sprengen. Der Lebensstil eines Menschen entscheidet wesentlich stärker, ob er gesund oder krank ist, als die Frage, welches Medikament für dieses oder jenes Leiden geeigneter wäre. Ärztinnen und Ärzte müssen auch qualifizierte Berater in Sachen »gesunder Lebensstil« sein und dafür angemessen honoriert werden.

In den letzten Jahren waren Gesundheitsthemen in Zeitungen, Illustrierten und anderen Medien sehr stark vertreten. Während solche Beiträge früher inhaltlich oft dünn oder sachlich falsch waren, machen sich heute zunehmend die mittlerweile fundierten Erkenntnisse der Wissenschaft bemerkbar. Die Informationen, die Sie aus den Medien bekommen, sind verlässlicher geworden.

Am besten gestalten Sie Ihre persönliche »Gesundheitsreform«. Vielleicht folgen Ihnen eines Tages Ihre Berater und das Gesundheitswesen auf diesem Weg.

ANHANG

LITERATURVERZEICHNIS

Sämtliche »Position Stands« des *American College of Sports Medicine* (ACSM) erhalten Sie über die Homepage von *Medicine & Science* unter »Sports& Exercise«: www.acsm-msse.org

American College of Sports Medicine: *Position Stand* vom 1. Juni 1998: »The recommended quantity and quality of exercise for developing and maintaining cardiorespiratory and muscular fitness and flexibility in healthy adults«, *Medicine & Science,* unter »Sports & Exercise«

American College of Sports Medicine: *Position Stand* vom 1. März 2004: »Exercise and Hypertension«, *Medicine & Science,* unter »Sports & Exercise«

American College of Sports Medicine: *Position Stand* vom 1. Juli 2000: »Exercise and Type 2 Diabetes«, *Medicine & Science,* unter »Sports & Exercise«

American College of Sports Medicine: *Position Stand* vom 1. Dezember 2001: »Appropriate Intervention Strategies for Weight Loss and Prevention of Weight Regain for Adults«, *Medicine & Science,* unter »Sports& Exercise«

American College of Sports Medicine: *Position Stand* vom 1. November 2004: »Physical Activity and Bone Health«, *Medicine & Science,* unter »Sports& Exercise«

American Association of Cardiovascular and Pulmonary Rehabilitation: *Guidelines for cardiac rehabilitation and secondary prevention.* Human Kinetics, Champaign 1999

Carpenter, D.; Nelson, B.: »Low back strengthening for the prevention and treatment of low back pain«, in *Medicine & Science in Sports & Exercise,* Volume 31, 1999, Nr. 1, Seite 18–24

Eisenberg, T. et al.: Induction of autophagy by spermidine promotes longevity. Nature Cell Biology 11, 1305-1314, 2009

Eisenberg, T. et al.: Cardioprotection and lifespan extension by the natural polyamine spermidine. Nature Medicine 22, 1428-1438, 2016

Füeßl, H. S.: »Auf der Flucht vor den Altersrisiken«, in *MMW-Fortschr.* Med. Nr. 23/2007 (149. Jg.)

Feigenbaum, M.; Pollock, M.: »Prescription of resistance training for health and disease«, in *Medicine & Science in Sports & Exercise,* Volume 31, 1999, Nr. 1, 38–45

Graves, J.; Franklin, B., *Resistance training for health and rehabilitation.* Human Kinetics, Champaign 2001

Krämer, Jürgen; Wilcke, Andreas; Krämer, Robert: *Wirbelsäule und Sport. Empfehlungen von Sportarten aus orthopädischer und sportwissenschaftlicher Sicht.* Deutscher Ärzte-Verlag, 2005

Layne, J.: »The effects of progressive resistance training on bone density: a review«, in *Medicine & Science in Sports & Exercise,* Volume 31, 1999, Nr. 1, Seite 25–37

Laser, Dr. med. Tom: *Muskelverspannung und Rückenschmerz.* Thieme Verlag, 1996

Linnenbaum, F.: »Muskulatur und Stoffwechsel – eine umfassende Übersicht über die Auswirkungen von Krafttraining auf Stoffwechselvorgänge«, in *Orthopädische Praxis* 36, 1999, Seite 514–534

Madeo, F. et al.: Can autophagy promote longevity? Nature Cell Biology 12, 842-846, 2010

Nelson, B.: »Can spinal surgery be prevented by aggressive strengthening exercises? A prospective study of cervical and lumbar patients«, in *Arch Phys Med Rehabil,* 1999 Volume 80

Pedersen, B. K.: The diseasome of hysical inactivity and the role of myokines in muscle-fat cross talk, The Journal of Physiology, 587, 5559-5568, 2009

Rusch, H.; Weineck, J.: *Sportförderunterricht, Schriftenreihe zur Praxis der Leibeserziehung und des Sports,* Band 137, Verlag Hofmann

Schirrmacher, F.: *Das Methusalem Komplott.* Blessing Verlag, 2004

Toigo M.: *MuskelRevolution:* Konzepte und Rezepte zum Muskel- und Kraftaufbau, 2. Auflage. Springer, Berlin 2019

Wirth, C.; Bischoff, H.: *Praxis der Orthopädie.* Georg Thieme Verlag, 2001

Shahar, D., Syers, M.: A morphological adaption? The prevalence of enlarged external protuberance in young adults, Journal of Anatomy, 229, 286-291, 2016

Yanghui, L. et al.: Associations of Resistance Exercise with Cardiovascular Disease Morbidity and Mortality, Medicine & Science in Sports & Exercise, Published ahead oft Print, Accepted for Publication: 12 October 2018

QUELLENNACHWEIS

S. 21, 101, 103: Dieter Jeschke, Karl-Heinz Zellberger © Rustemeyer J. Die Rehabilitation des älteren Behinderten. In: Platt D. Altersmedizin Stuttgart, New York: Schattauer 1997, 246–76

S. 19, 157: © Prof. Dr. Dietrich Grönemeyer: Mein Rückenbuch. Das sanfte Programm zwischen High Tech und Naturheilkunde. Zabert Sandmann Verlag 2004

S. 34, 53, 55, 105, 116, 164, 165, 166, 178, 185, 213:

© Kieser Training, mit freundlicher Genehmigung

S. 30, 31, 32, 62, 223:

Illustrationen von Geoffrey Cox © Dr. Martin Weiß

S. 159, 180, 181, 187, 191, 199, 217: © Dr. Martin Weiß

S. 236 – 247: © Dr. Martin Weiß

S. 99: © Rainer Nürnberg, Kieser Training
Hamburg Altona

S. 88 – 98: Marco Toigo: *MuskelRevolution, Konzepte und Rezepte zum Muskel- und Kraftaufbau,* 2. Auflage, Springer, 2019

S. 207, 208, 210, 211, 221: © Holger Vanselow

BUCHEMPFEHLUNGEN

Bas Kast: *Der Ernährungskompass,* 8. Auflage. Bertelsmann 2018

Dieter Slaven Stekovic: *Der Jungezelleneffekt. Wie wir die Regenerationskraft unseres Organismus aktivieren.* edition a 2017

Marco Toigo: *MuskelRevolution, Konzepte und Rezepte zum Muskel- und Kraftaufbau.* 2. Auflage. Springer 2019

Nicolai Worm: *Flexi-Carb. Mediteran genießen.* Riva 2015

Robert Schleip: *Faszienfitness,* 7. Auflage. Riva 2016

Werner Kieser: *Die Seele der Muskeln.* 15. Auflage. Patmos 2014

Werner Kieser: *Ein starker Körper kennt keinen Schmerz.* 5. Auflage. Heyne 2018

Werner Kieser: *Gesundheit kennt kein Alter – Kieser Training für Einsteiger.* Heyne 2005

Werner Kieser und weitere Autoren: *Krafttraining in Prävention und Therapie.* 2., überarbeitete und erweiterte Auflage. Hogrefe 2015

Werner Kieser: *Die Entdeckung des Eisens.* Econ 2008